医学科研型研究生
常用实验技术与方法

主编

戴薇薇　郑培永

上海科学技术出版社

内 容 提 要

本书是在充分了解医学科研型研究生的实验需求基础上编写的,分为三大部分,共 22 章。第一部分为实验室通识,包括现代生物医学基础研究的模式和方法、实验室生物安全、科研实验记录书写要求与规范和实验用水、溶液与缓冲液;第二部分为常用实验技术,包括细胞培养常用实验技术、常用实验动物基本知识与操作、蛋白质含量测定和酶联免疫吸附试验、PCR 的原理及应用、蛋白质免疫印迹技术原理与操作、免疫细胞与组织化学技术、流式细胞术、分子克隆技术、基因修饰小鼠技术原理、中药有效成分提取分离及干燥技术等;第三部分为专题研究方法,包括细胞凋亡检测常用方法、细胞自噬检测方法、外泌体研究方法、骨代谢生物学研究方法、高效液相色谱在中药研究中的应用、中药网络药理学及常用数据库简介、组学研究方法、动物与细胞实验的系统评价与 Meta 分析等。本书的读者对象主要为需要开展科研实验的医学硕士生、博士生,还可供从事基础生物医学研究的教师、医师,以及学有所长的医学本科生学习阅读。

图书在版编目（ＣＩＰ）数据

医学科研型研究生常用实验技术与方法 / 戴薇薇,
郑培永主编. -- 上海 : 上海科学技术出版社, 2021.9(2024.4重印)
ISBN 978-7-5478-5421-1

Ⅰ. ①医… Ⅱ. ①戴… ②郑… Ⅲ. ①实验医学—研
究生—教学参考资料 Ⅳ. ①R-33

中国版本图书馆CIP数据核字(2021)第141866号

医学科研型研究生常用实验技术与方法
主编 戴薇薇 郑培永

上海世纪出版(集团)有限公司
上海科学技术出版社 出版、发行
(上海市闵行区号景路 159 弄 A 座 9F - 10F)
邮政编码 201101 www.sstp.cn
常熟市华顺印刷有限公司印刷
开本 787×1092 1/16 印张 19.25
字数 335 千字
2021 年 9 月第 1 版 2024 年 4 月第 4 次印刷
ISBN 978 - 7 - 5478 - 5421 - 1/R · 2345
定价:98.00 元

编委会名单

主 编

戴薇薇　郑培永

副主编

王利波　王成龙　吴宏进

编 委

（以姓氏笔画为序）

刁玉璞　江 敏　许言午　李 强　李 翠　杨 兵
杨 铭　张江虹　张 利　张 婕　陈 佳　姚 敏
郭陈智　常君丽　蔡珏峰　缪 祥

编写说明

联合国教科文组织将医学科研活动分为基础研究、应用研究、试验发展三大类,三者之间的非线性互动和交融关系已愈来愈引起重视,并涉及理念的转变,如 ABC 原则(基础研究与应用研究结合)和 SED 原则(科学、工程与设计融合)等。无论是基础医学还是临床医学,当前各学科的研究都体现出交叉与整合局面。现代生物医学技术发展日新月异,基础知识与相关研究不断拓宽。但医学科研课题的研究有其原则与规律,目前各类实验方法仍基本围绕"DNA - RNA -蛋白质"中心法则这条线上的三个点,以体内实验、离体实验、体外实验的实验系统,运用细胞生物学、实验动物学、生理生化与分子生物学等技术为基础而拓展。

医学科研型研究生需要接受基础技术的系统培训,才能胜任今后的科研工作。有鉴于此,在充分了解学生的实验需求基础上,科研技术人员发挥专业特长,编写了《医学科研型研究生常用实验技术与方法》。本书分为实验室通识、常用实验技术和专题研究方法三大部分,共 22 章,可供需要开展科研实验的医学硕士生、博士生和从事基础生物医学研究的教师、医师,以及学有所长的本科生学习。

本书以"常用、基本"为原则,所述常用技术相当于科研实验的基本功,对于医学研究生而言,掌握这些常用技术可基本够用;学会这些技术,大部分医学科研实验能顺利完成。但还有许多技术,如电生理技术,未收入本书中,实验者在应用前需要有针对性地学习。

限于篇幅,本书涉及的实验原理描述尽量简明扼要,而力求实用可操作性;也主要叙述生物医学基础研究,不涉及人体受试者研究。在编写过程中,由章喻、魏元基、李峻昊、张孙正远进行了校对工作,在此表示衷心感谢。由于生物医学许多概念与内容在不断地更新,编者深感自己知识与能力有限,很多方面有不足与欠缺,甚至有错漏之处,敬请专家与读者指正。

编　者

2021 年 5 月

目 录

第一部分 · 实验室通识

第二部分 · 常用实验技术

第三部分 · 专题研究方法

— 197 —

第一部分

实验室通识

第一章
现代生物医学基础研究的模式和方法

一、现代生物医学研究的模式

古希腊、古罗马时期，出现了生物学（亚里士多德为代表）和古代医学（希波克拉底与盖伦为代表），两者以独立的方式发展（图1-1）。生物学注重对大自然各种生物特点观察和了解，医学注重对人体的生理、病理过程进行治疗干预。德国医学家魏尔啸（Rudolf Virchow，1821—1902）于1858年在《细胞病理学》中提出"细胞病理学说"，认为所有疾病都根源于细胞异常，20世纪50～60年代发现的DNA双螺旋、遗传密码、中心法则进一步将细胞病理学说推进到分子层面。随着人类基因组计划的完成，最终形成了为研究者熟悉的生物医学模式（biomedical model）。以形态学和分子诊断为基础的细胞病理学说成为临床实践的指导框架，如临床医生通过特定组织的细胞形态学表现、血细胞特定形态或血清生化指标变化等来判断疾病发展进程和预后等。同样，细胞病理学说也是目前生物学基础研究的基本思路和方法，研究者将某一基因过表达或敲除，通过观察其对模式动物器官、组织、细胞的表型影响来研究某个基因的功能。

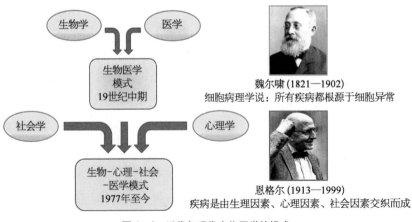

图1-1 近代与现代生物医学的模式

1977 年，美国精神病学家恩格尔（Geroge L. Engel，1913—1999）在《科学（*Science*）》杂志发表了一篇名为《需要一种新的医学模式：对生物医学的挑战（The Need for A New Medical Model：A Challenge for Biomedicine)》的论文，文中提出一种新的"生物-心理-社会医学模式（biopsychosocial，BPS model)"，认为特定疾病是由生物因素、心理因素、社会因素等诸多因素交织形成。以前不被了解的一些疾病，如各种心理疾病、精神疾病、社会生活压力造成的亚健康问题成为医学家和生物学家重要的研究内容。医生在患者寻求帮助时，常会建议患者调整心态和情志、调整工作节奏、注意饮食等，这一点在现代中医临床领域中尤为常见。虽然"生物-心理-社会医学模式"反映的现代医疗实践和伦理观念渐臻成熟，但实验室基础研究和临床诊断工作仍然以魏尔啸的细胞病理学说为指导框架。

二、生物医学基础研究的三种实验系统

医学科学强调治病救人，强调对临床问题的解决。因此，生物医学基础研究的实验系统主要围绕人的生理和病理过程展开。围绕这一目的，有 3 种常见的实验系统（图 1-2），即体内实验系统（in vivo）、体外实验系统（in vitro）和离体实验系统（ex vivo）。体内实验包括在实验动物体内进行生理和病理过程观察、动物模型构建、潜在药物干预动物模型的机制研究等；体外实验主要指在永生化的细胞株上进行细胞生物学、药学实验研究，如建立某种疾病的细胞模型并在其上筛选具有干预作用的化合物、活性成分，研究某个基因过表达或基因敲低后对细胞功能的影响等；离体实验的性质介于体内实验和体外实验之间，是对从活体分离得到的细胞、组织或器官在体外实验环境下进行短时间培养、观察、干预，以研究特定细胞类群的性质、发育过程、药物干预效果等。

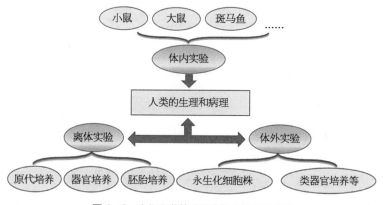

图 1-2　生物医学基础研究的三种实验系统

3 种实验系统中，体内实验能直接反映实验因素的机体真实反应，但是实验系统比较复杂、昂贵。离体实验因为细胞或组织器官直接分离自活体，在体外培养条件下其内环境组成和

活体接近,得出的数据真实性高于体外实验但低于体内实验,在胚胎发育研究、缺乏特定细胞株、需研究特定类型器官发育等情况下较常用。体外实验系统在特定类型细胞株上进行,实验系统较稳定、受干扰因素少,结果比较稳定可靠,但并不能完全代表活体中特定类群细胞对实验因素干预时的反应,实验结果需要进一步经离体实验或体内实验来确定。

近年来出现的类器官(organoid)培养技术是通过将成体干细胞或胚胎干细胞、肿瘤组织等通过特定化合物处理、转录因子过表达或3D培养等方式,使其形成具有特定器官形态和特性的高级结构,如具有分支的类肺、具有导管和小管的类肝脏和类胰腺、小管状的肠道类器官。类器官可在体外更精确地模拟体内真实环境,减少对实验动物的依赖性,增加实验结果的真实性,可看做是一种新的离体实验系统。

三、围绕"分子生物学中心法则"展开的实验方法体系

"分子生物学中心法则"是指遗传信息从DNA传递给RNA,再从RNA传递给蛋白质,即完成遗传信息的转录(transcription)和翻译(translation)的过程;也可从DNA传递给DNA,完成DNA的复制(replication);这是所有具有细胞结构的生物所遵循的法则。在病毒中广泛存在RNA自我复制和以RNA为模板逆转录成DNA的过程,是中心法则的补充。现代生物医学基础研究中的各类实验方法,基本围绕"DNA-RNA-蛋白质"这条线上的这三个点的变化情况展开(图1-3)。

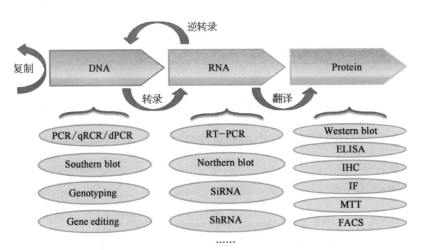

图1-3 生物医学基础研究的实验方法体系

在DNA层面,如使用流式细胞术检测细胞周期和细胞凋亡的方法就是基于碘化丙啶(propidium iodide,PI)染料可嵌入双链DNA并发出红色荧光的原理。其他技术有聚合酶链式反应(PCR)、荧光定量PCR(qPCR)、数字PCR(dPCR)技术等。各种基因编辑(gene editing)技术对细胞或动物基因组进行激活和敲除实验、小鼠基因型鉴定试验方法(genotyping)等均是

在 DNA 层面上展开。

在 RNA 层面,常见实验方法有 RNA 抽提、逆转录(reverse transcription,RT)、荧光定量 RT - PCR(qRT - PCR)、shRNA 敲低、microRNA 转染、RNA 干扰实验(siRNA)、Northern 印迹实验(Northern blot)、RNA 与蛋白质的互相作用、长链非编码 RNA(long non-coding RNA,lncRNA)、环状 RNA(circular RNA,circRNA)相关的实验方法等。

在蛋白质层面,如本书介绍的蛋白质免疫印迹实验(Western blot,WB)、免疫组织化学 (IHC)实验、免疫荧光(IF)实验、酶联免疫吸附实验(ELISA)、四唑盐(MTT)实验和流式细胞 术(FACS)等,均是针对细胞表面、细胞质、细胞器或细胞核中的蛋白质分子进行。还有研究 蛋白质-蛋白质互相作用、蛋白质- RNA 互相作用、蛋白质-染色质相互作用的免疫共沉淀 (IP)实验;通过高通量分析和大数据方法获取生理、病理条件下的蛋白质组学、代谢组学、转录 组学等相关变化;质谱分析、质谱-液相色谱联用等,这些技术也是中药基础研究中药物构成成 分分析的最重要技术手段。在本书中介绍了高效液相色谱(HPLC)、中药网络药理学及常用 数据库和代谢组学、蛋白质组学技术研究方法等。

随着技术手段的不断进步和生物医学理论知识的日新月异,新的实验方法越来越多,令人 目不暇接。通过学习基础的理论原则和框架,如分子生物学中心法则,则可以将众多的实验方 法归纳到一条主线上,真正实现积累实验经验、开拓理论视野、增进科学判断力的医学科学研 究目的。

第二章
实验室生物安全

一、实验室生物安全概念

生物安全已成为重大公共卫生问题之一。若忽视实验室生物安全管理,可造成实验人员或社会人群感染危险致病因子甚至死亡的严重后果(图 2-1)。医学科研实验室的安全不仅包括水、电、火等一般性的安全问题,还主要体现在"生物安全"。实验室生物安全是指实验人员不受实验对象的感染、周围环境不受实验对象的污染,包括实验室设计建造、个体防护装备、标准化操作程序与规程 3 个方面内容。

根据操作不同危险度等级微生物所需的实验室设计特点、建筑构造、防护设施、仪器操作程序,将实验室分为基础实验室——一级、二级生物安全水平;防护实验室——三级生物安全水平;最高防护实验室——四级生物安全水平(表 2-1)。实验室在设计之初,即需考虑排风、通风等设施;在后续实验设

图 2-1 实验室生物危害标志

表 2-1 与微生物危险度等级相对应的生物安全水平、操作和设备

危险度等级	感染性微生物分类	生物安全水平	实验室类型	实验室操作	安全设施
1级	不太可能引起人或动物致病的微生物	一级	基础的教学、研究	GMT	不需要;开放实验台
2级	病原体能对人或动物致病,但对实验室工作人员、社区、牲畜或环境不易导致严重危害。实验室暴露也许会引起严重感染,但对感染有有效的预防和治疗措施,且疾病传播的危险有限	二级	初级卫生服务;诊断、研究	GMT 加防护服、生物危害标志	开放实验台,此外需 BSC 用于防护可能生成的气溶胶

（续表）

危险度等级	感染性微生物分类	生物安全水平	实验室类型	实验室操作	安全设施
3级	病原体通常能引起人或动物的严重疾病，但一般不会发生感染个体向其他个体的传播，并且对感染有效的预防和治疗措施	三级	特殊的诊断、研究	在二级生物安全防护水平上增加特殊防护服、进入制度、定向气流	BSC和（或）其他所有实验室工作所需要的基本设备
4级	病原体通常能引起人或动物的严重疾病，且很容易发生个体之间的直接或间接传播，对感染一般没有有效的预防和治疗措施	四级	危险病原体研究	在三级生物安全防护水平上增加气锁入口、出口淋浴、污染物品的特殊处理	Ⅲ级BSC或Ⅱ级BSC并穿着正压服、双开门高压灭菌器（穿过墙体）、经过滤的空气

注：BSC：生物安全柜；GMT：微生物学操作技术规范；表格根据WHO《生物安全手册》绘制。

备设施的设计中也应充分考虑通风橱、防爆防燃试剂柜、洗眼器、紧急冲淋装置、生物安全柜（biosafety cabinet，BSC）的安装等。实验室应管理好以下几方面工作：① 降低、控制危害和风险；② 防范事故和伤害；③ 保持安全的环境。需要遵守安全和安保计划、有害物质计划、紧急事件管理计划、消防安全计划。

二、实验室安全制度管理

近年来发生的实验室感染大多由人为因素引起。因此个人防护设备（PPE）、人员培训、标准操作程序（SOP）、良好微生物规范和程序（GMPP）非常重要。实验人员必须从思想上认真重视，切实贯彻执行"安全第一，以防为主"的原则，预防各种不测事故的发生。

■（一）实验室工作环境安全要求

（1）实验室的防火和安全通道设置应符合国家的消防规定和要求，同时考虑生物安全的特殊要求。走廊、通道、出口保持畅通，不妨碍人员和物品通过。

（2）设计紧急撤离路线，紧急出口有明显的标识。

（3）实验室安装足够的插座，分布合理，以减少在插座上接其他多用插座和避免拖拉过多的电线。

（4）实验室存有易燃及易爆物品，严禁动用明火、各种电热器和能引起电火花的电气设备，设置"严禁烟火"的警告牌。室内放置消防器材，妥善保管并定期检查。消防器材不得移作他用，周围禁止堆放杂物。

（5）实验室应设有冲洗眼睛的设施。冲洗设施是一种通过固定装置或者软管与水源相接的喷淋型装置，也可在水槽旁设便携式眼睛冲洗设备。

（6）钢瓶等压力容器必须有专人负责保管和使用，应固定安放以防倾倒。

（7）涉及挥发性实验、使用有毒有害试剂的实验室必须有良好的通风设施，实验应在通风橱柜内进行。

（8）实验室工作区内绝对禁止吸烟。点燃的香烟是易燃液体的潜在火种，且是传染细菌和接触有毒物的途径。

（9）实验室工作区内不得有食物、饮料及存在"手-口"接触可能的其他物质。工作区内的冰箱禁止存放食物。

（10）专用存放食物的冰箱放置在允许进食、喝水的清洁休息区内。实验室禁止在同一个冰箱存放食物和标本。

■（二）实验人员安全操作要求

（1）建立并执行准入制度，实验人员须知实验室潜在危险。对初次进实验室操作的人员，必须先进行安全教育，了解有关安全规章制度，在掌握必要的安全操作知识后才能进行实验操作。

（2）个体防护装备和防护服（表2-2），这是减少操作人员暴露于气溶胶（aerosols）、喷溅物和意外接种等危险的一个屏障。气溶胶是指悬浮于气体介质中的粒径为 $0.001 \sim 100 \ \mu m$ 的固态或液态微小粒子形成的相对稳定的分散体系。可根据实验性质来选择着装和装备。在实验室中工作时，必须穿着防护服。在离开实验室前，要脱下防护服并洗手。

表 2-2　实验室使用的个体防护装备

装　备	避免的危害	安　全　性　特　征
实验服、隔离衣、连体衣	污染衣服	罩在日常服装外
塑料围裙	污染衣服	防水
鞋袜	碰撞和喷溅	不露脚趾
护目镜	碰撞和喷溅	防碰撞镜片，侧面有护罩
面罩	碰撞和喷溅	罩住整个面部，发生意外时易于取下
防毒面具	吸入气溶胶	在设计上包括一次性使用的、整个面部或一半面部空气净化的、整个面部或加罩的动力空气净化的，以及供气的防毒面具
手套	直接接触微生物划破	得到微生物学认可的一次性材料 保护手 网孔结构

（3）戴手套与洗手。进行实验操作时，手可能被污染，也容易受到锐器伤害。应广泛地使用一次性乳胶、乙烯树脂或聚腈类材料的手套。可重复使用的手套虽然也可以用，但必须注意一定要正确冲洗、摘除、清洁并消毒。实验人员在操作完感染性物质、结束生物安全柜中工作和离开实验室之前，均应该摘除手套并彻底洗手。用过的一次性手套应与实验室的感染性废弃物一起丢弃。实验人员在戴乳胶手套，尤其是添加了粉末的手套时，曾有发生皮炎及速发型超敏反应等变态反应的报道。因此实验室需配备替代加粉乳胶手套的品种。手套不得戴离实

验室区域。

（4）实验人员需爱护仪器设备，规范操作，负责自身实验期间的仪器设备完好、实验物品摆放整齐、用电安全、卫生清洁等。

（5）实验室废弃物根据污染危险程度需遵循分类原则，具体详见"实验室化学废弃物的处理"。

（6）实验结束后，不可忽视收拾处理事宜。如检查水池和下水管道有否堵塞；严防漏水、漏气和电气设备处于长时间通电、通水而无人照管的状态；视具体情况断开电源闸刀等。

■ （三）危险化学物品管理

世界卫生组织（WHO）将有害物质和废弃物分为传染性、病理和解剖、药物、化学、重金属、压力容器、利器、遗传毒性/基因毒性、放射性 9 大类。实验室需编制有害物质和废弃物清单，并制定危险化学品"物质安全数据表（material safety data sheet，MSDS）"，以便随时随地获取各种有害物质的正确使用方法与使用步骤的信息。

人们可能通过吸入、接触、食入、针刺、通过破损皮肤方式暴露于危险性化学品。应充分考虑到使用有害物质可能对健康产生的影响、确认恰当的存放和处置方式、使用过程中所需的防护设备类型以及溢出处理步骤的信息，以下列出化学品的储存规则：

（1）建立化学品出入库登记制度，实验室只保存满足日常使用量的化学品（如 2 周或者 1 个月的使用量）。大量的化学品应储存在专门指定的房间或建筑物内，有条件者应储存于防爆防燃试剂柜中。

（2）化学品不应按字母顺序存放。

（3）危险物品的容器都应有清晰标记，易燃易爆液体应在合格的容器内储存。分装时应有明确的易燃和可燃性标记，且工作储备量需控制在最低限度。

（4）腐蚀品应在近离地面处储存，以减小掉落的危险。所用挥发性腐蚀试剂的操作，都必须在通风橱中进行。

（5）不要在同一区域内存放不能共存的化学物品，如乙酸（醋酸）等有机酸应与硝酸等强氧化剂分开储存。为了避免发生火灾和（或）爆炸，表 2-3 中左边一栏的物质在储存和操作中应避免接触表中相应的右边一栏里的物质。

表 2-3　关于不相容化学品的一般原则

化 学 物 质 类 别	不 相 容 化 学 品
碱金属，如钠、钾、铯和锂	二氧化碳、氯代烃、水
卤素	氨、乙炔、烃
醋酸、硫化氢、苯胺、烃、硫酸	氧化剂，如铬酸、硝酸、过氧化物、高锰酸盐

注：表格根据 WHO《生物安全手册》绘制。

（6）关于压缩气体钢瓶和液化气容器处置：① 钢瓶应安全地固定（如用铁链锁住）在墙上或坚固的实验台上，以确保不会因为自然灾害而移动。② 运输时必须戴好盖帽，并用手推车运送。③ 大储量钢瓶应存放在与实验室有一定距离的适当设施内，存放地点应上锁并适当标识。④ 不应放置在散热器、明火或其他热源或会产生电火花的电器附近，也不应置于阳光直晒下。

（7）关于爆炸性化学品处置：① 叠氮化物通常用作溶液中的抗菌剂，由于轻微碰撞就可能造成叠氮化铜的猛烈爆炸，因此叠氮化物不应该与铜或铅（如污水管以及管道设施）接触。② 乙醚老化和干燥形成结晶后极不稳定，可能会爆炸。③ 高氯酸如果在木制品、砌砖或纤维性物质上干燥时，一旦碰撞会发生爆炸并引起火灾。④ 苦味酸和苦味酸盐在加热和撞击时会发生爆炸。

（8）剧毒品和放射性物质等危险品应有专人负责保管，领用必须经管理人员批准，办理登记手续，专柜分类储存，严禁乱丢乱放，严格执行“五双制”（双人管理、双锁、双人运输、双人领发、双人使用），不得私自存放或携带出室外。

（9）化学废弃物应放置在密闭、有盖的容器中，容器应放置在指定的废弃物堆放场所。

三、实验室化学废弃物的处理

科研实验应充分考虑试剂和产物的毒性及整个过程所产生的“三废”（废液、废气、废渣）对环境的污染情况，实验室产生废物的处理处置技术主要包括焚烧、高压蒸汽灭菌、等离子体、微波辐射、破碎高压消毒、化学消毒等。一般科研实验室不具备焚烧条件，因此高压蒸汽灭菌的湿热法是清除污染时的首选方法。煮沸并不一定能杀死所有的微生物或病原体，但如果其他方法（化学杀菌、清除污染、高压灭菌）不可行或没有条件时，也可作为一种最起码的消毒措施。在实验室内，大多数的玻璃器皿、仪器和实验服都可重复或再使用。

■ （一）化学废液的处理

实验室化学废液一般分为：① 液态失效试剂，包括各种过期、失效的化学试剂，以及失效的重铬酸钾洗液等。② 液态实验废弃产物或中间产物，包括实验中使用的各种有机或无机试剂。有机废液包括酚类、硝基苯类、苯胺类、多氯联苯、醚类、有机磷化合物、石油类、油脂类等，大多数具可燃性、挥发性且毒性大。例如，免疫组织化学实验中常用的二甲苯、丙酮、甲醛等就是实验室经常遇到的废液处理重点，应根据其特点，做到分类收集、安全存放、详细记录、集中处理。废液处理注意事项如下。

1. 充分了解处理的方法　废液的处理方法因其特性而异，任一废液如未能充分了解其处理方法，切勿尝试处理，否则极易发生意外。废液需先确定其相容性，才能混合储存，严禁不相容的废液混合储存。需标明废物种类，储存时间，以定期处理。

2. **注意皮肤吸收致毒的废液** 大部分废液触及皮肤仅有轻微的不适,少部分腐蚀性废液会伤害皮肤,有一部分废液则会经由皮肤吸收而致毒,如苯胺废液。会经由皮肤吸收产生剧毒的废液,在搬运或处理时需要特别注意,不可接触皮肤。

3. **注意毒性气体的产生** 实验室废液处理时操作不当会有毒性气体产生,列举如下。① 氰类与酸混合会产生剧毒的氰酸;② 漂白水与酸混合会产生剧毒性氯气或偏次氯酸;③ 硫化物与酸混合会产生剧毒性硫化物。

4. **注意爆炸性物质的产生** 废液处理时应完全按照已知的处理方法进行处理,不可任意混杂其他废液,否则容易产生爆炸的危险。较易产生爆炸危害的混合物列举如下:① 叠氮化钠与铅或铜的混合;② 胺类与漂白水的混合;③ 硝酸银与乙醇的混合;④ 次氯酸钙与乙醇的混合;⑤ 丙酮在碱性溶液下与氯仿的混合;⑥ 硝酸与醋酸酐的混合;⑦ 氧化银、氨水、乙醇三种废液的混合;⑧ 其他一些极容易产生过氧化物的废液(如异丙醚),也应特别注意,因过氧化物极易因热、摩擦、冲击而引起爆炸,此类废液处理前应将其产生的过氧化物先行消除。

5. **其他** 实验室废液因浓度高,处理时可能因大量放热反应速率增加而致发生意外。在处理废液时有下列原则:① 少量废液进行处理,以防止大量反应;② 处理剂倒入时应缓慢,以防止激烈反应;③ 充分搅拌,以防止局部反应;④ 装废液容器切不可装至全满,载至总容量的70%～80%(3/4)即需交由专业回收公司处理。

■ (二) 气体废弃物(废气)的处理

所有产生废气的实验必须备有吸收或处理装置。对少量的废气可通过通风设备(通风橱或通风管道)经稀释后排至室外,通风管道应有一定高度,使排出的气体易被空气稀释。大量的有毒气体必须经过处理如吸收处理或与氧充分燃烧后,才能排到室外,如氮、硫、磷等酸性氧化物气体,可用导管通入碱液中,使其被吸收后排出。对于生物安全柜、超净工作台、紫外灯等采用紫外臭氧杀菌的设备,由于臭氧分解的半衰期为 20～50 min,因此消毒结束后,需关闭紫外灯至少 30 min 以上再进行无菌操作实验。

■ (三) 固体废弃物(废渣)的处理

对固体废弃物的处理,需根据其性质进行分类收集处理,禁止随意混合存放,注意事项如下。

(1) 存放实验废弃物必须使用专用塑料袋(如黄色),与存放生活垃圾塑料袋区分。

(2) 使用过的微生物、细胞等培养材料的固体废弃物,如培养基、培养瓶、培养皿、培养板等需经过有效的消毒处理(如高压蒸汽灭菌 30 min、或有效氯溶液浸泡 2～6 h)后方可丢弃或清洗。

(3) 鉴于溴化乙锭(EB)具有强诱变性,不鼓励使用 EB 染料,建议选用毒性小的新型替代染料(如荧光染料、花菁类染料等)。如一定要使用 EB,则 EB 污染过的废弃物严禁随意丢弃,必须经过有效的净化处理(如使用专业的 EB 清除剂或采用活性炭吸附、氧化使其失活等方法)。

■（四）生物废弃物的处理

1. 生物废液的处理　主要有微生物（多为细菌或酵母菌）及细胞培养液、培养基，或废弃的血液标本等，需经有效消毒（高压蒸汽灭菌）后方可处理。装生物废液的可重复利用耗材，用 1 g/L 有效氯浸泡 2～6 h，洗涤，用时再蒸汽灭菌。

2. 动物尸体的处理　动物实验结束后的动物尸体需装入有特殊标记的塑料袋（如黄色）内，并放至专用冷冻柜中保存统一处理。实验中所使用的一次性手术器具（如注射器、针头、输液管等）严禁混入动物尸体收集袋内，必须分开处理。

3. 锐器及其他医疗废物处理　污染（感染性）锐器如皮下注射用针头、手术刀、刀子及破碎玻璃，这些废弃物应收集在带盖的不易刺破的容器（利器盒）内，并按感染性物质处理。皮下注射针头用过后不应再重复使用，包括不能从注射器上取下、回套针头护套、截断等，应将其完整地置于利器盒中。盛放锐器的一次性容器必须是不易刺破的，当达到容量的 3/4 时，应将其放入"感染性废弃物"的容器中进行焚烧，如果实验室规程需要，可先进行高压灭菌处理。盛放锐器的一次性容器绝对不能丢弃于垃圾场。

四、实验室意外事故应急预案

■（一）紧急救助

1. 联系对象　在实验室内显著张贴保修、监控、安保值班室等电话号码，以备紧急情况时拨打求助。

2. 急救装备　设急救箱，放置常用和特殊的解毒剂，如配备创可贴、干棉球、酒精棉球、碘伏、75％乙醇、生理盐水、碳酸氢钠（$NaHCO_3$）、硼酸溶液等试剂。为了应对化学品溢出处理，建议可配备图 2-2 所示物品供参考。

3. 在实验室配备消防设施　实验室人员需有消防应急分工，设立现场指挥、灭火组、救援组、疏散组，定期参加消防演练，熟知应急集合点、熟悉消防器材的使用（图 2-3），并注意以下消防常识。

（1）消火栓与消防水带连接后，主要用于扑灭大型火灾。初起阶段的火灾用灭火器或简易消防器材。

（2）易燃固体、易燃气体、易燃液体和带电物体着火，用干粉灭火器（或者 CO_2 灭火器）灭火。导线或电器着火时，应先断电，再用干粉灭火器（或者 CO_2 灭火器）灭火，此情况切不可用泡沫灭火器。

（3）黄沙可用于覆盖一般小火燃烧物，覆盖碱性化学溢出物。

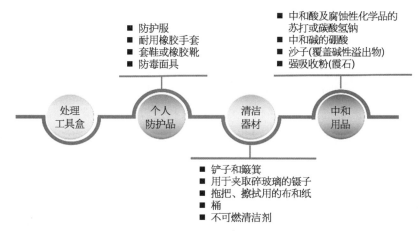

图2-2 实验室配备清理化学品溢出物的物品

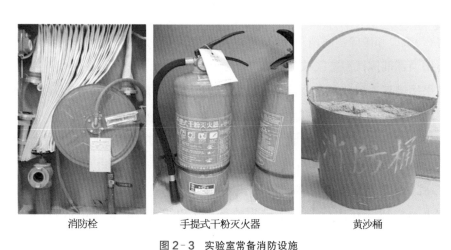

消防栓　　　　　　　手提式干粉灭火器　　　　　　黄沙桶

图2-3 实验室常备消防设施

（4）衣服着火时，应尽快脱掉衣服，并用水灭火。或就地滚动，切忌外跑。伤势较重者，应立即送医院。

4. 在实验室设置紧急洗眼器与紧急冲淋装置　紧急洗眼器和喷淋器是实验室常用的防护器具，当眼睛受到危险化学品伤害时，可先用紧急洗眼器对眼睛进行冲洗；当大量化学品溅洒到身上时，可先用紧急喷淋器进行全身喷淋，必要时尽快到医院治疗。

为安全有效使用紧急洗眼器和喷淋器，注意以下方面。① 防止水管内水质腐化或阀门失灵，由专人定期进行启动试水，发现故障及时修理；② 保持洗眼器清洁，经常擦拭，平时应将防尘盖盖在喷头上面，以保证喷嘴不会污染；③ 紧急洗眼器和喷淋器属于专用防护器具，不得用于冲洗仪器或其他用途；④ 不可用其他物品遮挡以至影响紧急使用。

■ （二）微生物实验室应急程序

1. 刺伤、切割伤或擦伤　受伤人员脱下防护服，清洗双手和受伤部位，使用适当的皮肤消毒剂,必要时进行医学处理。记录受伤原因和相关的微生物,并应保留完整适当的医疗记录。

2. 潜在感染性物质的食入　脱下受害人的防护服并进行医学处理。要报告食入材料的鉴定和事故发生的细节,并保留完整、适当的医疗记录。

3. 潜在危害性气溶胶的释放(在生物安全柜以外)　所有人员必须立即撤离相关区域,任何暴露人员都应接受医学咨询。为了使气溶胶排出和使较大的粒子沉降,在一定时间内(如1h内)严禁人员入内,应张贴"禁止进入"的标志。过了相应时间后才能清除污染,须穿戴适当的防护服和呼吸保护装备。

4. 容器破碎及感染性物质的溢出

(1) 在所有操作过程中都应戴手套。

(2) 立即用布或纸巾覆盖受感染性物质污染或受感染性物质溢洒的破碎物品。

(3) 倒上消毒剂,并使其作用适当时间。

(4) 将布、纸巾和破碎物品清理掉,玻璃碎片应用镊子清理。

(5) 再用消毒剂擦拭污染区域。

(6) 如果用簸箕清理破碎物,应当对其进行高压灭菌或放在有效的消毒液内浸泡。用于清理的布、纸巾和抹布等应当放在盛放污染性废弃物的容器内。

(7) 如果实验表格或其他打印或手写材料被污染,应将这些信息复制,并将原件置于盛放污染性废弃物的容器内。

5. 离心机内盛有潜在感染性物质的离心管发生破裂

(1) 如果离心机正在运行时发生破裂或怀疑发生破裂,应关闭电源,让机器密闭(如30 min)使气溶胶沉积。如果机器停止后发现破裂,应立即将盖子盖上,并密闭(如30 min)。

(2) 随后所有操作都应戴结实的手套(如厚橡胶手套),必要时可在外面戴适当的一次性手套。当清理玻璃碎片时使用镊子,或用镊子夹着的棉花来进行。

(3) 所有破碎的离心管、玻璃碎片、离心桶、十字轴和转子都应放在无腐蚀性的、已知对相关微生物具有杀灭活性的消毒剂内。未破损的带盖离心管应放在另一个有消毒剂的容器中,然后回收。

(4) 离心机内腔用适当浓度的同种消毒剂擦拭,并再次擦拭,然后用水冲洗并干燥。清理时所使用的全部材料都应按感染性废弃物处理。

■ (三) 化学品溢出清除程序

如果发生化学品溢出,首先需从溢出量、溢出物化学性质、溢出地点来判断紧急或者非紧急情况。如图2-4所示,在实验室内如果溢出物≥1 L,则直接启动化学品溢出应急响应措施程序;如果溢出物少量溢出(<1 L),并且是危险化学品,则也需立即启动应急响应措施程序;如果化学品溢出发生在实验室外,则联系安全办公室寻求帮助。

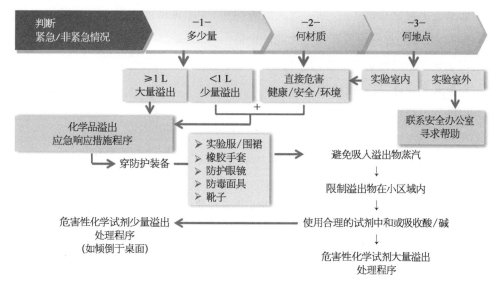

图2-4 化学品溢出处理流程图

1. 化学品溢出应急响应措施程序

（1）穿防护装备：穿实验服和（或）围裙，戴手套、最好是橡胶手套，必要时需进行脸和眼睛防护，如戴防护眼镜、防毒面具，穿靴子。

（2）尽量避免吸入溢出物蒸汽。

（3）采取措施限制溢出物在小区域内。

（4）使用合理的试剂中和或吸收酸和（或）碱。

（5）启动危害性化学试剂少量溢出处理程序或大量溢出程序。

2. 危害性化学试剂少量溢出处理程序

（1）用布或纸巾覆盖并吸收溢出物。

（2）向纸巾上倾倒适当的消毒剂，并立即覆盖周围区域（通常可以使用5%漂白剂溶液）。

（3）使用消毒剂时，从溢出区域的外围开始，朝向中心进行处理。

（4）作用适当时间后（如30 min），将所处理物质清理掉。如果含有碎玻璃或其他锐器，则要使用簸箕或硬的厚纸板来收集处理过的物品，并将它们置于可防刺透的容器中以待处理。

（5）对溢出区域再次清洁并消毒（如有必要，重复第1～4步）。

（6）将污染材料置于防漏、防穿透的废弃物处理容器中。

（7）在成功消毒后，通知主管部门目前溢出区域的清除污染工作已经完成。

3. 大量化学品溢出处理程序

（1）通知有关的安全负责人。

（2）疏散现场的闲杂人员。

（3）密切关注可能受到污染的人员。

（4）如果溢出物是易燃性的，则应熄灭所有明火，关闭该房间中和相邻区域的煤气，打开窗户（可能时），并关闭那些可能产生电火花的电器。

（5）避免吸入溢出物品所产生的蒸汽。

（6）如果安全允许，启动排风设备。

（7）提供清理溢出物的必要物品。

参考文献

[1] 世界卫生组织.实验室生物安全手册[M].3 版.陆兵,译.北京：人民卫生出版社,2004.

[2] 中华人民共和国国家质量监督检验检疫总局,中国国家标准化管理委员会.实验室生物安全通用要求 GB19489 - 2008[S].2008 年版.

[3] 马雪娇,卢耀勤,刘涛.实验室生物安全管理研究进展[J].中国预防医学杂志,2018,19(3)：238 - 241.

[4] 国家卫生和计划生育管理委员会.《医疗废物管理条例》[S].2017 年版.

第三章
科研实验记录书写要求与规范

一、实验记录的意义

实验记录是指在科学研究过程中,应用实验、观察、调查或资料分析等方法,根据实际情况直接记录或统计形成的各种数据、文字、图表、声像等原始资料。实验记录可直接影响科研工作质量和科技档案质量,是科研领域最重要的档案、科研成果最原始凭证。

实验记录是法律上裁定科研成果真伪、成果归属权的最权威证据。如对科研成果有疑虑,往往先查记录上有无相关研究内容,再分析记录能否得出相关结论,甚至组织专业人员按记录重复实验结果。实验记录是撰写论文、成果鉴定、申报奖项的最主要依据和最基本素材,成果鉴定和报奖应将记录交档案室存档。实验记录有助于培养并提高个人科研能力,记好实验记录是实验者的基本功,不但可以帮助实验者总结实验结果、分析成败以及制定实验计划,也能使其他人通过实验记录了解、重复和指正记录者的实验。研究、复习实验记录有助于培养科学思维模式。

二、实验记录的原则

基于科学研究的要求,实验记录必须真实;从科研管理准则角度,实验记录必须完整;从人才培养、科学道德评价角度,实验记录具有利用价值,根据记录内容可重复实验。

■ (一) 实验数据的真实性

1. 实验记录媒体的定型化　由于实验记录具有档案性质,需要长久保存且不能更改,目前仍然主要使用传统的纸质记录。实验原始记录包括记在正式实验记录本上的文字资料、电脑或自动记录仪保存、打印的图表或数据和声像资料。电子版实验记录易于编辑和保存,还可使用纸质版难以记录的多媒体格式,是纸质版记录的补充,但不能替代纸质版记录。纸质版记录如有条件,可定期扫描或拍摄保存为电子版备份。

2. 实验记录的随时与现实　如实、及时地记录实验过程每一现象和数据,不可数日之后凭回忆做记录,以免发生错记。

3. 实验记录错误的修改原则　实验记录不得随意修改。如必须修改,规则详见本章"实验记录书写规范要求"。

■（二）实验记录的完整性

良好的实验记录标准应该是"自己能看懂,别人也能看懂",即某个领域的研究人员,不管是谁拿到一份实验记录都能够理解记录者的实验思路,清楚实验操作,并能准确重复记录者的实验。一份完整的实验记录包括以下方面。

1. 实验名称　每项实验开始前应当注明实验名称。

2. 实验方案　每项实验的首页应当有一份详细的实验方案。

3. 实验时间　每次实验须按年月日顺序记录实验日期和时间。特殊情况可以记录实验的精确时间,如几点几分,这通常并不必要。

4. 实验材料　受试样品和对照样品的来源,实验对象的基本属性;实验材料的来源和编号;实验仪器设备名称、型号;主要试剂的生产厂家、规格和生产批号;自制试剂的配制方法、配置时间和保存条件等。

5. 实验环境　如实记录实验过程中的环境条件(如光照、通风、温度及湿度等)。

6. 实验方法　常规实验方法应当在首次实验记录时注明方法来源,并简述主要步骤。改进、创新的实验方法应详细记录实验步骤和操作细节。

7. 实验过程　应当详细记录研究过程中的操作、现象、异常现象的处理,产生异常的可能原因及影响因素的分析等。

8. 实验结果　准确真实记录观察指标的数据变化,详细记录计量观察指标的实验数据和定性观察指标的实验变化。必须客观真实记录实际完成的一系列工作,整个过程中的任何变化、所得到的任何正常的或非正常的观察结果等均应如实记录。即便在出现了很多错误的情况下,记录下实际发生的事情可为以后分析问题、解决问题提供可能。不能选择性记录符合设想的结果而忽略其他结果。所有发表的数据必须在纸质版实验记录上有原始数据。

9. 结果分析　每项实验结束应进行数据处理和分析,并有明确的文字小结。详细说明在实验过程中所发现的问题及解决的方法,为下一步的实验制定实施方案。

10. 实验人员　应当记录所有参加实验研究的人员。每次实验结束后,应由课题负责人或导师审核后签名。课题负责人或实验室负责人或上一级研究人员应定期检查实验记录,并签署检查意见。

■（三）实验记录的可利用和可重复性

包括实验难点和要点的记录；各种问题的记录；成败原因分析记录。

三、实验记录书写规范要求

（1）实验原始记录需记载于正式实验记录本上。实验记录本是科研记录的主要储存载体，管理部门应统一制定、发放，做好记录本的编号工作。记录本按页码装订，必须有连续页码编号，不得缺页或挖补。需按照编号统一回收，这样既能妥善地保管原始记录和控制借阅流通环节，又可以加强知识产权保护，防止泄密。

（2）计算机、自动记录仪器打印的图表和数据资料等应按顺序粘贴在记录本的相应位置上。实验结果包括所有原始数据、分析数据（图表等）。所有样品必须有编号和与编号对应的记录，如电泳结果应记录每个泳道编号或标明每个泳道的样品名称，以便日后查阅。同时，应保存原始图片以供编辑和发表。

（3）实验记录的书写应当用字规范，字迹工整、并符合下列要求。

1）实验记录本应当竖用横写，须用蓝色或黑色字迹的钢笔或签字笔书写。

2）常用的英文缩写（包括实验试剂的外文缩写）符合规范并已得到出版界认可，首次出现时必须用中文加以注释。实验记录中属译文的应当注明其外文名称。

3）实验记录应使用规范的专业术语，计量单位应采用国际标准计量单位，有效数字的取舍应满足实验要求。

（4）实验记录不得随意修改。如必须修改，在更改时应先用删除线将被修改的内容划去，删除线是从左下方向右上方划一斜杠，然后在起右上角写上完整的正确内容，再在出错处斜杠上由修改人签字，注明修改时间和原因。

（5）某些实验结果如条件允许可使用照片或视频记录。选用的实验图片、照片应粘贴在实验记录的相应位置上，其余照片保存在专门相册中，有底片则装在统一制作的底片袋内，编号后另行保存。视频应在记录本上写明在计算机上的路径。用热敏纸打印的实验记录，须保留其复印件。

（6）实验记录应妥善保存，避免水浸、墨污、卷边，保持整洁完好、无破损、不丢失。

（7）每次实验结束后，需在记录后签名，如前所述。

（8）每项研究课题结束后，原始实验记录本必须按归档要求整理归档，实验者个人不得带走；研究人员可复印实验记录供个人使用。

参考文献

[1] 韩虹.规范实验记录，提高科研质量[J].第一军医大学学报，1999(4)：380-381.
[2] 国家中医药管理局.中医药科研实验记录规定[S].2013.

第四章
实验室用水,溶液与缓冲液

根据国际纯粹和应用化学联合会(IUPAC)规定,H_2O 正式名称有水(water)和氧烷 (oxidane)两种。水的沸点为 100℃,冰点 0℃。在温度为 3.98℃时,密度最大为 1 kg/L;高于 或低于 3.98℃时,其体积都要膨胀,密度都小于 1 kg/L。水对热很稳定,在 2 000℃以上时才有 极少部分分解为氢和氧。纯水的导电性很微弱。本章主要讨论实验室用水,溶液的浓度,缓冲 液的缓冲原理与配制,及实验用药的浓度计算。

一、实验室用水

(一) 评价水质的常用指标

1. 电阻率(electrical resistivity) 衡量水导电性能的指标,单位为 MΩ·cm,随着水内无机 离子的减少、电阻加大则数值逐渐变大。实验室超纯水的标准:电阻率为 18.2 MΩ·cm(25℃)。

2. 总有机碳(total organic carbon,TOC) 水中碳的浓度反映水中氧化的有机化合物的 含量,单位为 ppm(parts per million,百万分比浓度)或 ppb(parts per billion,十亿分比浓度)。

3. 内毒素(endotoxin) 革兰阴性细菌的脂多糖细胞壁碎片,又称为热原(pyrogen),单位 EU/ml(EU=Unit of measurement for endotoxin activity)。

(二) 实验室常见水的种类

由于实验目的的不同,对水质要求也不同。天然水、自来水往往不符合实验要求,实验室用 水常需要提取纯水,纯水常用蒸馏法、离子交换法、反渗透法、电渗析法等方法获得。

1. 蒸馏水(distilled water) 把水加热至沸,杀死微生物,并使水化成蒸汽。水中的不挥 发性物质,如大多数无机盐类不随水蒸发,而达到水与杂质分离的效果。水中溶有的气体杂质可随水一起蒸发而逸出。将最初收集的冷凝水弃去,得到比较纯的水称为蒸馏水。蒸馏水器虽设备便宜,但极其耗能和费水且速度慢,目前已经较少应用。蒸馏水能去除自来水内大部分的污染物,但挥发性的杂质无法去除,如 CO_2、NH_3、SiO_2 和一些有机物。经过一次蒸馏的水简称为 dH_2O,一般只能达到三级水标准;经过二次蒸馏的水简称为 ddH_2O,相当于二级水标准。新鲜的蒸馏水是无菌的,但储存后细菌易繁殖。此外,储存的容器若是非惰性的物质,离子和容器的塑形物质会析出造成二次污染。

2. 去离子水(deionized water)　离子交换树脂是一系列呈网状结构并带有活性基团的高分子化合物,不溶于水、酸、碱和一般有机溶剂,化学稳定性好。制备纯水一般选用强酸性阳离子交换树脂和强碱性阴离子交换树脂,应用离子交换树脂去除水中的阴离子和阳离子,得到去离子水,纯度较高,但它不能除去细菌、高分子有机物、致热源和一些非电离杂质。去离子水存放后也容易引起细菌的繁殖。

3. 反渗透水(reverse osmosis water)　反渗透技术是水分子在压力(高于溶液渗透压)的作用下,通过反渗透膜(为半渗透膜,即水分子能通过但盐类、胶体、有机物、微生物、有机物等物质不能通过)成为纯水,水中的杂质被反渗透膜截留排出(图 4-1),可以有效去除水中的溶解盐、胶体、细菌、病毒、细菌内毒素和大部分有机物等杂质。反渗透法具有能耗低、效率高和易操作的特点,也具有易堵塞、净化能力有限的局限性,一般只能获得二级用水。该法也常与其他方法结合进行超纯水的进一步制备。

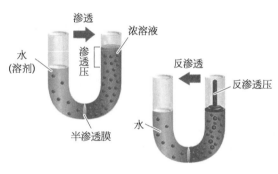

图 4-1　反渗透水原理示意图

4. 超纯水(ultra-pure grade water)　电子去离技术或连续电除盐(electrodeionization, EDI)技术,是自 20 世纪 90 年代逐渐成熟的净水技术。结合了电渗析法与离子交换树脂法的优势,该技术在超纯水的制备中得到广泛的应用。超纯水的标准之一是水电阻率为 18.2 $M\Omega \cdot cm$ (25℃)。但超纯水在 TOC、细菌、内毒素等指标方面并不相同,要根据实验的要求来确定,如细胞培养则对细菌和内毒素有要求,而高效液相色谱(HPLC)则要求 TOC 低。

■ (三) 实验室纯水级别分类

实验室纯水分为 3 个级别。

1. 一级水标准　电阻率≥10 $M\Omega \cdot cm$(25℃),TOC 含量<10 ppb,热原<0.03 EU/ml。用于有严格要求的分析试验,如高效液相色谱(HPLC)、气相色谱(GC)、原子吸收(AA)、细胞培养溶液配制、分子生物学实验溶液配制。

2. 二级水标准　电阻率≥1 $M\Omega \cdot cm$(25℃),TOC 含量<50 ppb,热原<0.25 EU/ml。用

于无机痕量分析等试验,制备常用试剂溶液。

3. 三级水标准 电阻率≥0.2 MΩ·cm(25℃),TOC含量<200 ppb。用于一般分析试验,冲洗玻璃器皿、水浴用水等。

二、溶　液

■ （一）溶液的概念

一种或几种物质以分子或离子形式均匀地分散到另一种物质中所得的稳定混合物称为溶液(solution)。溶液中能溶解其他物质的是溶剂(例如水),被溶解的物质是溶质。溶解(solvation)是指溶剂分子和溶质分子或离子吸引并结合,是溶剂和溶质进行重构形成复合物的过程。在溶解过程中离子或不带电的分子与溶剂相互作用,其作用力影响溶质的许多性质,包括溶解度、活性、颜色;也影响溶剂的性质如黏性和密度。

分散性(disperstiveness)是指固体粒子或液滴,在水或其他均匀液体介质中,能分散为细小粒子悬浮于分散介质中而不沉淀的性能。水是最常见的分散介质。物质在水中分散时,大多不与水发生反应,有少数物质与水发生化学反应,生成新的物质。例如,将CO_2通入水中,会有少量碳酸生成。小颗粒在水中分布均匀,静止后只要条件不变,液体不会分层(如溶液)。不溶解于水的固体或液体小颗粒散布于水中,在静止后,小颗粒逐渐沉降或上浮,分离成小颗粒和水。这种在液体里形成的不均一、不稳定的混合物称为浊液。当散布的颗粒是固体时称为悬浊液,当散布的颗粒是液体时称为乳浊液。

■ （二）物质的溶解性

不同物质在水中的溶解性不同,同一种物质在不同条件、不同溶剂中溶解性也不相同,并不能无限制溶解。溶解性用溶解度(solubility)来表示,指在一定温度下,某物质在100 g溶剂(通常是水)中达到饱和状态时所溶解的克数。符号:S,单位:g/100 g水。例如,20℃时食盐的溶解度是36 g/100 g水,是指20℃时食盐在100 g水达到饱和时溶解36 g。

一定温度下一定量的溶剂不能再溶解某溶质的溶液称为该溶质的饱和溶液(saturated solution,sat.sol),能再溶解某溶质的溶液称为该溶质的不饱和溶液(unsaturated solution)。通常把在20℃时,溶解度在10 g/100 g水以上称为易溶物质,溶解度在1~10 g/100 g水的称为可溶物质,溶解度在0.01~1 g/100 g水的称为微溶物质,溶解度<0.01 g/100 g水的称为难溶物质,又称为"不溶物质"。但不溶物质是没有的,如氯化银(AgCl)在水中很快沉淀下来,但还是有极少量的氯化银溶解于水。

能在水中溶解的物质具备亲水性,含有极性亲水基团,如羧酸、磺酸、硫酸、氨基或胺基及其盐,羟基、酰胺基(一般碳链在 6 以下)、醚键等;在水中不能溶解但能溶于有机溶剂的物质称为亲油性物质,含有疏水基团,如烃基、酯基。表面活性剂分子结构一端为亲水基团,另一端为疏水基团,既能亲水又能亲油,在溶液的表面定向排列,使溶液表面张力显著下降。如肥皂有效成分含十二烷基苯磺酸钠,结构可简写为 RCOONa,分子呈线型,一头亲水,另一头亲油,能够去油污正是因为它一端能与水相溶,另一端可溶解在油污中(图 4-2)。

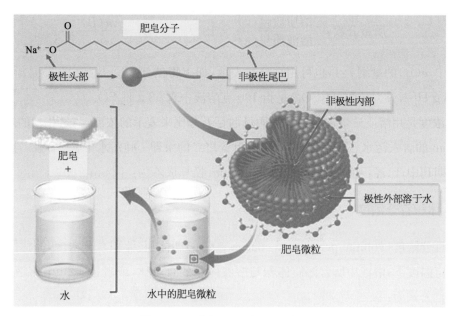

图 4-2 既能亲水又能亲油的肥皂结构

■ (三) 溶液的酸碱度

实验室中用[H⁺](H⁺ 的浓度,用摩尔浓度来表示)表示溶液酸碱度。对于弱酸或弱碱而言,[H⁺]很小,为方便计算,往往用 pH 表示溶液酸碱度:

$$pH = -lg[H^+]$$

用 pH 表示溶液酸碱度,其范围一般在 0~14。pH 试纸由多种指示剂混合液制成,用待测溶液浸润该试纸,即显示出一定颜色,与该试纸所附标准色谱比较,便可测得溶液的 pH。如需要精确测定 pH,则可选用 pH 计。实验室常见的酸溶液有盐酸(HCl)、硫酸(H₂SO₄)、硝酸(HNO₃)、醋酸(CH₃COOH,或用 HAc 表示)等;常见的碱溶液有氢氧化钠(NaOH)、氨水(NH₃·H₂O)、氢氧化钙[Ca(OH)₂]等。

三、溶 液 的 浓 度

在一定量的溶液或溶剂中,所含溶质的量称为溶液的浓度。溶液浓度表示方法常见有下列几种。

■ (一) 质量分数

质量分数(mass fraction)即质量-质量百分浓度、质量百分比浓度,是指溶质质量与溶液质量的百分比(溶质 B 的质量占溶液质量的分数),用符号 ω 表示。公式为:

$$质量分数 = \frac{溶质质量(g)}{溶液质量(g)} \times 100\% \quad \omega(B) = \frac{m(B)}{m}$$

上式中 $\omega(B)$ 的量纲为 1,也可用百分数表示,如市售试剂 36% 盐酸(HCl)是指 100 克溶液中含 36 g HCl,98% 硫酸(H_2SO_4)是指 100 克溶液中含 98 g H_2SO_4。

ppm 浓度是用溶质质量占全部溶液质量的百万分比来表示的浓度,与之相似的还有 ppb。例如,2 ppm 的含汞污水,是指污水中含有百万分之二的汞即 1 吨污水中含 2 g 汞。目前,在大多数科技期刊中,已经不使用 ppm,而改用‰,ppm 换算成‰为:1 ppm=0.001‰。

■ (二) 体积百分浓度

体积百分浓度(volume percentage concentration)即体积-体积百分浓度,简称体积浓度,是指在一定温度下,溶液中所含溶质体积与溶液体积的百分比,或者指 100 ml 溶液中含溶质的毫升数。公式为:

$$体积百分浓度 = \frac{溶质体积(ml)}{溶液体积(ml)} \times 100\%$$

当溶质为液体或气体时,常用该法表示。例如,消毒用的 75% 乙醇溶液是指用水将 75 ml 无水乙醇定容到 100 ml(常用高浓度的乙醇溶液配制)。溶液稀释前后,溶质的含量保持不变,称为稀释定律。

■ (三) 质量浓度

质量浓度(mass concentration)是指组分 B 的质量 m_B 与相应混合物的体积 V(包括物质 B 的体积)之比,以符号 ρ 表示。单位是千克每立方米(kg/m^3),常用克每升(g/L)。实验室常用质量-体积百分浓度(g/dl 或 $g\%$,%)表示,指 100 ml 溶液中所含溶质的克数。公式为:

$$质量\text{-}体积百分浓度 = \frac{溶质的质量(g)}{溶液的体积(ml)} \times 100\%$$

$$\rho(B) = \frac{m(B)}{V}$$

例如,生理盐水含 0.9% NaCl(表示 100 ml 溶液中含 0.9 g NaCl),正常人血浆蛋白质 6~

8 g/dl(也可用％表示),即为质量-体积浓度表示方法。由于计算简便、明确,因而成为医学上经常使用的浓度表示方法之一。如配制 250 ml 生理盐水,需 NaCl 为 $0.9\% \times 250 = 2.25$ g,称取 2.25 g NaCl,加少量 H_2O 溶解,再加水至 250 ml。

■ (四) 摩尔浓度(molarity)

1. 摩尔(物质的量单位) 摩尔(mole)简称摩,旧称克分子、克原子,符号为 mol,是物质的量的单位,是国际单位制 7 个基本单位之一。每 1 摩尔任何物质(微观物质,如分子,原子等)含有阿伏伽德罗常数(约 6.02×10^{23})个微粒。1 mol 粒子集体所含粒子数与 0.012 kg ^{12}C(碳12)中所含的碳原子数相同,即等于 6.02×10^{23} 个原子。

2. 摩尔质量 指 1 摩尔物质的质量(单位:克/摩尔,g/mol)。1 摩尔任何物质均含有 6.02×10^{23} 个微粒,但不同微粒的大小、质量不一样,故 1 摩尔不同物质的质量也不一样。摩尔质量在数值上等于相对原子质量或分子量。

3. 摩尔浓度 又称体积摩尔浓度,曾称物质的量浓度(amount of substance concentration),定义为溶液中溶质 B 的物质的量除以混合物的体积,用符号 $c(B)$ 表示,即:

$$c(B) = \frac{n(B)}{V}$$

上式中,n 代表溶质的物质的量,V 代表溶液的体积。国际单位为 mol/m^3,常用单位为 mol/dm^3 或 mol/L(简写为 M),表示 1 升溶液里含有溶质的摩尔数。如果用摩尔表示数值较小,也可用毫摩尔浓度(mmol/L,mM,10^{-3} mol/L)、微摩尔浓度(μmol/L,μM,10^{-6} mol/L)、纳摩尔浓度(nmol/L,nM,10^{-9} mol/L)等表示。

WHO 提议,凡是已知分子量的物质在体液内的含量均应用摩尔浓度表示,对于未知摩尔质量的物质可用质量浓度表示。对于注射液,在绝大多数情况下,应同时标明质量浓度和物质的量浓度。例如,临床上输液用的等渗葡萄糖溶液,过去常标为 5％,现应标为 50 g/L $C_6H_{12}O_6$ 和 0.28 mol/L $C_6H_{12}O_6$。

例题 1 要配制 0.5 mol/L 的 NaOH 溶液 400 ml,需要固体 NaOH 多少 g?

解:NaOH 的摩尔质量为:40 g/mol

400 ml 溶液中,NaOH 的摩尔数为:0.5 mol/L × 0.4 L = 0.2 mol

则 NaOH 质量为:40 g/mol × 0.2 mol = 8 g

4. 摩尔浓度与质量浓度的换算

例题 2 1 L 生理盐水中含有多少摩尔浓度 Na^+?

解:生理盐水指 0.9％ NaCl,即 1 000 ml 溶液中含 NaCl 9 g。

NaCl 分子量:58.5,则摩尔质量:58.5 g/mol

1 000 ml 溶液中 NaCl 的量:9 g ÷ 58.5 g/mol = 0.154 mol

NaCl 的摩尔浓度：0.154 mol ÷ 1 L ＝ 0.154 mol /L

根据 NaCl 的电离方程式 $NaCl \Longrightarrow Na^+ + Cl^-$，可知溶液中"$Na^+$ 离子的摩尔浓度＝NaCl 的摩尔浓度"，故 Na^+ 的摩尔浓度为 0.154 mol /L。

四、缓 冲 溶 液

■ （一）电解质

电解质（electrolytes）是指在水溶液中或在熔化状态下能够导电的化合物，如酸、碱、盐等。在水溶液中不能导电的化合物则称非电解质，如蔗糖、甘油、乙醇等。电解质能够导电，是因为它们在水溶液中发生了电离，产生带不同电荷能自由移动的离子。当通电时，溶液中正、负离子分别向阴极和阳极移动而传导电流。一般而言，在单位体积内离子越多，导电能力就越强；在单位体积内离子越少，导电能力就越弱。

根据电解质在溶液中的电离程度大小而产生的不同的导电能力，可将电解质分为强电解质和弱电解质。大部分盐类（如 $NaCl$、$CaCl_2$）及强极性化合物（强酸、强碱等）在水溶液中几乎全部电离成离子，其导电能力强，称强电解质。具有弱极性的化合物，如弱碱（$NH_3 \cdot H_2O$）、弱酸[HCN、CH_3COOH（HAc）]等，在溶液中仅部分电离成离子，导电性较弱，称弱电解质。各种弱电解质在溶液中电离程度不一，可用电离度 α 来表示，即在平衡状态下，已电离的弱电解质分子数与原来分子总数的百分比。电离度越小，该电解质越弱。

■ （二）电离常数

以 CH_3COOH 电离方程式为例：$CH_3COOH \Longrightarrow CH_3COO^- + H^+$

在一定温度下，这个可逆过程很快达到平衡，此时根据化学平衡原理，溶液中的 CH_3COOH、CH_3COO^-、H^+ 三者的浓度之间存在下列关系：

$$K_i = \frac{[H^+][CH_3COO^-]}{[CH_3COOH]}$$

弱电解质的电离常数（ionization constant，K_i）表示平衡时离子浓度的乘积与未电离分子浓度的比值（通常用 K_a 表示弱酸电离常数，K_b 表示弱碱电离常数）。K_i 表示弱电解质的电离程度，K_i 值越小，电离程度越小，为越弱的电解质。K_i 不受浓度影响，而与温度有关。

例如，H_3PO_4 是分步电离的多元弱酸：

K_1	H_3PO_4	$\Longrightarrow$	H^+	$+$	$H_2PO_4^-$
K_2	$H_2PO_4^-$	$\Longrightarrow$	H^+	$+$	HPO_4^{2-}
K_3	HPO_4^{2-}	$\Longrightarrow$	H^+	$+$	PO_4^{3-}

通常 $K_1 > K_2 > K_3$，一般以 K_1 作为多元弱酸的电离常数。

电离度（α）和电离常数（K_i）都表示弱电解质的电离程度，存在一定的关系。以 CH_3COOH 电离为例：

$$CH_3COOH \rightleftharpoons CH_3COO^- + H^+$$

初始浓度	C	0	0
平衡浓度	C(1−α)	C·α	C·α

$$K_i = \frac{[H^+][CH_3COO^-]}{[CH_3COOH]} = \frac{C^2 \cdot \alpha^2}{C(1-\alpha)} = \frac{C \cdot \alpha^2}{(1-\alpha)}$$

由于弱电解质 α 较小，可忽略不计，$1 - \alpha \approx 1$，故有：

$$K_i = C \cdot \alpha^2 \quad 或 \quad \alpha = \sqrt{\frac{K_i}{C}}$$

例题 3 在 25℃时，0.1 M CH_3COOH 溶液中［H^+］是多少？已知 $K_a = 1.8 \times 10^{-5}$。

解：$CH_3COOH \rightleftharpoons CH_3COO^- + H^+$

平衡时：$[H^+] = C \cdot \sqrt{\frac{K_a}{C}} = 0.1 \times \sqrt{\frac{1.8 \times 10^{-5}}{0.1}} = 1.3 \times 10^{-3}$ M

■ （三）同离子效应和缓冲溶液

1. 同离子效应　在弱电解质溶液中加入该电解质具有的同名离子的强电解质，使该电解质电离度下降，这种现象称为同离子效应。例如，测得 0.1 M $CH_3COOH(HAc)$ 溶液 pH ≈ 3，当加入少量固体 NaAc 时，$NaAc \rightarrow Na^+ + Ac^-$，测得此溶液 pH 约为 5。HAc 为弱电解质，部分电离出 H^+ 和 Ac^-。当加入强电解质 NaAc 时，在溶液中电离生成 Ac^-，使溶液中［Ac^-］突然增大。Ac^- 与溶液中原有的 H^+ 结合生成 HAc，使平衡向生成 HAc 方向移动，以建立新的动态平衡。在新的平衡状况下，溶液中［H^+］显著地减少，而［HAc］相应增大，HAc 的电离度减少，从而使溶液 pH 由 3 上升至 5。

要使弱电解质产生同离子效应，关键应加入含有同名离子的强电解质。当弱电解质溶液中加入含有同名离子的强电解质时，由于同离子效应的产生，使溶液中盐离子及弱电解质分子比原来大大增多，从而可增强此溶液对酸、碱的抵抗能力。

2. 缓冲溶液　如在 HAc‑NaAc 混合液中，分别加入少量强酸或强碱，其 pH 几乎不变。这种能够抵抗外加少量强酸或强碱而使溶液 pH 几乎不变的作用，称为缓冲作用。具有缓冲作用的溶液称缓冲溶液。

（1）缓冲溶液的组成：见表 4‑1。

表 4 - 1　缓冲溶液一般构成成分

类　　别	举　　例
弱酸和弱酸盐	$CH_3COOH - CH_3COONa(HAc - NaAc)$，$H_2CO_3 - NaHCO_3$
弱碱和弱碱盐	$NH_3 \cdot H_2O - NH_4Cl$
酸式盐和碱式盐	$NaH_2PO_4 - K_2HPO_4$

（2）缓冲作用机制：以 HAc - NaAc 为例

$$HAc \rightleftharpoons H^+ + Ac^-$$
$$NaAc \longrightarrow Na^+ + Ac^-$$

在 HAc 溶液中加入强电解质 NaAc 后，产生同离子效应，电离平衡向生成 HAc 方向移动。此时溶液中有大量的 Ac^-（主要由 NaAc 生成）、HAc（由于同离子效应造成）和极少量 H^+。① 当外加少量 HCl 时，HCl 电离出 H^+，H^+ 与溶液中的 Ac^- 结合生成 HAc，使溶液 pH 几乎不变，故 Ac^- 为抗酸成分。② 当外加少量 NaOH 时，NaOH 电离出的 OH^- 与溶液中的 H^+ 反应生成 H_2O。此时大量的 HAc 会电离出 $H^+ + Ac^-$，补充因与 OH^- 反应而消耗的 H^+，使溶液 pH 几乎不变，故 HAc 为抗碱成分。

HAc—NaAc 缓冲溶液中，既有大量抗酸成分（NaAc 或 Ac^-）又有大量抗碱成分（HAc），因此可抵抗外加的少量强酸或强碱，使溶液 pH 几乎不变。

3. 缓冲溶液 pH 计算　以上述 HAc - NaAc 缓冲液为例。HAc 为弱酸，电离度不大，溶液中加入强电解质 NaAc，使溶液中[Ac^-]大大增加，产生同离子效应而使 HAc 电离变得更小。因此可认为 HAc 分子接近于没有电离，故上式中[HAc]可看作弱酸的总浓度。同时，溶液中的盐 NaAc 全部电离，因此溶液中 Ac^- 可认为等于 NaAc 的总浓度。因此有：

$$Ka = \frac{[H^+][Ac^-]}{[HAc]} = \frac{[H^+][盐]}{[酸]} \quad 即 [H^+] = Ka \times \frac{[酸]}{[盐]}$$

两边取负对数，得 $pH = -\lg Ka - \lg\left(\frac{[酸]}{[盐]}\right)$

将 $-\lg Ka$ 记作 pKa，得 $pH = pKa + \lg\left(\frac{[盐]}{[酸]}\right)$（韩-哈方程式）

根据此式可得出：① 缓冲液 pH 与该酸 Ka 及盐和酸的浓度有关。弱酸一定，但酸和盐的比例不同时，可得到不同 pH。当酸和盐浓度相等时，溶液的 pH 与 pKa 值相同。② 酸和盐浓度呈等比例增减时，溶液的 pH 不变。③ 酸和盐浓度相等时，缓冲液的缓冲效率最高；酸和盐比例相差越大，缓冲效率越低。一般有效缓冲范围为 pKa±1 范围。

例题 4　1 L 缓冲液中含有 0.1 mol HAc 和 0.2 mol NaAc，试计算此溶液的 pH。已知 25℃时，HAc 的 Ka $= 1.76 \times 10^{-5}$

解：

$$pH = pKa + lg\left(\frac{[盐]}{[酸]}\right)$$

$$= -lg(1.76 \times 10^{-5}) + lg(0.2/0.1)$$

$$= 4.75 + 0.3$$

$$= 5.05$$

五、常用缓冲溶液的配制

缓冲系统对维持生物正常生理环境起重要作用。血液中有三种主要的 pH 缓冲体系：$NaHCO_3/H_2CO_3$、蛋白质钠盐/蛋白质和 Na_2HPO_4/NaH_2PO_4 缓冲对，其中以 $NaHCO_3/H_2CO_3$ 最为重要。红细胞内还有血红蛋白钾盐/血红蛋白、氧合血红蛋白钾盐/氧合血红蛋白、K_2HPO_4/KH_2PO_4、$KHCO_3/H_2CO_3$ 等缓冲对参与维持血浆 pH 的恒定。在研究工作中，常用缓冲溶液来维持实验体系的酸碱度。常用的缓冲系主要有磷酸、柠檬酸、碳酸、醋酸、巴比妥酸、三羟甲基氨基甲烷(Tris)等系统。

已知缓冲对的 pKa 值，要配制缓冲液的 pH 及要求的总浓度时，可按公式计算出[盐]和[酸]的量。或者知道要配制缓冲液的 pH，经查表可计算出所用缓冲剂的比例和用量。

■（一）实验室常用缓冲溶液配制

常用的缓冲对溶液配制见表 4-2～表 4-8。

表 4-2　柠檬酸-柠檬酸钠缓冲液(0.1 mol /L)配制

pH	0.1 mol/L 柠檬酸(ml)	0.1 mol/L 柠檬酸钠(ml)	pH	0.1 mol/L 柠檬酸(ml)	0.1 mol/L 柠檬酸钠(ml)
3.0	18.6	1.4	5.0	8.2	11.8
3.2	17.2	2.8	5.2	7.3	12.7
3.4	16.0	4.0	5.4	6.4	13.6
3.6	14.9	5.1	5.6	5.5	14.5
3.8	14.0	6.0	5.8	4.7	15.3
4.0	13.1	6.9	6.0	3.8	16.2
4.2	12.3	7.7	6.2	2.8	17.2
4.4	11.4	8.6	6.4	2.0	18.0
4.6	10.3	9.7	6.6	1.4	18.6
4.8	9.2	10.8			

注：柠檬酸：$C_6H_8O_7 \cdot H_2O$ 分子量＝210.14，0.1 mol /L 溶液为 21.01 g/L；柠檬酸钠：$Na_3C_6H_5O_7 \cdot 2H_2O$ 分子量＝294.12，0.1 mol /L 溶液为 29.41 g/L。

表 4-3 醋酸-醋酸钠缓冲液(0.2 mol /L)配制

pH(18℃)	0.2 mol/L NaAc(ml)	0.2 mol/L HAc(ml)	pH(18℃)	0.2 mol/L NaAc(ml)	0.2 mol/L HAc(ml)
3.6	0.75	9.25	4.8	5.90	4.10
3.8	1.20	8.80	5.0	7.00	3.00
4.0	1.80	8.20	5.2	7.90	2.10
4.2	2.65	7.35	5.4	8.60	1.40
4.4	3.70	6.30	5.6	9.10	0.90
4.6	4.90	5.10	5.8	9.40	0.60

注：$NaAc \cdot 3H_2O$ 分子量=136.09,0.2 mol/L 溶液为 27.22 g/L;冰醋酸(乙酸)11.8 ml 稀释至 1 L。

表 4-4 磷酸氢二钠-磷酸二氢钠缓冲液(0.2 mol /L)配制

pH	0.2 mol/L Na_2HPO_4(ml)	0.2 mol/L NaH_2PO_4(ml)	pH	0.2 mol/L Na_2HPO_4(ml)	0.2 mol/L NaH_2PO_4(ml)
5.8	8.0	92.0	7.0	61.0	39.0
5.9	10.0	90.0	7.1	67.0	33.0
6.0	12.3	87.7	7.2	72.0	28.0
6.1	15.0	85.0	7.3	77.0	23.0
6.2	18.5	81.5	7.4	81.0	19.0
6.3	22.5	77.5	7.5	84.0	16.0
6.4	26.5	73.5	7.6	87.0	13.0
6.5	31.5	68.5	7.7	89.5	10.5
6.6	37.5	62.5	7.8	91.5	8.5
6.7	43.5	56.5	7.9	93.0	7.0
6.8	49.0	51.0	8.0	94.7	5.3
6.9	55.0	45.0			

注：$Na_2HPO_4 \cdot 2H_2O$ 分子量=178.05,0.2 mol/L 溶液为 35.61 g/L;$Na_2HPO_4 \cdot 12H_2O$ 分子量=358.14,0.2 mol/L 溶液为 71.63 g/L;$NaH_2PO_4 \cdot H_2O$ 分子量=138.01,0.2 mol/L 溶液为 27.6 g/L;$NaH_2PO_4 \cdot 2H_2O$ 分子量=156.03,0.2 mol/L 溶液为 31.21 g/L。

表 4-5 磷酸氢二钠-磷酸二氢钾缓冲液(0.067 mol /L)配制

pH	0.067 mol/L Na_2HPO_4(ml)	0.067 mol/L KH_2PO_4(ml)	pH	0.067 mol/L Na_2HPO_4(ml)	0.067 mol/L KH_2PO_4(ml)
4.92	1.0	99.0	7.17	70.0	30.0
5.29	5.0	95.0	7.38	80.0	20.0
5.91	10.0	90.0	7.73	90.0	10.0
6.24	20.0	80.0	8.04	95.0	5.0

（续表）

pH	0.067 mol/L Na₂HPO₄(ml)	0.067 mol/L KH₂PO₄(ml)	pH	0.067 mol/L Na₂HPO₄(ml)	0.067 mol/L KH₂PO₄(ml)
6.47	30.0	70.0	8.34	97.5	2.5
6.64	40.0	60.0	8.67	99.0	1.0
6.81	50.0	50.0	8.18	100.0	0.0
6.98	60.0	40.0			

注：$Na_2HPO_4 \cdot 2H_2O$ 分子量＝178.05，0.067 mol/L 溶液为 11.93 g/L；KH_2PO_4 分子量＝136.09，0.067 mol/L 溶液为 9.12 g/L。

表 4-6　巴比妥钠- HCl 缓冲液配制

pH(18℃)	0.04 mol/L 巴比妥钠(ml)	0.2 mol/L HCl(ml)	pH(18℃)	0.04 mol/L 巴比妥钠(ml)	0.2 mol/L HCl(ml)
6.8	100	18.4	8.4	100	5.21
7.0	100	17.8	8.6	100	3.82
7.2	100	16.7	8.8	100	2.52
7.4	100	15.3	9.0	100	1.65
7.6	100	13.4	9.2	100	1.13
7.8	100	11.47	9.4	100	0.70
8.0	100	9.39	9.6	100	0.35
8.2	100	7.21			

注：巴比妥钠 $C_8H_{11}N_2NaO_3$ 分子量＝206.18，0.04 mol/L 溶液为 8.25 g/L。

表 4-7　Tris- HCl 缓冲液(0.05 mol/L)［50 ml 0.1 mol/L 三羟甲基氨基甲烷 (Tris)溶液与 X ml 0.1 mol/L HCl 混匀并稀释至 100 ml］

pH(25℃)	X(ml)	pH(25℃)	X(ml)
7.10	45.7	8.10	26.2
7.20	44.7	8.20	22.9
7.30	43.4	8.30	19.9
7.40	42.0	8.40	17.2
7.50	40.3	8.50	14.7
7.60	38.5	8.60	12.4
7.70	36.6	8.70	10.3
7.80	34.5	8.80	8.5
7.90	32.0	8.90	7.0
8.00	29.2	9.00	5.7

注：Tris：$C_4H_{11}NO_3$ 分子量＝121.14，0.1 mol/L 溶液为 12.114 g/L；Tris 溶液可从空气中吸收二氧化碳，使用时注意将瓶盖严。

表 4-8　硼酸-硼砂缓冲液(0.2 mol/L 硼酸根)

pH	0.05 mol/L 硼砂(ml)	0.2 mol/L 硼酸(ml)	pH	0.05 mol/L 硼砂(ml)	0.2 mol/L 硼酸(ml)
7.4	10.0	90.0	8.2	35.0	65.0
7.6	15.0	85.0	8.4	45.0	55.0
7.8	20.0	80.0	8.7	60.0	40.0
8.0	30.0	70.0	9.0	80.0	20.0

注：硼砂：$Na_2B_4O_7 \cdot 10H_2O$ 分子量 $=381.43$,0.05 mol/L 溶液(等于 0.2 mol/L 硼酸根)含 19.07 g/L;硼酸：H_3BO_3 分子量 $=61.84$,0.2 mol/L 的溶液为 12.37 g/L;硼砂易失去结晶水,必须在带塞的瓶中保存。

例题 5　需要配制 pH 7.2、浓度 0.1 mol/L 磷酸缓冲液(磷酸氢二钠-磷酸二氢钠缓冲对)500 ml。

经查表知 pH 7.2、浓度为 0.2 mol/L 磷酸缓冲液中,需要 0.2 mol/L Na_2HPO_4 72 ml, 0.2 mol/L NaH_2PO_4 28 ml。根据韩-哈方程式可推论出配制 100 ml 0.1 mol/L 的磷酸缓冲液需要 0.1 mol/L Na_2HPO_4 72 ml,而 0.1 mol/L NaH_2PO_4 需要 28 ml。则配制 500 ml 缓冲液:

$Na_2HPO_4 \cdot 2H_2O$ 分子量 $=178.05$,0.1 mol/L 溶液为 17.8 g/L(可配制成 500 ml 0.1 mol/L Na_2HPO_4 溶液)。

$NaH_2PO_4 \cdot 2H_2O$ 分子量 $=156.03$,0.1 mol/L 溶液为 15.603 g/L(可配制成 500 ml 0.1 mol/L Na_2HPO_4 溶液)。

按计算结果称量试剂,放于烧杯中,加少量纯水溶解,转移入 500 ml 容量瓶,加水至刻度,摇匀,分别得到 0.1 mol/L Na_2HPO_4 溶液与 0.1 mol/L Na_2HPO_4 溶液。按比例混合,得到 pH 7.2、浓度为 0.1 mol/L 的磷酸缓冲液。

（二）PBS 与 TBS

1. PBS 与 TBS 的配方　PBS 可以为三种溶液的英文缩写,分别是磷酸盐缓冲溶液(phosphate buffered solution)、磷酸盐缓冲盐水(phosphate buffered saline)及磷酸盐缓冲钠(phosphate buffered sodium),其配制方法不同,发挥的生物学作用亦不完全相同。在医学科研实验中,常用的 PBS 是磷酸盐缓冲盐水,含有缓冲成分 $HPO_4^{2-} \sim H_2PO_4^-$ 和氯化钠、氯化钾,维持与细胞相似的等渗压。三羟甲基氨基甲烷缓冲盐水(Tris-buffered saline,简称 TBS)作为最常用的缓冲液之一,也含有 NaCl,缓冲成分是 Tris~HCl,有助于保持比较稳定的 pH。

一般需要用 pH 7.4 左右的缓冲液,以下配方供参考(表 4-9、表 4-10)。

表 4-9　PBS 缓冲液配制(1 000 ml)

试剂(分子量)	质量(g,10×)	质量(g,1×)
NaCl(58.44)	80	8
KCl(74.55)	2	0.2

（续表）

试剂(分子量)	质量(g,10×)	质量(g,1×)
Na$_2$HPO$_4$(141.96)	14.4	1.44
或 Na$_2$HPO$_4$·7H$_2$O(267.90)	27.18	2.718
或 Na$_2$HPO$_4$·12H$_2$O(358.14)	36.33	3.633
KH$_2$PO$_4$(136.09)	2.4	0.24

注：配方来源为《分子克隆实验指南》,第3版。"1×"指工作浓度。实际使用中,常用10×PBS(0.1 M,pH 7.4,1 000 ml)配制。试剂称量后用800 ml纯水溶解,HCl和NaOH调节pH至7.4,再定容至1 000 ml,过滤后灭菌保存。使用前用纯水稀释成1×PBS,或者按照表中所示直接配制1×PBS,灭菌后直接使用。

表4-10　1×TBS(1 000 ml,pH 7.4~7.6)

试剂(分子量)	质量(g)	终浓度
Tris(121.14)	6.05 g	50 mM
NaCl(58.44)	8.76 g	150 mM

注：Tris,分子式C$_4$H$_{11}$NO$_3$;HCl调整pH;根据实验类型不同、检测目标的难易,含量会有调整。

2. PBS与TBS的特点(表4-11)

表4-11　PBS与TBS特点比较

	PBS	TBS
缓冲成分	HPO$_4^{2-}$~H$_2$PO$_4^-$	Tris~HCl
缓冲能力	非常强,pH在4℃到室温之间稳定	有效缓冲范围pH 7.0~9.2,缓冲作用小于PBS,pH随温度而波动
作用特点	(1) 含KCl,接近细胞和组织内环境,更适合细胞或组织培养过程 (2) 高浓度的PBS在保存过程中,磷酸盐易和金属离子形成不溶的沉淀或螯合物使缓冲能力下降 (3) 磷酸根会干扰抗体和磷酸化蛋白质之间的结合。PBS在检测磷酸化蛋白质的免疫染色(IF、IHC等)实验和磷酸化蛋白质的免疫印迹(WB、IP、CO-IP、Ch-IP等)实验中可能会造成高背景、假阴性或假阳性等问题	(1) 在磷酸化蛋白的免疫染色或免疫印迹实验中,用TBS更适合 (2) 涉及磷酸根离子、碱性磷酸酶原理的检测实验中,用TBS更适合 (3) 配方中需用HCl来调整pH。浓HCl属危化品,需注意实验室生物安全

六、中药复方和中药单体浓度的计算

（一）中药复方浓度的计算

例题6　有一中药小复方,由A(20 g)、B(20 g)、C(20 g)三味药材组成,经过水煎、浓缩,得到200 ml药物溶液。该复方药液的浓度是多少?

解：该复方药液的浓度可用质量浓度(质量-体积百分浓度)表示：

$$(20+20+20)g÷200 ml×100\%=30 g/100 ml=0.3 g/ml=30\%$$

也即该复方溶液的浓度为 0.3 g/ml(30% W/V)。

例题 7 有一中药小复方,由 A(20 g)、B(20 g)、C(20 g)三味药材组成,经过水煎、过滤、浓缩、真空冷冻干燥,得到冻干粉 7.5 g。求该冻干粉得率是多少? 取 1 g 冻干粉加 H₂O 溶解定容至 10 ml,再取 1 ml 该药液进行实验。求该 1 ml 药液浓度及生药含量?

解:该冻干粉的得率可用溶质质量分数(质量-质量百分浓度)表示:

$$7.5 \text{ g} \div (20+20+20)\text{g} \times 100\% = 12.5\%$$

取 1 g 冻干粉,定容为 10 ml 药液浓度可用质量浓度(质量-体积百分浓度)表示:

$$1 \text{ g} \div 10 \text{ ml} \times 100\% = 0.1 \text{ g/ml} = 10\%$$

其中,1 ml 药液中含有冻干粉的质量为:

$$1 \text{ ml} \times 0.1 \text{ g/ml} = 0.1 \text{ g}$$

0.1 g 冻干粉中对应的生药含量为:

$$0.1 \text{ g} \div 12.5\% = 0.8 \text{ g}$$

由于此复方是由 A、B、C 三味药以 1:1:1 的比例组成的,因此含有相等质量的 A、B、C 三味生药:

$$0.8 \text{ g} \div 3 = 0.267 \text{ g}$$

即 1 ml 药液浓度为 0.1 g/ml(10% W/V),生药含量为 0.8 g,其中含生药 A、B、C 的质量均为 0.267 g。

(二) 中药单体浓度的计算

例题 8 有一中药单体 A,摩尔质量为 480 g/mol,取 1 mg 用溶剂溶解至 1 ml。求该溶液的浓度是多少?

解:该 1 ml 溶液浓度可用质量浓度(质量-体积百分浓度)表示:

$$1 \text{ mg}/1 \text{ ml} = 0.1 \text{ g}/100 \text{ ml} = 0.1\%$$

该 1 ml 溶液浓度也可用物质的量浓度(摩尔浓度)表示,其摩尔质量为 480 g/mol:

$$\frac{0.001 \text{ g}}{480 \text{ g/mol} \times 0.001 \text{ L}} = 0.002 \text{ mol/L}$$

参考文献

[1] 单伟一,孙鹏,于立娟,等.浅谈实验室用水制备技术[J].山东化工,2018,47(13):58 - 59.

[2] 刘晓婷,向代军,邵安良,等.医用实验室纯水水质分析[J].中国医学装备,2016,13(2):104 - 106.

第二部分

常用实验技术

第五章
细胞培养常用实验技术

一、原代细胞分离与培养

■ （一）实验原理

以原代小鼠胚胎成纤维细胞（mouse embryo fibroblasts，MEFs）的分离和培养为例进行说明。常用小鼠品系的母鼠孕期为 19～21 天，分离完整胚胎进行细胞培养的合适时间为孕期第 12.5～14.5 天，此时胚胎已相当大，且含有大量未分化的间充质细胞，这是原代小鼠胚胎成纤维细胞的主要来源。

原代小鼠胚胎成纤维细胞有广泛的研究用途，如作为滋养层细胞（feeder cell）支持小鼠胚胎干细胞、人胚胎干细胞的正常培养和传代维持，作为脂肪代谢、天然免疫等领域的重要研究材料，用来诱导多能干细胞（induced pluripotent stem cells，iPS cells）进而进行再生和转化医学领域的基础研究工作（图 5-1）。

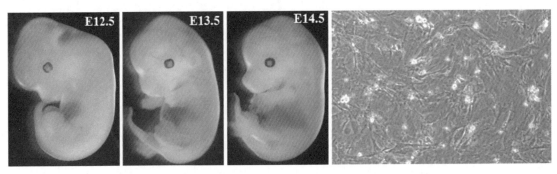

图 5-1　小鼠 12.5～14.5 天胚胎以及分离到的原代胚胎成纤维细胞

原代细胞培养（primary culture）是指细胞分离之后至第一次传代之前的细胞培养阶段。原代细胞一旦经过酶消化传代培养过程，就称为细胞系（cell line），细胞系包含具有相同或不同表型的几个细胞谱系。如果用克隆选择或其他方法分离选择得到了其中的一种细胞谱系，且证明分离得到的这种细胞群体具有某些特定的表型特征，这样的细胞系称为细胞株（cell strain）。如果细胞株发生转化（transformation）或永生化（immortalization），则成为连续细胞株（continuous cell strain）。细胞系发生转化或永生化，就成为连续细胞系（continuous cell line）。从连续细胞系通过克隆选择或其他方法分离选择得到了其中的一种细胞谱系，且证明分离得到的这种细胞谱系具有某些特定的表型特征，这样的细胞系称为连续细胞株（图 5-2）。

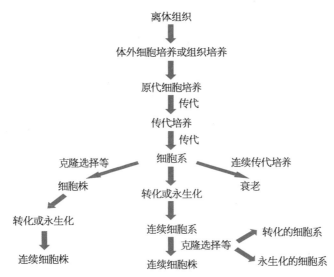

图 5-2 原代培养和传代培养过程中的常见术语以及相互关系

原代细胞分离过程一般包括以下 3 个步骤：① 分离获取特定的组织样品；② 从组织样品中分离得到细胞；③ 将细胞接种于培养皿中进行培养。分离得到组织样品后，可通过两种方法分离其中的细胞：① 将组织块切碎或剪碎后贴附于培养基质中，细胞可从组织块中向外迁移生长，从而分离到特定细胞群体；② 将组织用机械法或酶消化法处理后获得单细胞悬液，再将单细胞悬液接种于适宜的培养基质中，其中的细胞最终会黏附于基质进行生长增殖。分离 MEFs 细胞一般最常采用的是图 5-3 中红色箭头标示的过程，即用胰酶在 37℃水浴中消化的办法将胚胎躯干消化成单细胞悬液后接种在培养皿中的方法，分离过程可参看图 5-3 所示。本章介绍内容涉及的常备仪器包括：生物安全柜，CO_2细胞培养箱（37℃、5％ CO_2条件），冰箱，倒置显微镜，37℃水浴锅，离心机，液氮罐，摇床，微量移液器（2～20 μl、50～200 μl、200～1 000 μl 量程），细胞计数仪等。

■ （二）实验材料

（1）75％乙醇，无水乙醇，无菌 PBS，DMEM 高糖基本培养基，胎牛血清（FBS），胰酶

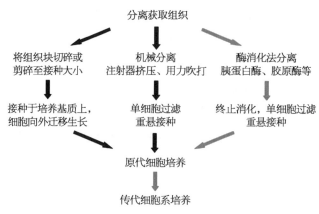

图 5‑3 原代培养和传代细胞分离过程

（0.25% Trypsin/EDTA），青/链霉素（penicillin/streptomycin，P/S），一级纯水等。

（2）酒精灯 1 盏，手术刀片，剪刀，弯镊，显微解剖镊，1.5 ml 离心管架，15 cm、10 cm、6 cm 细胞培养皿，15 ml、50 ml 离心管，1 000 μl、200 μl、10 μl 吸头，40 μm 单细胞滤网。

（3）孕鼠如 C57BL/6 品系孕鼠（孕期第 12.5～14.5 天）。

■ （三）溶液配制

1. 完全培养基（500 ml）　DMEM（445 ml），10% FBS（50 ml），1% P/S （5 ml，终浓度为 100 U/ml penicillin，100 μg/ml streptomycin），见表 5‑1。

表 5‑1　培养液和冻存液配制

试　剂	细胞培养液配制			冻存液配制
	500 ml	100 ml	50 ml	10 ml
DMEM（或 1640、MEM）	445 ml	89 ml	44.5 ml	7.9 ml
FBS	50 ml	10 ml	5 ml	1 ml
P/S	5 ml	1 ml	0.5 ml	0.1 ml
DMSO	—	—	—	1 ml

2. 0.125%胰酶　吸取 5 ml 0.25% Trypsin/EDTA 胰酶，加入 5 ml 无菌 PBS，混匀后 4℃ 保存。

3. 10×PBS（0.1 M，pH 7.4，1 000 ml）　配制方法详见第四章部分，过滤后灭菌保存。一般细胞培养时用的是 1×PBS（0.01 M，pH 7.4），可先配制成 10×PBS 母液，使用前用一级纯水稀释成 1×PBS，或直接配制 1×PBS，灭菌后直接使用。

■ （四）分离与培养步骤

（1）取一只怀孕第 12.5～14.5 天母鼠（一般情况下每胎 8～10 只胚胎），CO_2 麻醉后脱颈处死,75％乙醇将体表消毒后,剪开腹部皮肤和肌肉,暴露出腹腔脏器,并将腹腔脏器移向膈肌方向以暴露出子宫,用镊子提起子宫颈一端,剪断周围粘连组织,将包含胎鼠的子宫移入准备好的 PBS 中。

(2) 剥离出胎鼠,在 PBS 中充分清洗血渍。

(3) 双手执直镊,左手执镊固定住胎鼠头部,右手执镊去除掉四肢、尾部、内脏和头部,将剩余躯干部分移入 6 cm 皿中,6 cm 皿表面喷洒乙醇消毒后拿到细胞房生物安全柜中操作。

(4) 将取到的躯干部分在 PBS(每 50 ml 中加入 1 ml P/S)中充分洗涤 2～3 遍后放到一个新的 6 cm 皿中,用手术刀片将组织切的尽量碎,然后用弯镊将皿中切碎的组织转移至 50 ml 离心管中,再用 PBS 洗涤皿盖,将冲下的残留组织一并转入离心管。

(5) 加入 0.125％胰酶(1 只胚胎躯干 1 ml 胰酶),37℃孵育 10～15 min,每 4～5 min 用漩涡振荡器振荡 1 次,目的是使已经消化下来的细胞脱离组织,让消化液充分渗透到组织内部,促进消化。

(6) 准备 1 支 50 ml 离心管,加入 20 ml 完全培养基,将消化好的细胞悬液用 40 μm 单细胞筛网过滤到含 20 ml 培养基的离心管中,滤成单个细胞。

(7) 将细胞进行离心,200 g 离心 4～5 min,室温进行。

(8) 离心后弃除上清液,用新鲜培养基重悬后,进行细胞计数。计算总共得到多少细胞和每个胚胎平均细胞得率,并用台盼蓝染色计算因消化而导致的细胞死亡率。一般而言,如果消化充分的话,一个胚胎大约可以得到 1 000 万细胞;细胞的死亡率在 10％～15％。

(9) 细胞接种:一般而言,3 个胚胎铺一个 15 cm 培养皿,加入 20 ml 完全培养基;也可以每 2 个胚胎铺一个 10 cm 培养皿,加入 10 ml 完全培养基。放入 37℃、5％ CO_2 培养箱中,十字交叉摇匀后,静置培养。

(10) 培养 24 h 后,吸掉培养皿中含有死细胞的培养基(如有需要,可用 PBS 轻轻洗一遍),然后换成新鲜的完全培养基。

(11) 一般而言,原代 MEF 细胞在 3 天左右即可完全长满,接下来就可以按照实验需要将细胞进行传代扩增(一经传代,就成为细胞系了)。

二、细 胞 传 代

■ (一) 实验原理

1. 传代的原因　细胞通常遵循一种标准的生长方式(图 5-4),传代接种后的细胞经过一段潜伏期进入指数生长期,这一期被称作对数期。当细胞长满整个培养皿的培养面积时,或者当细胞数量超出培养基的培养能力时,细胞生长速度减慢或者停止,这时就需要进

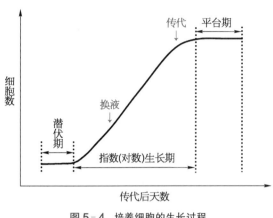

图 5-4 培养细胞的生长过程

行传代了。

2. 传代的标准

（1）细胞密度：正常细胞长到彼此汇合时，就需要传代了；如果继续培养细胞将脱离细胞周期，再接种培养就需要比较长的时间才能恢复过来，进入正常的细胞周期。

（2）培养基耗尽：一般而言，pH 的降低（从红色变为黄色）伴随着细胞密度的增加，这是需要传代的主要指标。

（3）维持正常的细胞传代周期：常规传代最好按照严格的时间表进行，这样可保持细胞生长和增殖周期稳定，确保实验操作过程中细胞状态的一致性和实验结果的可重复性。如果到了适合的时间细胞还没有达到足够高的密度（即细胞没有彼此汇合），那么在传代时应当增加接种密度。相反，若细胞很快汇合，那么传代时就要降低接种密度。常规情况下，一个月进行 7~8 次传代即可，两次传代之间的间隔都是 3 天。一旦这一常规程序建立起来，对于一定的细胞接种密度，培养时间和细胞产量在每次周期性生长过程中都是一致的，反复随意偏离细胞传代周期会使细胞偏离正常生长条件或表明细胞已衰退。

■ （二）实验材料

（1）75％乙醇，无菌 PBS，DMEM 高糖基本培养基，胎牛血清（FBS），胰酶（0.25％ Trypsin/EDTA），青/链霉素，一级纯水等。

（2）10 cm 细胞培养皿，15 ml、50 ml 离心管等。

■ （三）溶液配制

1. 完全培养基（500 ml）　参见表 5-1。

2. 0.125％胰酶　参见"原代细胞分离与培养"部分。

■ （四）实验操作步骤

1. 贴壁培养细胞传代

（1）待 MEF 细胞生长到完全占满整个 10 cm 皿底部培养面积时，吸去培养基，加入 3~4 ml PBS 轻轻洗涤细胞一遍，吸弃 PBS。

（2）每个 10 cm 培养皿中加入 1 ml 0.125％胰酶（可根据培养皿的不同进行调整，参见表 5-2），室温消化 3~5 min。

表5-2 细胞培养常用数据

规 格	培养面积(cm²)	培养基体积	消化时胰酶用量
150 mm 培养皿	152	20/25 ml	3~5 ml
100 mm 培养皿	55	10 ml	1~2 ml
60 mm 培养皿	21	5 ml	500~1 000 μl
35 mm 培养皿	9	2 ml	200~500 μl
6 孔培养板	9.5	2 ml	200~500 μl
12 孔培养板	3.8	1 ml	200~300 μl
24 孔培养板	1.9	500 μl	100~200 μl
48 孔培养板	0.95	200 μl	100 μl
96 孔培养板	0.32	100 μl	50 μl
T25 培养瓶	25	5 ml	500~1 000 μl
T75 培养瓶	75	10 ml	1~2 ml
T150 培养瓶	150	25 ml	3~5 ml

（3）消化 2~3 min 后，显微镜下观察消化情况。为了促进细胞消化，可以一手拿培养皿，另一手用手掌轻轻拍打培养皿侧面。

（4）当 80%~90% 细胞脱离培养皿底壁后，加入约 3 ml 完全培养基终止消化，使用 1 ml 移液器吸起培养液，轻轻吹打培养皿底部，使所有细胞脱离底壁，并将消化下来的细胞团块吹打成单细胞悬液。

（5）将所有细胞悬液转移到 15 ml 离心管中，再吸取 1 ml 培养基冲洗培养皿底部，将残留的细胞一并转移到离心管中。

（6）200 g 离心 4~5 min，室温进行。

（7）吸掉离心后的细胞上清液，用新鲜培养基 2~3 ml 重悬细胞，将细胞分散为单细胞悬液。

（8）拿出 4~5 个新的 10 cm 培养皿，每个加入 10 ml 完全培养基，将重悬后的细胞平均分配到每个皿中，即传代比例为（1∶4）~（1∶5），放入 37℃、5% CO₂ 培养箱中，十字交叉摇匀后，静置培养。

（9）一般而言，MEFs 细胞只能连续传代扩增 5~6 代，之后基本上就失去增殖能力了，这时将所有细胞消化收集后以约 1 000 万的量进行冻存，或进行后续的其他实验。

2. 悬浮培养细胞传代　悬浮细胞不存在酶消化的问题，所以只需要将细胞连同培养基一起转移到离心管中，离心弃上清液，重悬后按一定比例接种到新的培养皿中即可，如图 5-5 所示。

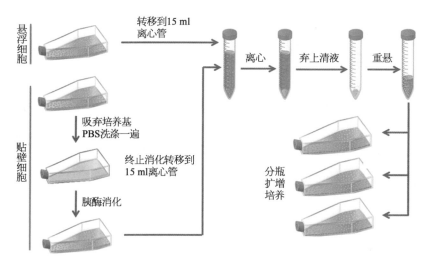

图 5‑5 贴壁细胞和悬浮细胞的传代过程

三、细胞冻存及复苏

■（一）实验原理

1. 冻存的原因 ① 由于遗传不稳定性而导致的基因突变；② 细胞衰老，最后导致细胞系不稳定；③ 生长特性的转化，或获得恶性相关的表型；④ 由于选择和去分化导致细胞表型不稳定；⑤ 细菌、真菌、支原体等微生物污染；⑥ 细胞系之间的交叉污染；⑦ 操作粗心而导致细胞间的错误标记；⑧ 孵育箱故障；⑨ 保存那些暂时不需要进行实验的细胞系，节省时间和材料；⑩ 需要将细胞系转借给其他使用者。

2. 冻存和复苏的理论基础 最佳的冻存条件是尽可能地降低细胞内的晶体形成，减少细胞内水凝固所形成的高浓度溶质对细胞造成的低温损伤，以使细胞复苏时存活率最高。主要通过下述方法获得：① 缓慢冷冻，使细胞内水分离开细胞，但不能太慢，以避免冰晶形成；② 用亲水性的低温保护剂排除水分；③ 在尽可能低的温度下保存细胞，降低高浓度盐对蛋白质变性的影响；④ 快速复苏，减少细胞内晶体形成。

3. 冻存的原则 为确保实验结果的一致性和可重复性，除了严格传代操作外，另外一条重要的原则是对细胞进行双份冻存，原则是建立双份冷冻细胞库，一个主细胞库和一个工作细胞库（图 5‑6）。

当购买到或是初次从别的实验人员手里拿到所需细胞时，将细胞传代 1～2 次后少量冻存几支，这部分细胞为主细胞库（reserve stock）。从主细胞库中任意取出一支细胞复苏后传代扩增 2～3 代次（或在冻存主细胞时，取一部分消化下来的细胞进行传代扩增），然后再大批量地冻存数支细胞，这些细胞为工作细胞库（working stock）。

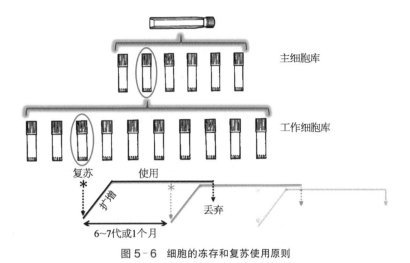

图5-6 细胞的冻存和复苏使用原则

当需要进行相应实验时,从工作细胞库中取出一支细胞复苏,传代扩增1~2代后进行实验,整个实验在6~7代或1个月内结束,严禁一支细胞连续培养传代几个月以上。当完成实验或实验中途细胞发生污染等不可抗拒事件后,可以直接丢弃掉细胞;如需继续进行实验,则从工作细胞库中取出一支细胞复苏后再次进行。待工作细胞库使用完毕后,再从主细胞库中复苏一支细胞,传代扩增冻存一批工作细胞库。所有实验都使用工作细胞库中的细胞进行。

(二) 实验材料

(1) 75%乙醇,无菌PBS,DMEM高糖基本培养基,胎牛血清(FBS),胰酶(0.25% Trypsin/EDTA),青/链霉素,一级纯水,DMSO等。

(2) 10 cm细胞培养皿,15 ml、50 ml离心管,2 ml冻存管,冻存盒(图5-7)等。

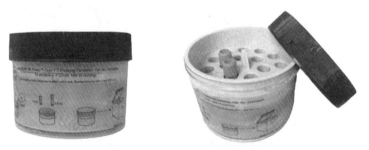

图5-7 梯度降温细胞冻存盒

(三) 溶液配制

1. 完全培养基(500 ml) 参见表5-1。

2. 0.125%胰酶 参见"原代细胞分离与培养"部分。

3. 冻存液 参见表5-1。

■ (四) 溶液配制

1. 细胞冻存(图 5 - 8)

(1) 提前配制冻存液。

(2) 胰酶消化细胞后,用完全培养基中和,在 200 g 离心 4～5 min,吸掉上清液后使用冻存液重悬细胞。一般情况下,10 cm 皿细胞长满后,可冻存 2～3 支,细胞浓度约为几百万/ml。

(3) 将 1 ml 细胞悬液转移至单个冻存管中,在冻存管上注明"细胞名称,细胞代数,日期,姓名"。

(4) 戴棉手套将冻存管放到冻存盒(确保冻存盒中有足量的 100％异丙醇)里,然后将冻存盒转移到－80℃冰箱中过夜(至少 4 h)。

(5) 第二天将冻存管快速转移至约－190℃液氮罐中,长期保存。应戴棉手套操作,防止冻伤。

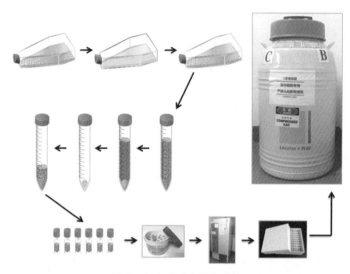

图 5 - 8 细胞冻存操作过程

2. 细胞复苏(图 5 - 9)

(1) 在 37℃水浴中预热完全培养基 5 min。

(2) 吸取 5 ml 预热好的完全培养基,加入到 15 ml 离心管中。

(3) 从液氮中取出一支冻存细胞,并放置于 37℃水浴中直至溶解到只剩下一小点冰块时拿出(1～2 min),用 70％乙醇消毒冻存管外表面后拿到生物安全柜内。

(4) 吸取已解冻的细胞悬液,转移至含有完全培养基的 15 ml 离心管中,再吸取 1 ml 完全培养基冲洗冻存管内残留的细胞,一并收集到 15 ml 离心管中,盖紧管盖后轻轻颠倒混匀 2～3 次。

(5) 200 g 离心 3～5 min,吸弃上清液并用 1～2 ml 完全培养基重悬细胞沉淀,将细胞悬液转移至 10 cm 皿中,加入完全培养基 9 ml。

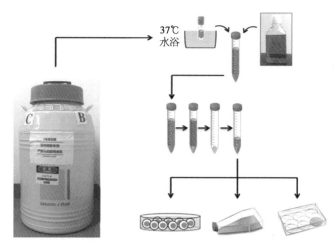

图 5‑9 细胞复苏操作过程

（6）放入 $37℃$、5% CO_2 培养箱中，十字交叉摇匀后静置培养。

（7）待细胞长到 $80\%\sim90\%$ 融合度时，就可以对细胞进行传代了。

四、细 胞 计 数

■（一）实验原理

1. 计数板的构造　如图 5‑10 所示，每块计数板由 H 型凹槽分为 2 个同样的计数小室，小室两侧各有一支持柱，将盖玻片覆盖其上，形成高 0.1 mm 的计数小室，小室内有一长、宽各 3.0 mm 的正方形区域，整个区域又分为 9 个大方格。四角的 4 个大方格是白细胞和一般常见哺乳动物细胞的计数区域，每个大方格用单线划分为 16 个中方格，每个大方格面积为 1.0 mm× 1.0 mm=1.0 mm²，体积为 1.0 mm²×0.1 mm=0.1 mm³。中央大方格又被分成 25 个中方格，每个中方格用单线划分为 16 个小方格，每个小方格的面积是 0.04 mm²，容积为 0.004 mm³，位于正中及相邻的 4 个小方格是红细胞、血小板、各种类型的酵母和精子细胞等的计数区域。

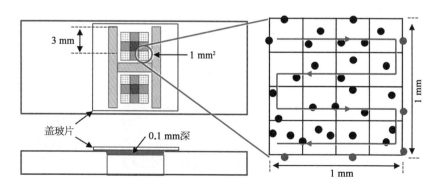

图 5‑10 细胞计数板的构造和计数方式

2. 计数的原则　① 只数完整的细胞;② 聚集成团的细胞只按照一个细胞计算;③ "计上不计下,计左不计右",也就是说,凡是接触到上边和左边边线的细胞均计数在内,凡是接触到下边和右边边线的细胞不计数在内;④ 在计数每一个大格时,从上到下以"之"字形的方式计数,计数完 1 个大格后,再任选邻接的一个大格继续计数,依次计完为止。

3. 细胞密度计算公式　细胞数/ml＝(4 个大方格细胞数总和 A/4)×稀释倍数 $\alpha \times 10^4$

■ (二) 实验材料

(1) 75％乙醇,无菌 PBS,DMEM 高糖基本培养基,胎牛血清(FBS),胰酶(0.25％ Trypsin/EDTA),青/链霉素,一级纯水等。

(2) 15 ml、50 ml 离心管,1.5 ml 离心管,血细胞计数板等。

■ (三) 溶液配制

1. 完全培养基(500 ml)　参见表 5-1。

2. 0.125％胰酶　参见"原代细胞分离与培养"部分。

■ (四) 实验步骤(图 5-11)

(1) 使用 70％乙醇或其他适当的消毒剂清洁血细胞计数板表面。

(2) 将干净的盖玻片贴附于计数器之上以获得准确的小室深度。

(3) 胰酶消化贴壁细胞后 200 g 离心,使用 1～2 ml 培养基重悬细胞。

(4) 可根据实际情况在 1.5 ml 离心管中将细胞稀释 10 倍或 20 倍,用移液器吸取 10 μl 从盖玻片的一侧加入单细胞悬液,使单细胞悬液刚好充满计数小室即可,不可溢出到小室外,如

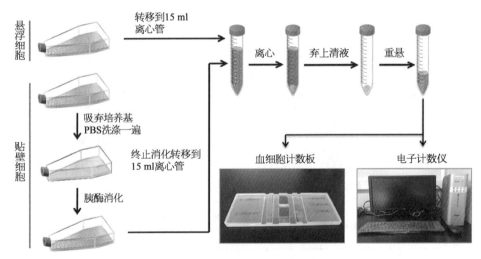

图 5-11　细胞计数的基本操作流程

果溢出则重新操作。

（5）将计数板置于显微镜下，使用10×物镜和10×目镜观察四周的4个大正方形区域，对计数器周围边上4个区域进行细胞计数。

（6）使用70％乙醇和蒸馏水依次清洁血细胞计数器和盖玻片，并使用拭镜纸擦干。

（7）计算细胞密度。

五、细胞活力检测

■（一）实验原理

（1）一旦细胞从正常的体内环境转成体外培养后，细胞的活性特别是在实验操作期间的活性便成为一个需要考虑的问题。任何体外培养的细胞都由死细胞和活细胞组成，从形态上区别死、活细胞很困难。

（2）许多体外实验是为了了解所研究的化学物质的潜在细胞毒性，这些化学物质常常被用作药物，因此证明这些化学物质在特定的浓度范围内没有细胞毒性是这一类实验的关键目的。

（3）台盼蓝染色法：能够区分培养物中的活细胞和死细胞，它基于染料排斥原理，即具有完整细胞膜的细胞能够排斥染料进入细胞（不被染成蓝色），而死细胞因为细胞膜发生结构变化可以吸收染料而呈现蓝色着色（图5-12）。

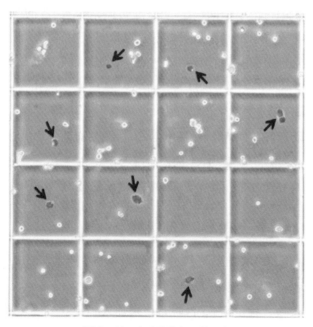

图5-12 台盼蓝染色后的细胞

（4）MTT 比色法：活细胞线粒体内的琥珀酸脱氢酶可以将外源性 MTT（四唑盐）还原为水不溶性的蓝紫色结晶甲瓒（Formazan）并沉积在细胞中，而死细胞无此功能。用二甲基亚砜（DMSO）溶解细胞中的甲瓒后，用酶标仪在 570 nm 波长处测定其光吸收值，可间接反映活细胞数量（图 5 - 13）。在一定细胞数范围内，MTT 结晶形成的量与细胞数成正比。

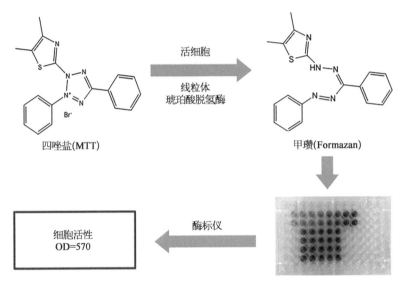

图 5 - 13　MTT 比色法的原理和操作过程

（5）CCK - 8 法：为 Cell Counting Kit - 8 的简称，是用于测定细胞增殖或毒性实验中活细胞数目的一种高灵敏度、无放射性的比色检测法。CCK - 8 属于 MTT 的升级产品，CCK - 8 溶液可以直接加入到细胞样品中，检测快速，毒性非常低。CCK - 8 的原理基于水溶性四唑盐 WST - 8，WST - 8 在电子偶合试剂存在的情况下，可以被线粒体内的脱氢酶还原生成橙黄色的甲瓒染料。甲瓒染料能够溶解在组织培养基中，与活细胞数量成正比。

■ **（二）实验材料**

（1）75％乙醇，无菌 PBS，DMEM 高糖基本培养基，胎牛血清（FBS），胰酶（0.25％ Trypsin/EDTA），青/链霉素，一级纯水，DMSO，台盼蓝，MTT 等。

（2）15 ml、50 ml 离心管，1.5 ml 离心管，96 孔平底酶标板，0.22 μm 或 0.45 μm 除菌滤网等。

■ **（三）溶液配制**

1. 完全培养基（500 ml）　参见表 5 - 1。

2. 0.125％胰酶　参见"原代细胞分离与培养"部分。

3. 0.4％的台盼蓝染液　称量 0.4 g 台盼蓝粉末加入到 100 ml 1×PBS 中，充分溶解后用 0.22 μm 或 0.45 μm 滤网过滤后 4℃保存。

4. 5 mg/ml(即 0.5％)MTT 称量 250 mg MTT 粉末溶解到 50 ml 1×PBS 中,充分溶解后用 0.22 μm 或 0.45 μm 滤网过滤后分装到 1.5 ml EP 管中—20℃避光保存。

■ **(四) 实验步骤**

1. 台盼蓝染色法

(1) 通过胰酶消化(贴壁细胞培养物)并在 200 g 离心采集细胞,使用适当体积的已预热生长培养基充分重悬细胞,确保使其成为单细胞悬液。

(2) 可根据实际情况在 1.5 ml EP 管中将细胞悬液稀释 10 倍或 20 倍,然后加入等体积的 0.4％台盼蓝染液,充分混匀后用枪头快速吸取 10 μl 加入到计数板中的小室中,悬液不可溢出到小室外,否则影响小室内的细胞浓度,如果溢出则重新操作。

(3) 将计数器置于显微镜下,使用10×物镜和10×目镜计数总细胞数和蓝色细胞数(蓝色)。

(4) 计算:活细胞比率(％)＝(总细胞数－蓝色细胞数)/总细胞数。

2. MTT 比色法

(1) 收集对数期细胞,以一定细胞密度按每孔 100 μl 铺于 96 孔平底板中,尽量避免使用边缘孔或用 PBS 加满边缘孔以防止边缘效应,5％ CO_2、37℃培养箱培养。

(2) 约 24 h,细胞铺满孔底,吸掉原培养基,加入梯度浓度的待测药物,每孔 100 μl,设 5～6 个副孔,可同时做 2～3 个 96 孔板。

(3) 正常培养 24～48 h,注意观察,记录药物对细胞活性和形态的影响。

(4) 24～48 h 后,每孔加入 10 μl MTT 溶液,继续培养 3～4 h;若药物与 MTT 能够反应,可先离心后弃去培养液,小心用 PBS 冲 2～3 遍后,再加入含 MTT 的培养液。

(5) 终止培养,吸掉培养液,每孔加入 100 μl DMSO,置摇床上低速振荡 10 min,使结晶物充分溶解后使用酶标仪在 OD 550～600 nm 波长处测量各孔的吸光值。

(6) 计算每组细胞的增殖率。

3. CCK－8 比色法

(1) 收集对数期细胞,以一定细胞密度按每孔 100 μl 铺 96 孔平底板,尽量避免使用边缘孔或用 PBS 加满边缘孔以防止边缘效应,5％ CO_2、37℃培养。

(2) 约 24 h,细胞单层铺满孔底,将药物溶解在培养基中,加入梯度浓度的待测药物,每孔 100 μl,设 5～6 个副孔,可同时做 3 个板。

(3) 按实验设计需要培养 24～48 h,注意对细胞进行观察,记录药物对细胞活性和形态的影响。

(4) 24～48 h 后,每孔加入 10 μl CCK－8 溶液,加入的过程中尽量避免产生气泡,因为气泡会影响 OD 值的读数。继续培养 1～4 h。

(5) 终止培养,酶标仪 450 nm 波长处测量各孔的吸光值。

（6）计算每组细胞的增殖率。

六、细 胞 转 染

■ （一）实验原理

（1）细胞转染（cell transfection）是将外源核酸导入真核细胞中，使其过表达某个基因或抑制某个基因表达，从而研究特定基因功能，一般多采用非病毒介导的方法（non-viral methods）。其中，常见的外源核酸类型包括基因编辑质粒（ZFNs，TALEN，CRISPR - Cas9 等）、病毒包装质粒（慢病毒、逆转录病毒、腺相关病毒、腺病毒）、基因过表达质粒、基因抑表达质粒（shRNA）、报告基因质粒（GFP，Luciferase 等）、小干扰 RNA（siRNAs）、微小 RNA（miRNAs）等。

（2）最常用脂质体转染方法。当把脂质体和外源核酸在缓冲液中以一定比例混匀后，脂质体形成类似细胞膜的双层结构，将外源核酸包裹在双层结构中央，从而形成"脂质体-核酸"复合物。当"脂质体-核酸"复合物接触细胞时，细胞通过胞吞作用（endocytosis）将复合物吞入细胞中。进入细胞后，复合物被裂解释放出外源核酸，再通过特定机制实现基因过或抑制表达的效果。

（3）转导（transduction）是指由病毒介导，将外源核酸导入真核细胞中使其发挥相应的作用（virus-mediated methods）。转化（transformation）是指在细菌和植物细胞中采用非病毒介导的方法将外源核酸导入，使其发挥相应的作用（non-viral methods）。研究中，可将这些过程都称为细胞转染。

（4）转染通过化学方法、物理方法、病毒方法等进行，化学方法包括磷酸钙转染（calcium phosphate）、脂质体转染（lipofection）、聚乙烯亚胺转染（polyethylenimine，PEI）等；物理方法包括电穿孔（electroporation）、磁性转染（magnetofection）、显微注射（microinjection）等；病毒方法常使用逆转录病毒（retrovirus）、慢病毒（lentivirus）、腺病毒（adenovirus）、腺相关病毒（adeno-associated virus，AAV）等来实现外源核酸的导入。

（5）根据研究需要，转染包括瞬时转染（transient transfection）和稳定转染（stable transfection）两种。瞬时转染是指导入到细胞内的外源核酸不能整合到宿主细胞的基因组上，只能在细胞内存在几天时间，外源核酸不会遗传到子代细胞中去，会随着细胞分裂被稀释。如果转染时使用的质粒上含有可整合到基因组上的遗传元件，导入的外源核酸会稳定地整合到宿主细胞的基因组上，并随着细胞分裂而遗传到子代细胞里。瞬时转染与稳定转染主要依赖于使用的质粒类型。

■ （二）实验材料

（1）75%乙醇，无菌 PBS，DMEM 高糖基本培养基，胎牛血清（FBS），胰酶（0.25% Trypsin/

EDTA),青/链霉素,脂质体 Lipofectamine2000(Lipo2000),一级纯水等。

（2）15 ml、50 ml 离心管,1.5 ml 离心管。

（3）Control siRNA 和某个特定基因的 siRNA。这里以 Santa Cruz Biotechnology 公司的 siRNA(母液使用一定体积的 RNase - Free water 溶解为 10 μM 浓度)为例进行转染操作说明。

■ （三）转染操作步骤(图 5 - 14)

（1）6 孔培养板中接种 20 万细胞,2 ml 完全培养基培养。

（2）18～24 h 后,细胞生长到 60%～70% 的密度时进行转染。

（3）制备 siRNA 和脂质体的转染混合物。

1）拿出 4 支 1.5 ml 离心管,其中两支标记为 Control siRNA,另 2 支标记为 Gene siRNA, 分别加入 150 μl 无血清、无抗生素的基本培养基。

2）在 1 支 Control siRNA 管和 1 支 Gene siRNA 管中,分别加入 10 μl Lipo2000 脂质体, 轻轻吹打混匀。

3）在另 1 支 Control siRNA 管和另 1 支 Gene siRNA 管中,分别加入 5 μl 的 10 μM Control siRNA 和 5 μl 的 10 μM Gene siRNA,轻轻吹打混匀。应按照 Santa Cruz Biotechnology 的转染 说明书,6 孔培养板每个孔的转染总量是 20～80 pmol siRNA,本操作实例中的转染总量是 50 pmol,就是从 10 μM 的 siRNA 母液中吸取 5 μl 即为 50 pmol 的 siRNA。

质　粒	母液浓度	体　系
Control SiRNA (C)	10 μM	5 μl (50 pmol)
gene SiRNA (G)	10 μM	5 μl (50 pmol)
Lipo2000 (L)	—	10 μl
Medium (M)	—	150 μl

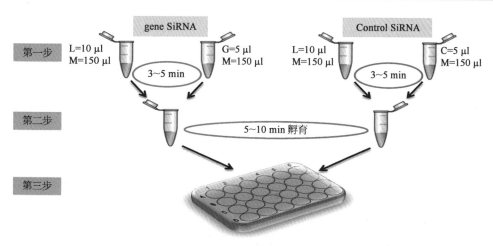

图 5-14 细胞转染操作

4）4 支 EP 管室温静置平衡 3～5 min。

5）分别将静置平衡好的脂质体和 siRNA 混合到一起，吹打混匀后，室温静置反应 5～10 min。

（4）10 min 后，将 siRNA 和脂质体混合物一滴一滴均匀加入到 6 孔板的孔中，6 孔板每孔 300 μl。

（5）轻轻混匀后，放入培养箱正常培养，24～48 h 后收样进行 RNA 表达或蛋白质表达或细胞凋亡等项目检测。

七、常用细胞培养基比较

常用细胞培养基的成分与应用特点见表 5-3。

表 5-3 常用细胞培养基成分与应用特点

种 类	成 分	应 用 特 点
BME 基本培养基（Basal Medium Eagle/Eagle's Basal Medium，BME/EBM）	平衡盐溶液、氨基酸、谷氨酰胺、维生素等	广泛支持各种单层细胞生长
MEM 基本培养基（Minimum Essential Medium）	由 BME 培养基改造而成，氨基酸比例更高（接近哺乳动物细胞中的蛋白质组成含量）	适合各种单层细胞培养，如哺乳动物成纤维细胞和 HeLa 细胞
α-MEM 基本培养基（Minimum Essential Medium，Alpha Modifications）	在 MEM 基础上添加了非必需氨基酸、丙酮酸钠、维生素和平衡盐溶液等	适合各种单层细胞培养
DMEM（Dulbecco's Modified Eagle's Medium）	由 BME 培养基改造而来，其中的氨基酸、维生素和其他补充成分的含量是 BME 培养基的 4 倍；高糖 DMEM 的葡萄糖含量为 4 500 mg/L，低糖 DMEM 则为 1 000 mg/L	广泛用于各种细胞培养过程。其中，低糖 DMEM 适于依赖性贴壁细胞培养，高糖 DMEM 适合高密度悬浮细胞培养
DMEM/F-12 培养基（Gibco Dulbecco's Modified Eagle Medium：Nutrient Mixture F-12）	含有各一半比例的 DMEM 培养基和 F12 营养成分	干细胞培养
RPMI-1640 培养基（RPMI-1640）	平衡盐溶液、氨基酸、维生素等	用于悬浮细胞培养，如体外白细胞

参考文献

弗雷谢尼 R L.动物细胞培养：基本技术指南[M].5 版.北京：科学出版社，2008.

第六章
常用实验动物基本知识与操作

~~~~~

一、实验动物概念

■ (一) 实验动物

实验动物(laboratory animal)是指经人工饲育,对其携带的微生物实行控制,遗传背景明确或来源清楚的用于科学研究的动物。实验动物受严格的遗传、微生物、环境和营养控制,以确保其质量。传统实验动物大多数是脊椎动物门哺乳纲动物,常见的有小鼠、大鼠、豚鼠、兔、犬、猴、猪、羊等。其中,以鼠类为代表的啮齿目实验动物使用量最大。目前,线虫、果蝇、斑马鱼等非哺乳纲动物由于具有价格低廉、操作简便、特性明确等优点,也被开发成实验动物用于生命科学的研究。

■ (二) 实验动物专业组织与机构

1956 年,联合国教科文组织、医疗科学国际组织和生命科学协会联合成立国际实验动物委员会(ICLA),是现在国际实验动物科学委员会(ICLAS)的前身。1965 年,实验动物管理评估和认证协会(AAALAC)成立。1987 年,中国实验动物学会(CALAS)成立。1982 年至今,我国先后建立了天津、北京、上海的实验动物研究中心及云南灵长类动物研究中心。美国国立卫生研究院(NIH)实验动物资源中心和杰克逊(Jackson)实验室是目前全球最大的遗传保种和遗传研究中心。NIH 实验动物资源中心保存有 250 种常用近交系大、小鼠。

二、实验动物分类

■ (一) 实验动物遗传学分类

1. 种、品种、品系　所有动物在界(kingdom)以下分为门(phylum)、纲(class)、目(order)、

科(family)、属(genus)、种(species),还可用亚门、亚纲、亚目、亚科、亚属、亚种、变种等再细分。

(1) 种:是由自然选择形成的生物学分类上的基本单位。通常同种雌雄动物之间交配能顺利繁殖后代,而异种动物之间存在生殖隔离。以小鼠为例,它属于脊椎动物门、哺乳动物纲、啮齿目、鼠科、小鼠属、小鼠种。

(2) 品种与品系:把同一种动物中具有不同遗传学特性的动物再细分为不同的品种和品系,有些品系还能进一步细分为亚系。

品种(stock)是种以下的非自然分类单位,通过把动物的外形和生物学特性进行改良以适应不同的需求,然后通过人工选择,定向培育出具备某些生物学特性的特定动物类群,其特性能较稳定的遗传。

品系(strain)即"株",根据不同实验目的采用一定的交配方式繁殖且祖先明确的动物群,如近交系、突变系等。品系具备独特的生物学特性、相似的外貌特征、稳定的遗传特性,并具有共同遗传来源和一定的遗传结构。

2. 实验动物遗传学分类

(1) 近交系动物:是指经过至少连续20代的全同胞兄妹交配培育而成,品系内所有个体都可追溯到起源于第20代或以后代数的一对共同祖先的动物群。近交系动物各染色体上的基因趋于纯合,等位基因基本完全一致,其近交系数可达98.6%。近交系动物遗传纯合度高,品系内个体间差异趋于零,特征稳定,用于实验时重复性高,对各种应激刺激反应均一,实验结果准确,是分布最广泛、用量最多的实验动物之一(表6-1)。

表6-1　近交系动物的特性

特　性	描　　述
同和性	一个近交品系内所有基因位点都是纯合子,个体与该品系中任何一个动物交配所产生的后代也是纯合子,没有隐性基因
同基因型	一个近交品系中任意两个体之间在遗传上同源,不同个体间基因型一致,进行皮肤或肿瘤移植不会被排斥。任何可遗传体征完全一致。某些个体差异可能是由环境的不均一所造成
遗传稳定性	每个品系在遗传上具有独有的表现型,具有高度稳定性。人为选择不会改变其基因型,个体遗传变异仅发生在少量残留杂合基因或基因突变上,可筛选出对某些因子敏感和非敏感的品系以达到不同的实验目的
可分辨性	几乎每个品系都建立了遗传概貌,可分辨两个外貌近似的品系
分布广泛性	个体具备品系的全能型,任何个体均可携带该品系全部基因库,引种方便,仅需1~2对动物。大部分近交动物广泛分布到世界各地
资料数据完整	近交系在培育和保种过程中有详细记录,分布广泛,有相当数量文献记载其生物学特征。数据可用于设计实验和解释实验结果

近交系动物个体间极为一致,对实验反应均一,可消除杂合遗传背景对实验结果的影响。在实验中,实验组和对照组都只需少量动物即可。由于在同一品系内个体间组织相容性一致,因此个体间进行组织细胞或肿瘤移植不会发生免疫学排斥反应。由于近交,隐性基因纯合性

状得以暴露,可获得大量先天性畸形及先天性疾病的动物模型。某些近交系具有一定的自发或诱发肿瘤发生率,可使许多肿瘤细胞株在活体动物上传代。这些品系成为肿瘤病因学、肿瘤药理学研究的重要模型。

(2)封闭群动物:是指以非近亲交配方式进行繁殖生产的一个实验动物种群,在不从其外部引入新个体的条件下,至少连续繁殖 4 代以上。不同基因型的动物以封闭群动物为代表,可分为远交系(outbred stock)和突变系(mutant stock)两类。

远交系动物是指在同一种群内,由无血缘关系的雌雄个体间通过随机交配方式所繁殖的后代。在远交系动物群体中,个体之间具有遗传杂合性而差异较大,但从整个群体来看,封闭状态和随机交配使群体基因频率基本保持稳定不变,从而使群体在一定范围内保持有相对稳定的遗传特征。ICR 小鼠、KM 小鼠、Wistar 大鼠、SD 大鼠、新西兰兔等都是常见的远交系动物。

突变系动物是由于自然变异或人工致突变,正常染色体上的基因发生突变而具有某种遗传缺陷或具备某种独特遗传特点的品系。如带有"Ca"突变基因的白内障大鼠、带有"Di"突变基因的糖尿病大鼠、带有"Dy"突变基因的肌萎缩症小鼠,所携带的突变基因往往引起异常表现,从而成为生物医学研究的自发性模型。

■ (二)实验动物微生物学分类

根据不同的微生物等级标准和环境控制要求,我国将实验动物分为普通级动物、清洁级动物、无特定病原体动物、无菌动物 4 个等级。

1. 普通级动物(conventional animals,CV)　是指不携带人畜共患病病原体和动物自身烈性传染病病原体的实验动物。饲养在开放系统中,一般进出空气无须净化处理。饲养所用的饲料、垫料只需消毒不需灭菌,饮用水只需符合城市饮用水标准。饲育室内温湿度需人工调节。自 2002 年 5 月起,我国已取消普通级实验大鼠和小鼠。

2. 清洁级动物(clean animals,CA)　在普通级动物的基础上,进一步排除体内寄生虫及对动物危害大、对科学研究干扰大的病原体的实验动物。一般来源于无特定病原体动物,是我国特有的分类等级。须饲养在屏障系统中,进入的空气须经过恒温、恒湿及高效净化过滤,净化级别至少达到 10 000 级。饲料、垫料、饮用水、笼具等饲养用品及实验器具都需经过有效的灭菌处理方能进入该屏障系统内。饲养及实验人员进入应穿戴灭菌无尘隔离衣帽鞋及口罩。

3. 无特定病原体动物(specific pathogen free animals,SPF)　是指在清洁级动物的基础上,不携带主要潜在感染或条件致病和对科学实验干扰大的病原体的实验动物。SPF 动物来源于无菌动物,是国际公认的标准化实验动物。SPF 动物须饲养在屏障系统内,空气、人员、物品、动物在该屏障系统内的流向受到比清洁级动物更严格的控制,严防交叉感染。SPF 动物是真正的健康无病模型,由于排除了病原体因素对动物健康的影响,能最大程度保证动物实验的科学性及可重复性,使用该类动物的实验数据统计学价值高。

4. 无菌动物 包括无菌动物(germ free animals,GF)和悉生动物(gnotobiotic animals,GN)。前者是指体内外不携带有目前技术能够检测出的微生物或寄生虫的实验动物;后者是指在前者的基础上,人为地植入某些已知微生物的实验动物。必须饲养在隔离系统内,一般为无菌隔离器。输入的空气需经过恒温、恒压、恒湿及超高效过滤净化,净化等级不低于100级。所有饲育、实验用品须经过严格有效的灭菌处理方能进行使用。无菌动物是一种超常生态模型,在自然界中并不存在。由于排除了一切微生物对动物实验的背景干扰,使用该种动物的实验数据统计价值很高。但由于获得和维持困难、操作复杂、使用成本极高和生理特殊性,并未能大范围应用于科学研究领域。

三、常规实验动物设施分类和使用

■ (一)设施的类型

实验动物设施可分为隔离环境设施、屏障环境设施和普通环境设施3类。

1. 隔离环境设施 采用无菌隔离装置为主体及其附属装置组成的饲养环境。该系统内动物和物料的传递需经特殊的传递系统。进入系统内的空气需经过超高效过滤,洁净度达到100级。系统内使用的饲料、垫料、水及其他饲养实验设备、器具都应经过严格的消毒灭菌操作。适用于饲育无特定病原体动物、悉生动物和无菌动物。

2. 屏障环境设施 设施气密性较好,实验动物生存环境与外界隔离,设施内外空气只能经特定的通道,经净化后进入和排出室内,要求空气洁净度达到10 000级。人员、实验动物、物品的进出有固定的流程并且须进行严格的微生物控制。可分为负压和正压两种屏障结构:负压屏障设施专用于开展易对外界环境产生生物危害的动物实验。正压屏障设施适用于饲育清洁级动物及无特定病原体动物,是目前最常见的标准实验动物设施。

3. 普通环境设施 无空气净化系统的环境设施,控制人员、动物和物品的出入,能防止野生动物进入,适用于饲养普通级动物。

■ (二)设施的组成及布局

设施常见组成包括隔离检疫室和健康动物观察室、饲养室、实验室和处置室、储存室和库房、洗刷消毒室、工作人员用房、走廊、后勤用室、废弃物处理设施等。布局基本原则:① 有利于防止动物疾病和人畜共患病的传播,动物须保持各自的独立性,相互隔离,避免互相干扰、交叉感染;② 方便工作人员的饲育、实验操作及设施设备维护,有足够的储存空间;③ 人员、动物、物品和净化空气按单向路线移动,以避免交叉污染和相互影响。

■(三)屏障设施的使用

1. 人流、物流、动物流　根据屏障设施使用规则,对人流、物流、动物流都有相应的要求。基本规则为所有走向都应从高压区域向次高压区域行进,如设施的门不是自闭式,应当在进入某一区域后主动闭合。切忌逆压力梯度反向行进,该行为会极大程度提高设施内不同饲育区域内的动物交叉感染的风险(表6-2)。

表6-2　实验动物屏障设施流向要求

气流方向	清洁走廊>饲育室>次清洁走廊>外准备室
人员走向	外准备室→男/女一更→男/女二更→风淋→清洁走廊(→观察室/内准备室→清洁走廊)→饲育室→次清洁走廊→缓冲室→外准备室
物流走向	外准备室→灭菌器/传递舱→内准备室→清洁走廊→饲育室→次清洁走廊→缓冲室→外准备室→清洗间
动物流走向	外准备室→传递舱→观察室→清洁走廊→饲育室→次清洁走廊→缓冲室→外准备室

2. IVC设备　IVC系统即独立通气笼,由主机、独立通气笼盒及通气笼架组成,每一个笼盒相当于一个微型的SPF级饲育室。该设备对环境指标有一定要求。合理使用IVC设备能提高单位面积内动物饲养数量、提高实验质量、降低环境因素对实验的影响,保证不同笼盒之间不产生交叉污染。独立通风笼盒基本构造如图6-1所示。

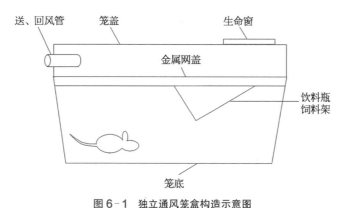

图6-1　独立通风笼盒构造示意图

四、常用实验动物生物学特征

■(一)小鼠

小鼠(mouse)学名 Mus musculus,在分类学上属脊椎动物门,哺乳纲,啮齿目,鼠科,鼠属,小鼠种。由小家鼠演变而来,是目前全球使用最多的实验动物(表6-3、图6-2)。

表 6-3　小鼠、大鼠、豚鼠一般特征

特　性	小　鼠	大　鼠	豚　鼠
成年体重	♂20～40 g ♀18～25 g	♂200～280 g ♀180～250 g	♂500～750 g ♀400～700 g
寿命	2～4 年	3～5 年	5～8 年
染色体数	2n=40	2n=42	2n=64
体温	37～37.5℃	37.8～38.7℃	37.8～39.5℃
外形	体小，面部尖突，长触须，耳耸立呈半圆形，眼大，尾长约与体长相等，尾部覆有小角质鳞片。不同品系品种毛色差异大，常见有白色、黑色、灰色、棕色等；体型差异较大，一般近交系体型较小，雄性体型大	外形与小鼠类似，门齿较长，毛色多样，常见有白色、褐色、黑白色	身体短粗，头大颈短，耳小呈花瓣状，嘴小呈三角形，上唇分裂。四肢短小，前足 4 趾，后足 3 趾，均有大趾甲，不善攀登跳跃。被毛短粗，紧贴体表，常见毛色有黑、白、黄等，因品种不同呈现单色、双色和三色花纹。尾仅剩残迹
性情	性情温顺、胆小怕惊、易于捕捉，一般不主动咬人，但在哺乳期或雄鼠打架时会出现咬人现象	性情较温顺，在被激怒或紧张不按时易攻击人，孕鼠和哺乳期的母鼠攻击性更强	胆小、温顺、易惊，群体内较少斗殴，但陌生成年雄鼠间较易争斗
感官	嗅觉灵敏，通过气味探测食物，识别同类的年龄、性别、家系等信息。很少依赖视觉，但对动态物体敏感，能见紫外线。听觉敏锐，能听见超声波	嗅觉与味觉灵敏，用嗅觉识别同类年龄、性别、家系、饮食癖好。对噪声敏感，能听到超声波，通过频段叫声联系。视觉敏锐，能见紫外线	耳壳大，耳道宽，耳蜗网发达。听觉敏锐，对声波敏感，对响声或震动反应强烈，甚至引起孕鼠流产。同类通过身体接触和叫声联系，通过尿液及皮脂腺分泌物气味划分领地
易感性	对环境适应性差，不耐冷、不耐热、不耐饥饿，对强光或噪声刺激敏感。对疾病抵抗力差，感染传染性疾病时易演变成群体死亡	对湿度敏感，易患环尾症。对空气粉尘、氨气、硫化氢等敏感，长期慢性刺激可引起肺部炎症或进行性组织坏死	对组胺敏感，对麻醉药品敏感，易引起麻醉死亡。对结核杆菌敏感，对抗生素类药物反应大。皮肤对毒物刺激反应灵敏。抗缺氧能力强
行为习性	高度同居，昼伏夜出，活动高峰期为傍晚后 1 h 左右与黎明前。惧怕强光	喜群居，昼伏夜出，白天休息，傍晚、午夜、凌晨进行采食、交配。对光照敏感	高度群居，喜活动，单笼饲养易发生足底溃疡。群体中由专制型社会行为，一雄多雌的群体具有明显的群居稳定性
常见品种	KM，ICR，C57BL/6，BALB/C	Wistar，SD，SHR	DH

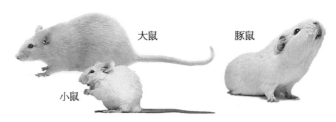

图 6-2　常见小鼠、大鼠、豚鼠外观

■（二）大鼠

大鼠（rat）学名 Rattus norvegicus，在分类学上属脊椎动物门，哺乳纲，啮齿目，鼠科，大鼠属。由褐家鼠演变而来（表 6-3、图 6-2）。

■（三）豚鼠

豚鼠（guinea pig）学名 Cavia porcellus，在分类学上属脊椎动物门，哺乳纲，啮齿目，豪猪形亚目，豚鼠科，豚鼠属。实验豚鼠由野生豚鼠驯化而来，又称天竺属、荷兰猪等（表 6-3、图 6-2）。

五、实验动物福利

■（一）动物福利与实验动物福利

1. 动物福利五项基本福利

（1）为动物提供适当的清洁饮水和保持健康与精力所需的食物，使动物免受饥渴。

（2）为动物提供适当的房舍或栖息场所，使之能够舒适地休息和睡眠，免受困顿不适。

（3）为动物做好防疫和及时诊治，使动物免受痛苦、伤害和疾病。

（4）保证动物拥有良好的条件和处置，使动物免受恐惧和精神上的痛苦。

（5）为动物提供足够的空间、适当的设施以及与同类在一起的机会，使动物能够自由地表达天性。

2. 实验动物福利的特殊性　科学研究只有在背景性干扰降至最低的动物身上才能得到真实可靠的研究结果。如果单纯从动物福利的角度出发，很容易把实验动物福利看作人类对实验动物的单向"关怀"。因此在动物的五项基本福利之上，必须增加"有益于科学研究"这一要求。实验动物福利保障了实验动物拥有"干净的"背景，满足人类科研需求。

■（二）实验动物的"3H"宗旨

"3H"是指健康（healthy）、快乐（happy）、有益（helpful），概括了实验动物福利的全面含义。"3H"宗旨是指导实验动物福利研究与实现的根本准则。中国台湾地区学者夏良宙将其归纳为：善待活着的动物，减少动物死亡时的痛苦。这是目前最广为接受的中文表述。

"有益"是指实验动物的一切状态都有利于科学研究的正常进行，对研究的背景性干扰降至最低。"有益"必须在"健康""快乐"的基础上考虑与研究本身相关的因素。若一项研究一方面使实验动物更健康、快乐；另一方面却增加了研究的成本、复杂性或延长了研究周期，甚至出现其他不利的影响，那么最后决定实验动物福利实现的关键就在于研究者如何平衡实验动物生命价值和科研价值观，而不仅仅是人类和实验动物的感受。

■（三）我国实验动物福利现况

2018 年发布并实施的《实验动物福利伦理审查指南》（GB/T 35892-2018），是我国最新实施的关于实验动物福利的标准。该份标准对审查机构、审查原则、审查内容、审查程序及审查规则等方面都做了详细的规定。按照相关规定,每个涉及活体动物的实验都须经过相应的福利审查,通过后方能进行动物实验。

六、实验动物基本操作

■（一）常用实验动物的捕取和保定

捕取和保定动物有两个原则:① 在操作过程中避免自己受伤及动物的逃脱;② 采用合适的方法避免对动物造成伤害。一般分为徒手及器械保定,徒手保定适用于日常饲育,保定时间较短,如需较长时间或者特殊体位的保定,则采用各种专门的保定器械。

1. 小鼠

（1）捕取:小鼠行动敏捷、善跳跃,打开笼盖时需防止其跳出。小鼠行走时尾部呈水平伸直,此时以手指捏住尾中部至尾根部将其提起即可,也可用套有橡胶的镊子夹住尾根部将其提起,切忌抓尾尖及长时间倒提。

（2）保定:徒手保定小鼠时,以拇指和示指捏住小鼠耳后颈背部皮肤,并将鼠尾夹在小指和环指中。如个体挣扎激烈可先行安抚后,再大面积抓住背部皮肤进行保定。

2. 大鼠

（1）捕取:大鼠性情温顺,可轻易捕取和操作,具体方法类似小鼠。在捕取体重较大的大鼠时,不能仅捏鼠尾,容易造成尾部皮肤撕脱。捕取较暴躁的大鼠时可戴防护手套,但一般不建议使用,因为防护手套较厚且滑不利于捕取,而操作人员掌心的温度和柔软感觉有利于安抚大鼠使之冷静,方便后续操作。

（2）保定:常用的保定姿势有 3 种:① 示指与拇指捏住耳后颈部大部分皮肤,适用于体重较小(150～200 g)的大鼠(图 6-3);② 对于体重较大(200～250 g)的大鼠,则应在上一种操作的基础上,将另三指与掌心再抓取背部皮肤,另一只手则固定尾部;③ 对于更大体型的大鼠,则应将大鼠颈部夹在示指和中指间,拇指和环指及小指分别环绕大鼠腋下(图 6-4)。

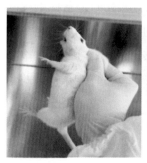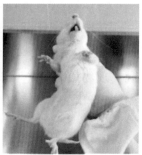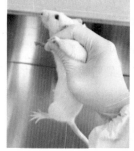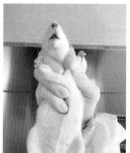

图 6-3　大鼠保定方法 1　　　　　　　　　　图 6-4　大鼠保定方法 2

3. 豚鼠

（1）提取：先以一手手掌扣住豚鼠背部，拇指及另四指围绕豚鼠肩部与胸部将其提起，另一手托住其臀部并承担大部分体重。切忌采用小鼠的提取动作在颈部用力，易造成豚鼠窒息。

（2）保定：一般采用双手操作，一手拇指从豚鼠腋下穿过，虎口固定住其上半身，另一手则捉住后肢并展开。在豚鼠并未剧烈反抗的前提下动作尽量轻柔，能最大程度稳定其情绪。

■（二）动物性别的初步鉴别

在实验中对动物进行验收、分笼分组、配种等都会涉及性别的鉴定，以下介绍通过外生殖器对性成熟的动物性别进行鉴定的基本方法。

1. 大鼠、小鼠　性成熟的雄性大鼠、小鼠有较明显的阴囊，提起后可鉴别性别。当遇到阴囊不明显的情况，可观察外生殖器与肛门间的距离，雄性该距离约为雌性的 2 倍（图 6-5）。

2. 豚鼠　较为准确、简便的方法是指压生殖嵴。抓起豚鼠，使其腹部向上，拇指轻压会阴部。雄性可见阴茎的出现；雌性可见在肛门和尿道口有一浅 U 型皱褶。

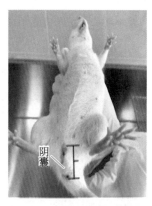

图 6-5　雄性大鼠外生殖器与肛门距离

■（三）常用个体标识

使用小型动物实验时往往采用合笼饲育，为区别需采用相应的标识方法。标识方法要求操作简便、标记明确易辨认、对动物损伤小或无，条件允许情况下尽量不标记，如需标记则尽可能使标记维持较长的时间。

1. 染色标识　使用合适的化学染色剂在动物体表不同的明显部位涂染以达到标记的效果。对动物损伤小，适用于浅色的小动物，是动物实验中最常用的方法。常用染色剂有 2% 硝酸盐、0.5% 品红溶液、煤焦油乙醇溶液、甲紫溶液，涂抹在动物被毛上时需逆毛涂染，尽量避免涂染在动物能舔舐到的部位，长期实验中需定期复染。

2. 剪毛标识　通过剪去动物体表相应部位的被毛达到标识的效果，在众多标识方法中，对动物损伤最小、几乎无。但由于动物被毛不断生长，需要不断减去重新生长出的被毛。

3. 耳孔或耳缺标识　通过专用的耳部打孔机或剪刀在动物耳部的不同部位打孔或剪开缺口达到标识的效果。一次标记可终身保持，但会引起动物的疼痛、造成一定程度的损伤。大鼠、小鼠由于耳壳大而薄，且剪耳后几乎不出血，相对其他动物最适合使用该标记法。在操作时应注意消毒和止血。

4. 剪趾标识　通过剪去动物特定脚趾的第 1 趾节使之形成永久性缺失而成为个体标志，由于剪趾会为动物带来疼痛及伤害，按照动物福利的规定，该操作应在剪趾前对动物进行麻醉以降低其痛苦。一般只适用于需对动物进行基因检测的实验。

■ (四) 安死术

在处死科学研究中不再具有保留价值的动物时,最大限度减少动物在临终时的生理和心理痛苦,称为安死术。安死术是动物福利在实验具体应用中的重要环节,手术中的动物都处于麻醉状态,在该状态下通过适当操作使动物迅速死亡,不会使其感受到死亡过程的身心痛苦。以下介绍几种常用的安死术。

1. 大鼠、小鼠常用安死术

(1) 颈椎脱臼法:一手的示指和拇指按压并抵住大鼠、小鼠耳后的颈部,另一手抓住其尾中部至根部,向斜上方拉拽,可明显听见轻微的颈椎脱臼声,松开双手身体瘫软并立即死亡。由于操作简便,动物受到痛苦少,是目前大鼠、小鼠应用最多的安死术(图6-6)。

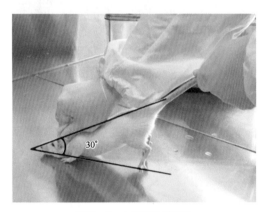

图6-6　大鼠颈椎脱臼法

(2) 过量麻醉法:通过腹腔注射过量麻醉剂致动物死亡,常用20%乌拉坦过量注射。

(3) CO_2吸入法:术前准备好安乐死箱。安乐死箱为干净可透视的密闭容器,体积不宜太大,并具有通气口。将需进行安死术的实验动物放入箱内,从通气口灌注CO_2气体,灌注速度控制在每分钟替换箱内容积10%~30%。观察确定动物无呼吸并伴随瞳孔放大后,停止CO_2的灌注。继续观察5 min,确定动物死亡后打开安乐死箱,取出动物尸体。如需继续对其他动物实施安死术,应当对箱体清洁后重复上述操作。

该法操作方便,对动物造成伤害小,对操作人员要求低,是较为理想的安死术。但由于从开始灌注CO_2至动物死亡耗时较长,大批量实施安死术前需选择合适体积的容器来减少操作时间。

2. 豚鼠常用安死术

(1) 颈椎脱臼法:一手扣住豚鼠背部,抓住其肩胛上方并紧握颈部,另一手抓紧豚鼠两后腿,双手同时反向旋转并用力,直至颈椎发出轻微脱臼的声音,身体张力消失。

(2) 过量麻醉法:常用巴比妥类麻醉剂,以90 mg/kg的剂量进行腹腔注射,约15 min后死亡。

■ (五) 常用实验动物的给药剂量与给药量

1. 确定给药途径和方法　给药途径和方法需综合考虑,要兼顾给药目的和药物性质和人类用药方式是否具有可比性,及大批量进行实验时操作是否简便易行。实验动物常用给药途径及其注意事项见表6-4。

表6-4　不同给药途径的注意事项

给药途径	注意事项(考虑因素)
经口给药	胃容量负荷,禁食,药物温度
皮下注射	药物吸收速度和程度,不使用弗氏佐剂
腹腔注射	药物注入肠道,腹膜炎,多次给药须慎用
肌内注射	疼痛,伤及神经,局部炎症,药物吸收速度,多次给药需选择不同部位,每日肌内注射部位不超过2个
静脉内注射	选择快速注射、缓慢注射、点滴,注射速度和容积,持续时间,注射液温度
皮内注射	给药体积

不同注射给药途径下药物吸收速率由快至慢依次为静脉注射、腹腔注射、肌内注射、皮下注射,腹腔注射的吸收速度略慢于血管内注射。

2. 根据量-效关系估算给药剂量　给药剂量是指单位体重所给予药物或受试物的量,通常以 mg/kg 或 g/kg 计算。药物的药效和毒性大多有剂量依赖关系,达到同样作用的给药剂量由动物的种属、年龄、给药途径共同决定。

一个新的化合物,首先需测定出半数致死量(lethal dose 50, LD_{50})或最大耐受剂量(maximum tolerated dose, MTD),然后确定出药效剂量,得出较优给药剂量。常选择 LD_{50} 的 1/10、1/20、1/30 的剂量作为药效学的高、中、低剂量。选择有预试的过程,需要根据实验调整剂量。一般选择药物的 LD_5(引起动物5%死亡)作为最高有效剂量。药理效应与剂量(或药物浓度)之间存在一定的关系,称为"量-效关系"或"浓度-效应关系"。在实验中估算给药剂量,主要来源于两条途径:① 查阅相关文献,参考别人的使用剂量。但可能没有我们所用动物的剂量,而有其他实验动物的;也有的有临床用量,但没有实验动物的剂量。在这样的情况下,需进行换算。② 根据有关急性毒性的数据来进行估算。一般参考数据是 LD_{50}。

在中医药的体内与体外实验中,中药复方与中药活性成分(单体)是主要的用药方式。对于中草药而言,很多时候可能测不到 LD_{50},需要用 MTD 来表示。可以 MTD 的1/2 或1/3 作为药效学的给药剂量,在实践中观察效果。

3. 确定给药剂量

(1)动物种属的换算:常用的有3种换算方式。

1)按种属估算:一般情况下,动物的耐受性都大于人类,因此给药剂量通常也大于人类。假设人类剂量为1,则大鼠、小鼠的剂量为25~50,豚鼠和兔的剂量为15~20,犬、猫剂量为5~10。该法适用于对剂量设置要求粗略的研究。

2) 按体表面积换算：当动物体重相差很大时，采用体表面积剂量（mg/m²）更准确。人与常用实验动物间体表面积的比值见表6-5。

表6-5　人与常用实验动物间给药剂量按体表面积换算表

	小鼠 20 g	大鼠 200 g	豚鼠 400 g	兔 1 500 g	人 70 kg
小鼠 20 g	1.0	7.0	12.25	27.8	387.9
大鼠 200 g	0.14	1.0	1.74	3.9	56.0
豚鼠 400 g	0.08	0.57	1.0	2.25	31.5
人 70 kg	0.002 6	0.018	0.031	0.07	1.0

该表套用公式为：横列动物剂量＝比值×竖列动物剂量×竖列动物体重÷横列动物体重

以人 10 mg/kg 为例，则用于大鼠的剂量为：$0.018 \times 10 \times 70 \div 0.2 = 63$ mg/kg。

3) 按体型换算：如表6-6所示，结合计算公式，可直接计算不同种类任何体重动物的剂量。

表6-6　人与常用实验动物间体型系数表

动物种属	小　鼠	大　鼠	豚　鼠	人
R（体型系数）	0.059	0.09	0.099	0.1

$$体重剂量（mg/kg）d_B = d_A \times (R_B \div R_A) \times (W_A^{1/3} \div W_B)$$

d_B 为欲求的动物体重总剂量；d_A 为已知动物的体重剂量；W 代表体重，单位以 kg 计算；R 为体重系数。

（2）动物年龄、月龄、周龄或日龄：大多数药物或毒物通过肝脏的微粒体酶系统进行生物转化，幼龄动物的微粒体酶系统尚未发育完善、功能不全，对药物的敏感性强于成年动物，因此给药剂量应小于成年动物。

（3）不同给药途径：不同途径给药时，药物的代谢途径和速率都会有所不同，由此影响动物的反应性。以口服剂量 100 为例，则灌肠剂量多为 100~200，皮下注射剂量多为 30~50，肌内注射剂量则为 25~30，静脉注射剂量约为 25 即可。

4. 确定给药量　给药量是指一次或多次给予一个动物药物或受试物的总量，要与给药剂量相区分。给药量是给药剂量与动物体重的乘积，给药剂量是给药量的依据。在实际应用中，以液体剂型药剂给药时，为操作方便，常按剂量和药物配制的浓度折算出单位体重给药量，如小鼠给药量 0.1 ml/10 g。实际给药前也要确认在当前给药途径下动物能够承受的最大给药量，如 200 g 的大鼠一次灌胃 20 ml，显然灌胃剂量大于胃容量，该给药量是不合适的。

■ （六）小鼠、大鼠的常用给药操作

1. 灌胃　大鼠每次给药量，宜 1 ml/100 g，最大不超过 4 ml/100 g，使用灌胃针长度通常为6~8 cm、直径1~2 mm,后接2~10 ml注射器;小鼠每次给药量宜0.1 ml/10 g,最大不超过0.5 ml/10 g,使用灌胃针长度通常为2~3 cm、直径0.9~1.5 mm,后接1~2 ml注射器。灌胃时,操作者一手徒手保定动物,使动物头后仰令口腔与食管呈一直线,另一手持灌胃针从一侧口角,插入灌胃针,沿上颚推至咽喉部。以针头轻压舌根部并微微旋转,令动物产生吞咽动作,在其吞咽同时,针头顺势进入食管,当灌胃针前端抵达贲门位置即可缓慢推入药液(图6-7)。

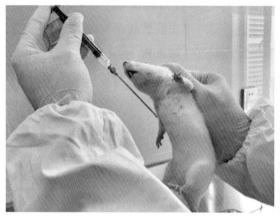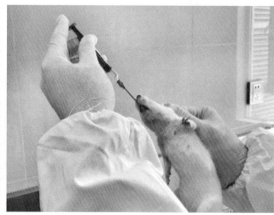

图6-7　大鼠灌胃示意图

　　2. 皮下注射　大鼠每次给药量宜0.5 ml内,最大不超过1 ml,使用7号以内针头、1~2 ml注射器,常选择左侧下腹部、后退皮肤或颈部皮肤进行注射;小鼠每次给药量宜0.1 ml,最大不超过0.3 ml,使用6号以内针头、1~2 ml注射器,常选择颈背部皮肤注射。操作时将皮肤略提起以形成一个皮下空隙,注射器刺入皮下后沿皮肤推进0.5~1 cm,若针头可轻松左右摆动,轻轻回抽无回流物,则可缓缓注入药物(图6-8)。

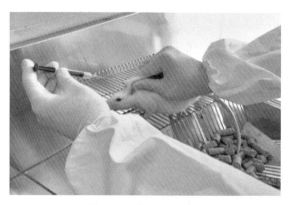

图6-8　皮下注射示意图

　　3. 皮内注射　大鼠每次每点不超过0.1 ml,小鼠每次每点不超过0.05 ml,使用4号针头、0.25~1 ml注射器。常选择背部脊柱两侧皮肤进行注射,多点注射时,两点间隔一般为1 cm,可提前24 h剃去注射部位被毛。注射时用拇指与示指将皮肤捏起成皱襞,针眼向上,以20°角刺入皮下后将针头上挑进入皮内,注射药液后可见针尖前方鼓起一个白色皮丘,皮丘没有很快消失说明注射入皮内。将针头停留一段时间后拔出,以免药液漏出。

　　4. 肌内注射　大鼠每次给药量宜0.1 ml内,最大不超过0.2 ml,使用6号以内针头、0.25~1 ml注射器,常选股四头肌或臀肌进行注射;小鼠每次给药量宜0.05 ml,最大不超过0.1 ml,使用5号以内针头、0.25~1 ml注射器,常选用股四头肌进行注射。单人操作时,将动物置于合适的固定器内,露出注射部位,捏住该处肌肉垂直并迅速刺入后注射药液。由于大鼠、小鼠肌肉都较薄,较少采用肌内注射。

5. 腹腔内注射 大鼠每次给药量宜 1 ml/100 g 内,最大不超过 2 ml/100 g;小鼠每次给药量宜 0.2 ml/10 g,最大不超过 0.3 ml/10 g。常使用 6 号以内针头,1～5 ml 注射器。徒手保定动物,将其腹部朝上且头部略向下,用手抓紧背部皮肤致腹部皮肤绷紧,于下腹中线一侧进针刺入皮下,在皮下平行腹中线推进少许,再以 45°角向腹腔内刺入,当针尖通过腹肌后抵抗力消失,回抽无回流物后即可缓缓注入药液(图 6-9)。

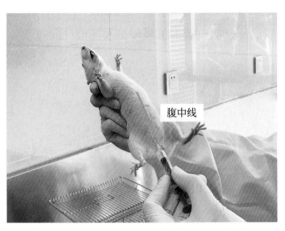

图 6-9 腹腔注射示意图

6. 尾静脉注射 大鼠适宜给药量为 5 ml/kg 以内,最大不超过 20 ml/kg。快速注射时于 1 min 内注射完毕,缓慢注射时 5～10 min 注射完毕;小鼠适宜给药量为 5 ml/kg 以内,最大不超过 25 ml/kg,给药速度<1 ml/min。使用可留出尾部的固定器进行保定。将鼠尾拧转 90°角使一侧静脉向上,左手拇指与示指夹住鼠尾根部阻止血液回流,环指和小指夹住鼠尾末梢,中指托起鼠尾可见静脉。针眼向上刺入静脉,推出少许药液,如推注无阻力,尾部皮肤也未见发白膨胀,则继续将剩下药液注入静脉内(图 6-10)。多次注射左右两侧静脉交替进行。如血管可见度不够,可使用乙醇擦拭或灯光烘热使静脉充盈。

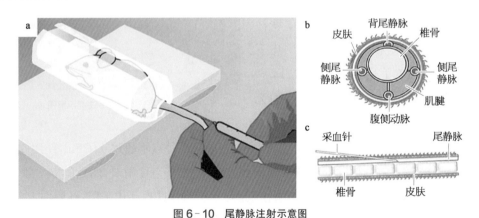

图 6-10 尾静脉注射示意图

a. 大鼠尾静脉注射示意图;b. 尾部横切面示意图;c. 尾部纵切面与注射位置示意图

7. 滴鼻给药 使用微量移液器,每次给药量<0.1 ml。徒手保定动物,使其鼻孔向上,将药液逐步滴于一侧鼻孔口,让动物吸入。操作时尽量跟随动物的呼吸节奏,如在吸入时发生呛咳应将动物倒置,擦去鼻孔外药液,重新给药。

七、常用实验动物麻醉操作

■（一）常用实验动物麻醉药物

1. 全身麻醉药物

（1）挥发性麻醉药剂：常用有乙醚、异氟烷、氧化亚氮（笑气），其不同特点及使用注意事项见表6-7。

表6-7　常用挥发性麻醉剂特点、技术参数及注意事项

试剂	特点	技术参数	注意事项
乙醚	对肝、肾毒性小；诱导、复苏时间短；安全性高；麻醉深度易掌握	诱导浓度：10%～20%；维持浓度：4%～5%；麻醉效能（大鼠MAC）：3.2	对呼吸道黏膜有刺激作用；对肠胃道有刺激性会引起呕吐；在空气中易分解成乙醛及过氧化物具有强烈毒性
异氟烷	麻醉诱导快且平稳，复苏状况良好；能渐变迅速调节麻醉深度；对肝脏微粒体酶系统的诱导很小	诱导浓度：4%；维持浓度：1.5%～3%；麻醉效能（大鼠MAC）：1.38	对呼吸系统抑制强于氟烷；刺激性气味在诱导时会引起兔屏气
氧化亚氮	毒性小，镇痛作用好，动物恢复快；对心血管和呼吸抑制小；麻醉效能低；适合与其他吸入麻醉剂合用	麻醉效能（大鼠MAC）：250	不单独产生麻醉作用；与其他麻醉剂合用；麻醉结束后应给动物吸入100%氧气3～5 min缓解缺氧状况

（2）非挥发性麻醉药剂：常用有戊巴比妥、硫喷妥钠、氯胺酮、水合氯醛、乌拉坦，其不同使用方法、效果及使用剂量等见表6-8。

表6-8　常用非挥发性麻醉药剂的使用及效果

麻醉药物	动物	浓度	剂量（mg/kg）	给药途径	麻醉效果	麻醉时间/睡眠时间(min)
戊巴比妥	小鼠	6 mg/ml	40～50	腹腔注射	制动、麻醉	20～40/120～180
	大鼠	30 mg/ml	40～50	腹腔注射	浅麻醉	15～60/120～240
	豚鼠	1%～3%	37	腹腔注射	外科麻醉，易致死	60～90/240～300
硫喷妥钠	小鼠	2.5%	30～40	静脉注射	外科麻醉	5～10/10～15
	大鼠	1.25%	30	静脉注射	外科麻醉	10/15
氯胺酮	小鼠	1%	80～100	腹腔注射	外科麻醉，需配合噻拉嗪	20～30/60～120
	大鼠	3.75%	75～100	腹腔注射	外科麻醉，需配合噻拉嗪	20～30/120～240
	豚鼠	2%	40	腹腔注射	外科麻醉，需配合噻拉嗪	30/90～120
水合氯醛	大鼠	5%	400	腹腔注射	浅麻醉	120～180
乌拉坦	大鼠	20%	1 000～1 500	腹腔注射	外科麻醉	360～480/持续
	豚鼠	20%	1 500	腹腔注射	外科麻醉	360～480/持续

2. 局部麻醉药物　常用有普鲁卡因、利多卡因、丁卡因,其不同特点、给药途径及注意事项见表6-9。

表6-9　常用局部麻醉剂特点、给药途径及注意事项

试　剂	特　点	给药途径	注意事项
普鲁卡因	局部无刺激,起效快,对皮肤和黏膜的穿透力较弱	注射给药,注射后1~3 min起效,维持30~45 min	有过敏反应,过量可引起中枢神经系统和心血管反应
利多卡因	起效迅速,渗透性强	肌注后5~15 min起效,维持60~90 min;静注立即起效,持续10~20 min	老年、心力衰竭、肝肾功能障碍减少用量,毒性较大
丁卡因	起效迅速,渗透性强	注射给药,注射后1~3 min起效,维持60~90 min	毒性反应较大,可引起变态反应、皮疹或荨麻疹,严重过敏体质慎用

■ (二) 麻醉方法及监测

全身麻醉一般采用动物呼吸麻醉剂或气管内插管来实现,动物中枢神经系统受到抑制,呼吸、循环和代谢等生理功能有不同程度改变,需要进行监护以保障动物的安全。

1. 麻醉深度　根据动物麻醉后表现特点,对全身麻醉深度细分(表6-10)。

表6-10　不同麻醉深度表现特点

全麻深度	表现特点
镇静	活动减少,容易唤醒,对疼痛有反应
制动	不动,对疼痛刺激有反应
亚麻醉	对疼痛刺激反应轻微
浅麻醉	意识丧失,对外科小手术刺激有反应
中度麻醉	对如开腹等多数外科手术无反应,对刺激大的如骨科手术有反应
深度麻醉	对所有外科手术均无反应

2. 体位监护　注意头部和颈部的舒展,以免舌或者软腭阻塞喉部而影响呼吸。捆扎绑定动物四肢时应适度宽松,以免引起四肢组织损伤或干扰呼吸运动。

3. 呼吸监护　常用的呼吸功能监测指标有呼吸频率、潮气量、每分钟通气量、脉搏血氧饱和度、潮气末二氧化碳浓度等。

4. 体温监护　小型动物由于单位体重体表面积大,丢失热量较快,容易出现麻醉死亡的情况,因此需要实施体温监护并及时实施保温和加温。常用棉毛织物等隔热保温材料包裹动物达到保温的目的,在对大、小鼠进行保温时需要将其尾部一起包裹。进行加温一般使用加热灯或使用具温控功能的手术台,为防止烫伤,一般加热温度不应超过40℃。

5. 心血管系统监护　常用心电图仪监测心脏电生理活动,对于心率>250次/min的小型动物应使用专门的心电图仪。啮齿类动物电极放置于左、右前肢和右后肢,较大动物可将电极粘贴于皮

肤上。血压监测主要包括体循环动脉压及中心静脉压,根据实验条件选择有创或无创血压测量仪。

6.眼角膜保护　全身麻醉状态下动物的眼保护性反射通常消失,眼角膜易干燥或受到其他损伤,应用小块胶布将眼睑粘住使之闭合,或使用油性眼膏进行保护。

■（三）麻醉前的动物准备

1.健康检查　健康状况差的动物在进行麻醉时就可能导致麻醉死亡,因此在麻醉前数天就应监测并记录动物的摄食量、饮水量、体重、运动量等情况。

2.禁食　鼠类一般不禁食,因为在麻醉诱导中几乎不发生呕吐;夜行性动物白天胃常处于排空状态,长时间禁食会导致体力衰弱,影响手术中的状态及术后恢复。豚鼠会将食物留在咽部,从而在麻醉诱导时吐出,一般需禁食6~8 h。由于麻醉和手术过程中容易脱水,因此禁食同时应持续供水,直到麻醉前1 h撤除。

3.驯化　应激状态会提升麻醉的风险,一般应提前1周运输动物至实验室环境,以便消除运输应激引起的代谢和神经内分泌水平的改变。注意保持日常饲育环境与实验环境的一致,避免环境变化对动物的刺激。

■（四）麻醉复苏

1.术后疼痛干预　术后疼痛可明显影响动物食物和水的摄入、减少活动,胸腹部疼痛还可导致通气功能下降从而引发低氧血症及高碳酸血症。需缓解动物术后疼痛,减轻动物痛苦,缩短恢复时间。一般手术后会采用适当的镇痛药物进行疼痛干预,常用非类固醇类抗炎药和阿片类镇痛药,有时也可用局部麻醉药来阻滞疼痛部位的痛觉传导。

2.复苏环境　小动物可置于日常饲养笼中,选用柔软、保温、不会粘附在天然孔腔或伤口的垫料,避免体表或伤口被粪便或尿液污染,切忌使用刨花木屑。室内应保持温暖安静,应备有加热灯等升温设备,对部分体温持续降低的动物进行升温。

3.脱水处理　大多数实验动物24 h的液体需要量为40~80 ml/kg,麻醉复苏期应当监测动物摄水量,如动物未能自行摄入水分,或者因其他原因产生脱水现象,应当及时通过皮下或腹腔注射的方式补充。

4.呼吸抑制处理　麻醉引起的呼吸抑制常会持续到术后,若没有持续监测动物的呼吸功能,常会引起严重的高碳酸血症和低氧血症。一般术后可将小动物置于孵箱内复苏,并向孵箱内持续供氧一段时间,大动物则可用普通吸氧导管固定于鼻前。

5.呕吐、反流处理　呕吐和胃内容物反流常发生于麻醉的诱导期、复苏期,动物吸入胃内容物会引起呼吸道梗阻,引起窒息导致死亡。复苏期应当密切观察动物状态,一旦发现呕吐,需立即将动物头部置于低位,用吸引装置吸出口腔和喉部的呕吐物。

6.排泄处理　术后疼痛会抑制排便、排尿,应密切观察并鉴别不同情况。如膀胱充盈但不排尿应及时给予导尿,如麻痹性肠梗阻应及时灌肠帮助动物排便。

7. 控制感染　手术采用无菌技术可最大限度降低术后动物感染风险,但在实际操作中,动物伤口几乎不可避免地会被各种因素污染,因此在术后预防性地使用抗生素可在很大程度上减少感染概率。在选择抗生素时应考虑抗菌谱,注意所选择的抗生素对该种属动物有无毒性。

八、实验动物血液标本采集

■（一）实验动物采血基础知识

1. 采血量

(1) 采血量根据所用动物循环血量计算,循环血量占总体重的 $6\%\sim8\%$。

(2) 最大安全采血量是指一次采血不会引起动物死亡或严重威胁其健康的采血量上限,一般为循环血量的 $10\%\sim15\%$,或总体重的 1%。

(3) 最小致死采血量是指一次采血可引起动物死亡的最小采血量,通常为循环血量的 20% 以上。

(4) 24 h 内的多次采血应当合并计算采血量以评估动物失血的后果。

常用实验动物的循环血量与推荐采血量见表 6-11。

表 6-11　常用实验动物循环血量与推荐采血量

动　物	血容量(ml)	最大安全采血量(ml)	最小致死采血量(ml)
小鼠 25 g	1.8	0.3	0.4
大鼠 250 g	16	2.4	3.2
豚鼠 400 g	25	3.8	5

2. 采血途径

(1) 采血途径决定血样性质,不同来源的血样其化学成分区别很大。一般来说,研究血液中的激素、细胞因子水平和测定常规血液生化等应采用静脉血;研究毒物对肺功能的影响、血液酸碱平衡、水盐代谢紊乱时必须采用动脉血;采集血常规数据时,可使用毛细血管血。

(2) 某些特殊采血途径会给实验动物的健康带来较大影响而引起后遗症,或给研究带来干扰,或严重影响实验动物福利,只有在没有其他替代的采血途径时方能考虑采用。

■（二）采血前准备

应根据实验具体需要,确定血样性质、血样总量、采血后动物是否需要存活、采血途径、采血量等,其他注意事项如下。

（1）采血场所具备良好的照明,适当的通风和合适的室温,室温推荐在 $20\sim25\text{℃}$。

（2）采血器具应提前准备好并做好灭菌及干燥处理,推荐使用一次性器具,避免采血过程中造成污染或血样的混合。

（3）如血样需要抗凝,提前准备好抗凝剂。

（4）采血时,采血部位须进行消毒处理。

（5）在同一条静脉上多次采血,采血部位应从远端逐渐向近端移动。

（6）所需血量较大并需要动物存活时,应提前做好足够的应急措施,采血后应给予足够的观察时间。

■（三）采血动物的护理

采血后,如果需要动物继续存活或继续实验,需要对采血动物进行一定程度的护理。

1. 少量采血　24 h 内或 1 次采血量少于动物总血量的 1%,可以每天采取,但需要观察并监测动物采血应激、采血部位损伤的护理。

2. 中量采血　24 h 内或 1 次采血量少于动物总血量的 2%,应在采血后立即补液以保持血容量的稳定。一般在采血后从静脉缓慢滴注 2 倍于失血量的生理盐水,不能进行静脉输液时也可采取腹腔注射或皮下注射代替。

3. 大量采血　以最大安全采血量一次性采血后,动物的血量通常在 24 h 后可恢复,但红细胞和网织红细胞的恢复约需要 2 周时间。当一次采血量达到总血量的 20%～25%时,动物可出现血压下降、重要器官血氧含量下降、心排血量减少,以致失血性休克,也可见肌肉无力、精神萎靡、四肢发凉。采血量越大对动物伤害就越大,所需恢复期就越长,当采血量超过 20%时带来的伤害往往是不可逆的。

■（四）常用实验动物的采血操作

大、小鼠的血液采集方法有多种,最常用尾静脉采血法、眼窝静脉丛采血法、腹主动脉采血法、心脏采血法、颈静脉采血法等。

1. 大鼠常用采血技术

（1）尾静脉采血(切割):大鼠尾部皮肤较厚且不透明,尾静脉常不清晰,尾表皮高度角质化,针刺采血难度较高,切割相对容易,每次能采得 $0.1\sim0.2$ ml,其操作类似于尾静脉注射。采血前准备大鼠固定器,温水浸泡尾部 5 min。将大鼠置入固定器,留出尾部,以刀片垂直切开表皮和静脉,即可见暗红色静脉血涌出,用毛细血管收集并按压伤口止血。如需多次采血,应从尾尖向尾根依次处理,每次间隔 1 cm 以上,左右静脉交替进行。固定尾部时应注意靠近尾尖 1/3 处的表皮,操作太过用力容易脱落。

（2）眼部采血:分为眼球后静脉丛采血和眼眶动静脉采血(取眼球采血),该采血途径曾被广泛使用,但由于越来越多的不良潜在反应被发现,并出于动物福利的考虑,现在已基本不使用。

(3)心脏采血:将大鼠麻醉后仰卧位保定。手指在体表感觉心搏大致判断心脏位置,针头从剑状软骨与腹腔间凹陷处刺入,向上倾斜30°角向心刺入,见回血即可抽取,一次采血量为

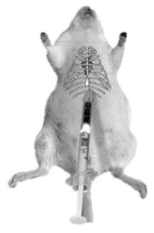

1~2 ml(图6-11)。采血后心脏可自行修复,故采血量较少的情况下动物可存活。针头应穿刺入左心室采取动脉血,如针尖入心房,则拔针后容易造成心包膜积血,甚至血胸而死亡。由于心脏内采血具有潜在性疼痛和致命后遗症,多用于终末采血。

(4)颈部血管采血:分为颈静脉穿刺采血、颈动脉插管采血,常用于无须动物存活的终末性采血。

(5)隐静脉穿刺采血:不需麻醉,保定大鼠,分开两后肢,舒展股部和尾部间的皮肤,去除该部位的被毛,可见皮下位于跗关节旁的隐静脉。在该处涂以凡士林,用注射针刺破静脉,让血液自行流出,用毛细管收集,每次采血为 0.2~0.4 ml,采血后稍压迫即可止血,可反复采血。

图6-11　心脏采血示意图

(6)腹主动脉采血:为致死性的手术采血,一次采血量 10 ml 以上。将大鼠麻醉后仰卧保定,打开腹腔,将腹腔脏器推向一旁,可用棉球轻轻剥离腹膜,彻底暴露腹主动脉。由呈倒 Y 型的动脉分支处向心刺入针头采血,注意抽血速度不宜太快,否则易使动脉枯瘪而影响采血量,按摩胸腔可增加采血量。如穿刺过程刺穿动脉,应及时用血管钳夹住针头以上部位再拔针,如无大出血可继续在近心端采血。

2. 小鼠常用采血技术　小鼠采血的操作技术要求与大鼠类似,可参照大鼠的同类技术。

(1)尾静脉采血:每次采血量为 0.05~0.1 ml,具体操作请参照大鼠的尾静脉采血。

(2)摘眼球采血:体重 20 g 左右小鼠的一次采血量约为 1 ml,由于采血量较大,出于动物福利的考虑只适合终末性采血。将小鼠麻醉后,头部向下徒手保定,以保定的手轻轻压迫颈部两侧,使眼球充血外凸,持眼科弯镊夹住眼球根部迅速摘除眼球。将试管靠在眼窝下收集流出血液。采血过程中应及时用镊子去除眼窝内凝血块,并按摩胸腔以增加采血量。

(3)足背静脉穿刺采血:无须麻醉,保定小鼠,拇指和示指捏住后肢膝关节迫使后肢伸直、足背向上,轻轻压迫足踝处使足背中央的静脉充盈,在皮肤处涂抹凡士林,以针头刺破该处皮肤和血管,用毛细管吸取。采血后压迫止血,可反复采血。

(4)腹主动脉采血:为致死性手术采血法,一次采血量约为 1 ml,操作技术要点同大鼠腹主动脉采血。

3. 豚鼠常用采血技术

(1)耳缘切割采血:保定豚鼠使其蹲伏,用刀片割破耳缘静脉,收集流出的血液。在切口边缘涂抹 20% 柠檬酸钠溶液可阻滞血凝而有助于采血。每次采血量约为 0.5 ml。

（2）腹主动脉采血：为致死性手术采血法，一次采血量为 10～20 ml，操作技术要点同大鼠腹主动脉采血。

■ （五）动物血液标本处理程序

血液标本分为血清、血浆和全血 3 种，血清和血浆为常用（图 6-12），除前者不含纤维蛋白原外，其余多数化学成分无差异；全血只有在红细胞内成分与血浆成分相似时才用。全血处理时血清或血浆分为离心前、离心中和离心后 3 个阶段，对各不同阶段均有具体要求。

1. **离心前阶段** 是指标本采集到离心处理前的一段时间。① 血清：标本离心前一般应令其自行凝集。通常于室温放置 30～60 min，血标本可自发完全凝集。② 血浆：须使用含抗凝

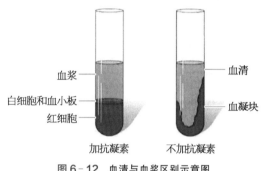

图 6-12 血清与血浆区别示意图

（图中标注：血浆、白细胞和血小板、红细胞、加抗凝素；血清、血凝块、不加抗凝素）

剂的血液标本收集管，采血后必须立即轻轻颠倒采血管混合 5～10 次（以确保抗凝剂发挥作用），5～10 min 后即可分离出血浆。③ 冷藏标本：标本需冷藏（2～8℃）时，采集后应立即置于冰浴。但全血标本一般不能冷藏。

注意事项：① 标本采集后血管必须加塞、管口向上、垂直放置，以减少管中内容物振动，促进凝血完全，防止标本蒸发、污染和外溅等。② 已收集的标本应温和处理，防止标本管振荡所造成的溶血。③ 避免对光线敏感的分析物暴露在强光照射下。

2. **离心阶段** 是指标本处于离心机里的一段时间。① 血液标本离心时，一般 RCF 为 1 000～1 200 g，离心时间 5～10 min。② 离心时产热不利于分析物稳定，一些温度依赖性分析物应在 4℃分离；无特殊温度要求的分析物，离心温度设定在 20～22℃；温度低于 15℃可使血钾测定值增高；冷藏运送的标本必须在要求的温度下离心。

3. **离心后阶段** 是指标本离心后和用于检测的血清或血浆被取出之前的一段时间。血清或血浆与接触的血细胞和凝块分离应在采血后尽快（2 h 内）完成。

分离后血清或血浆的储存：① 于 22～25℃的血清或血浆保存不超过 8 h。② 实验于 8 h 内不能完成时，血清或血浆应置 2～8℃保存。③ 分离的血清或血浆需储存 48 h 以上时，应于－20℃保存。④ 标本不可反复冻融。⑤ 血清或血浆必须保存于密闭的试管中。

九、实验动物其他标本采集

■ （一）尿液采集

啮齿类小动物常用自然排尿收集法。

1. **代谢笼** 能收集一段时间内自然排出的尿液,适用于小型动物。在使用代谢笼时需注意选择合适大小的代谢笼,将较小动物放入较大的代谢笼中,可能会由于小动物尿液较少在收集的过程中易挥发导致收集量减少。

2. **压迫法** 适用于体型较大的动物,通过从体表对动物膀胱施压,使动物排尿并收集即时排出的尿液。

3. **反射法** 适用于小鼠,当提起小鼠尾根时,小鼠会反射性的排尿,用适当器皿收集。

■（二）尿液标本的保存与防腐

一般尿液应及时检查新鲜标本。尿液放置于4℃冰箱中冷藏可保存6 h,不干扰常规筛查。但在标本收集后2 h之内无法进行尿液分析、所需分析的成分不稳定或做某些特殊试验需留取大量标本时,可根据检查目的加入化学防腐剂(表6-12)。

表6-12 常用尿液标本防腐剂

名 称	加 入 量	作 用
甲苯	0.5 ml/100 ml 尿	阻止尿液中化学成分与空气接触,用于尿糖、尿蛋白、丙酮、乙酰乙酸等化学成分的保存
甲醛	40%甲醛 0.5 ml/100 ml 尿	固定尿中的细胞和管型,用于细胞和管型检查。因具还原性,不适于尿糖、17-羟皮质类固醇、17-酮类固醇等化学成分检查
麝香草酚	<0.1 g/100 ml 尿	防腐作用,保护有形成分,常用于尿显微镜检查,特别是尿浓缩结核菌检查。但干扰尿蛋白检测
盐酸	浓盐酸 1 ml/100 ml 尿	破坏有形成分,沉淀溶质、杀菌,不能用于常规筛查,可用于钙、磷酸盐、δ-氨基乙酰丙酸、草酸盐、尿 17-酮类固醇、17-羟类固醇、儿茶酚胺等检查
硼酸	1 g/100 ml 尿	24 h内可抑制细菌生长,可保护蛋白质和有形成分,用于蛋白质、尿酸、5-羟吲哚乙酸、羟脯氨酸、皮质醇、雌激素、类固醇等检查。但干扰尿液酸碱度

■（三）精液采集

1. **体内回收法** 对啮齿类动物常于交配后24 h内收集雌性动物阴道内的阴栓涂片镜检,可观察凝固后的精液。

2. **人工诱精法** 不通过动物的自然交配,以人工方法诱使雄性动物射精并收集排出的精液。① 假阴道法:仔交配时以假阴道代替真实的动物采集精液,适用于兔等中、大型的动物。② 按摩刺激法:通过按摩雄性动物生殖器或敏感区域诱使动物射精并收集排出的精液。

3. **附睾内采集** 将动物快速处死,摘出睾丸和附睾,除去血液和脂肪组织,剪开附睾尾取出精子团。

■（四）阴道液采集

常用于观察阴道脱落细胞的变化以判断动物所处性周期阶段,常采用拭取和冲洗方法。

1. 拭取法 适用于阴道液较少的动物。先制作大小合适的棉拭子,用生理盐水浸润后挤干,旋转插入动物阴道内,在阴道内轻轻转动数下后旋转取出,立即涂片镜检。

2. 冲洗法 适用于阴道液较多的动物。用灭菌的钝头滴管向动物阴道内注入少量灭菌生理盐水,吸出再注入,反复数次后将液体全部吸出,即可涂片镜检。

十、实验动物的尸体剖检和脏器采出

尸体剖检常用于探讨实验造成的病理变化或诊断动物死亡原因,包括整体外观检查、局部组织和脏器检查。一般尸检顺序为:皮下检查→腹腔剖检→胸腔剖检→腹腔器官采出→胸腔器官采出→口腔和颈部器官采出→颅腔剖检→脑组织采出→鼻腔剖检→脊椎管剖检→脊髓采出→肌肉和关节检查→骨和骨髓检查。根据需求可在此基础上调整。

■ (一) 尸体外部检查

1. 体表 检查皮下水肿、脓肿、骨折、体表伤痕等异常。

2. 淋巴结 检查颌下淋巴结、颈浅淋巴结、髂下淋巴结等体表淋巴结的大小、硬度、游离或粘连与否。

3. 营养状况 检查动物皮下脂肪蓄积程度及肌肉丰满程度。

4. 黏膜 检查眼结膜、天然孔腔(口腔、鼻腔、外耳道、肛门生殖器等)的黏膜,观察有无贫血、淤血、出血、黄疸、溃疡、外伤等异常,检查天然孔腔的开闭状况。

■ (二) 各种脏器的采出

各类脏器采出的基本操作为:先结扎或夹闭连接该器官的主要血管,避免出血,然后离断器官,最后切断结扎或夹闭部位取出器官。体积较小的腺体可直接剥离或连同周围组织一起采出后再分离。

1. 腹腔内器官 腹腔内器官采出的顺序一般为:脾脏→胰腺→胃→肠→肾上腺→肾脏→肝脏、胆囊→膀胱→生殖器官。采出前宜完全打开腹腔,可沿腹中线和肋骨下缘剪开腹壁,于耻骨联合上方向上沿体侧做"V"型切口并翻起腹壁,充分暴露腹腔。

2. 胸腔内器官 胸腔内器官采出顺序一般为:胸腺→心脏→肺脏。从剑突下方沿肋骨下缘切断横膈,沿肋骨和肋软骨连接处切断骨骼,将胸骨、肋骨向头部翻起或取下可暴露整个胸腔。

3. 颅腔内器官 沿寰枕关节横断颈部,从头顶正中切开皮肤,前至鼻尖后至颈部,暴露颅顶并剥离附着的肌肉,去除头盖骨,即可见整个颅腔。提起脑膜剪开,沿颅腔内壁钝性分离脑组织,托起脑底部,切断大脑脚和视神经,翻转动物头部使头顶向下,利用重力作用使脑组织自然从颅腔内脱出。脑垂体嵌入在蝶骨的垂体窝中,取出大脑后即暴露,离断垂体和周围的联系后取出。部分小动物垂体微小,也可用固定液冲洗使之漂浮后采用大口径吸管连同固定液一起吸出。

4. 其他器官

(1)淋巴结:一般取给药局部淋巴结和肠系膜淋巴结,淋巴结质地较硬,不易与周围组织混淆。

(2)脊髓:自颅底至骶椎沿后中线切开皮肤,剥离棘突和椎板上骨膜、软组织等,切断脊椎两端,掀起棘突和椎板,暴露硬脊膜,沿硬脊膜外切断各神经根,将脊髓连同硬脊膜一起拉出脊髓腔,沿脊髓前后正中线剪开硬脊膜取出脊髓,脊髓质地柔软,可先注入固定液再取出。

(3)甲状腺、甲状旁腺:各种属动物的甲状腺和甲状旁腺位置不一,一般都位于甲状软骨两侧。采取时常取相应部位气管,从气管表面剥离甲状腺和甲状旁腺。

参考文献

[1] 孙敬芳.动物实验方法学[M].北京:人民卫生出版社,2001.
[2] 刘恩岐.医学实验动物学[M].北京:人民卫生出版社,2004.
[3] 胡建华,姚明,崔淑芳.实验动物学教程[M].上海:上海科学技术出版社,2009.
[4] 杨斐,胡樱.实验动物学基础与技术[M].上海:复旦大学出版社,2010.
[5] 刘宁.常见医学实验动物采血方法[J].化工管理,2017,35(12):131.

第七章
蛋白质含量测定和酶联免疫吸附试验

一、蛋白质含量测定

在科研实验中,常需要对样品蛋白质含量进行定量分析。测定蛋白质含量的方法很多,每种方法都有其特点和局限性,需要根据不同情况恰当选用。蛋白质定量检测方法主要包括凯氏定氮法、紫外光吸收法、比色法,在比色法中有双缩脲法(Biuret 法)、酚试剂法(Lowry 法)、考马斯亮蓝法(Bradford 法)、二辛可宁酸法(bicinchoninic acid,BCA 法)等。

■ (一) 凯氏定氮法

凯氏定氮法也称克氏定氮(Kjeldahl method)。将样品与浓硫酸共热,含氮有机物即分解产生氨(消化),氨又与硫酸作用,变成硫酸铵。经强碱碱化使硫酸铵分解放出氨,借蒸汽将氨蒸至酸液中,根据此酸液被中和的程度可计算得样品的氮含量。为了加速消化,可加入 $CuSO_4$ 作为催化剂、K_2SO_4 以提高溶液的沸点。收集氨可用硼酸溶液,滴定则用强酸。实验需要用到凯氏定氮仪,步骤包括消化、定氮仪的洗涤、蒸馏和滴定。最后通过公式计算所得结果为样品总氮量,如欲求得样品中蛋白质含氮量,应将总氮量减去非蛋白质含氮量即得。由于蛋白质含氮量比较恒定,可由其氮量计算蛋白质含量,故该法是经典的蛋白质定量方法。如欲进一步求得样品中蛋白质的含量,即用样品中蛋白质含氮量乘以 6.25 即得。凯氏定氮法结果最精确,但操作复杂,不适用于大批量样品的测试。

■ (二) 紫外光吸收法

蛋白质分子中,酪氨酸、苯丙氨酸和色氨酸残基的苯环含有共轭双键,使蛋白质具有吸收紫外光的性质,在 280 nm 波长处有最大吸收峰,其吸光度(即光密度值)与蛋白质含量成正比。另外,核蛋白提取过程中核酸对测定结果可引起误差,最大吸收峰在 260 nm 处,如果溶液中存在核酸需同时测定 280 nm 及 260 nm 两种波长的吸光度,通过计算可得到较为正确的蛋白质含量。紫外光吸收法简便、灵敏、快速,不消耗样品,测定后仍能回收使用。但该法测定蛋白质含量的准确度较差,干扰物质多,在用标准曲线法测定蛋白质含量时,对于标准蛋白质中酪氨酸和色氨酸含量差异大的蛋白质,有一定的误差,故适于用测定与标准蛋白质氨基酸组成相似的蛋白质。

■ (三) 比色法

1. 双缩脲法 具有两个或两个以上肽键的化合物皆有双缩脲反应(Biuret reaction)。蛋白质和多肽分子中的肽键在碱性溶液中与硫酸铜共热,呈现紫色或红色,在 540 nm 处有最大吸收,称为双缩脲反应。在一定浓度的范围内,双缩脲反应所呈的颜色深浅与蛋白质浓度成正比,而与蛋白质分子量及氨基酸成分无关。因此可用比色法定量测定,通过绘制标准曲线得出蛋白质含量。双缩脲法线性测定蛋白质范围为 1~10 mg,其操作简单,线性关系好,常用于需要快速但不要求十分精确的测定,但灵敏度差,测量范围较窄。

2. Folin -酚试剂法(Lowry 法) 蛋白质(或多肽)分子中含有酪氨酸或色氨酸,能与 Folin -酚试剂起氧化还原反应,生成蓝色化合物。蓝色深浅与蛋白质浓度成正比,可测定蛋白质浓度。这种测定方法灵敏,但试剂配制较为困难。该法的显色原理与双缩脲方法相同,只是加入了第二种试剂,即 Folin -酚试剂,以增加显色量,从而提高检测蛋白质的灵敏度。这两种显色反应产生深蓝色的原因是:① 在碱性条件下,蛋白质中的肽键与铜结合生成复合物。② Folin -酚试剂中的磷钼酸盐-磷钨酸盐被蛋白质中的酪氨酸和苯丙氨酸残基还原,产生深蓝色。该法也适用于酪氨酸和色氨酸的定量测定。最低蛋白质可检测的量达 5 μg,通常测定范围是 20~250 μg。因 Lowry 反应的显色随时间不断加深,因此各项操作必须精确控制时间。

3. 考马斯亮蓝法

(1) 实验原理:1976 年由 Bradford 建立的考马斯亮蓝法(Bradford 法)是利用蛋白质-染料结合的原理,定量测定微量蛋白质浓度的方法,是目前灵敏度最高的蛋白质测定法。该方法原理是:考马斯亮蓝 G - 250 染料,在酸性溶液中与蛋白质结合,使染料的最大吸收峰的位置由 465 nm 变为 595 nm,溶液的颜色也由棕黑色变为蓝色,通过测定 595 nm 处光吸收的增加量可知与其结合蛋白质的量。染料主要与蛋白质中的碱性氨基酸(特别是精氨酸)和芳香族氨基酸残基相结合。通过测定已知不同浓度的蛋白质吸光值的大小,制作标准曲线后,将待测样品吸光值代入公式,即可求出未知蛋白质样品的浓度,实现了蛋白质浓度测定的快速、稳定和高灵敏度。

(2) Bradford 法的优点:① 灵敏度高,其最低蛋白质检测量为 0.5 μg。因为蛋白质与染料结合后产生的颜色变化很大,蛋白质-染料复合物有更高的消光系数,因而光吸收值随蛋白质浓度的变化比 Lowry 法要大得多。② 蛋白质和考马斯亮蓝结合,在 2~5 min 达到平衡,完成反应十分迅速,其结合物在室温下 1 h 内保持稳定。③ 干扰物质少,如干扰 Lowry 法的 K^+、Na^+、Mg^{2+} 和 Tris 缓冲液、糖与蔗糖、甘油、巯基乙醇、EDTA 等均不干扰该测定法。

4. 二辛可宁酸法(BCA 法)

(1) 实验原理:二辛可宁酸(BCA)是一种稳定的水溶性复合物,与含 Cu^{2+} 的硫酸铜等其他试剂混合一起变为苹果绿色,即为 BCA 工作试剂。在碱性条件下,Cu^{2+} 被蛋白质还原成 Cu^+,Cu^+ 和 BCA 相互作用,两分子的 BCA 螯合一个 Cu^+,形成紫色的络合物。工作试剂由原来的苹果绿形成紫色复合物。该复合物为水溶性,在 562 nm 处显示强吸光性。测定其在 562 nm 处的吸光值,在一定浓度范围内,吸光度与蛋白质含量呈良好的线性关系。通过制作标准曲线,即可计算待测蛋白质的浓度。该法灵敏度高,检测浓度下限达到 25 $\mu g/ml$,最小检测蛋白质的量达到 0.5 μg,待测样品体积为 1~20 μl。

(2) BCA 法的优点:① 准确灵敏,检测范围大,在 50~2 000 $\mu g/ml$ 浓度范围内有较好的线性关系。② 测定快速简便,37℃孵育 30 min 后即可检测。③ 干扰物质少,BCA 法不受大部分样品中的离子型和非离子型去垢剂等化学物质影响,可兼容样品中高达 5% 的 SDS,5% 的 Triton X-100,5% 的 Tween 20、60、80。

二、免疫标记技术与酶联免疫吸附试验

(一) 免疫标记技术

免疫标记技术是以抗原抗体反应与标记技术相结合,将已知的抗体或抗原标记上示踪物质,通过检测标记物,间接测定抗原抗体复合物,常用的标记物有酶、荧光素、放射性核素、化学发光物质及胶体金等。免疫标记技术能对抗原或抗体进行定性和精确定量测定,且结合光镜或电镜技术,能观察抗原、抗体或抗原抗体复合物在组织细胞内的分布和定位。

免疫标记技术包含免疫酶测定、免疫荧光技术、放射免疫测定法、发光免疫测定、免疫胶体金技术、免疫印迹技术等。其中,免疫酶测定法(enzyme immunoassay,EIA)是一种用酶标记一抗或二抗检测特异性抗原或抗体的方法,将抗原抗体反应的高度特异性与酶对底物的高效催化作用相结合,通过酶标仪测定酶分解底物产生的有色物质(酶也可作用于荧光底物,使之产生荧光)的光密度值(OD),计算抗原或抗体的含量。用于标记的酶有辣根过氧化物酶(horseradish peroxidase,HRP)、碱性磷酸酶(alkaline phosphatase,ALP)等,常用的方法有酶联免疫吸附试验(enzyme linked immunosorbent assay,ELISA)和酶免疫组化技术。

(二) 酶联免疫吸附试验

酶联免疫吸附试验是酶联免疫测定技术中应用最广的技术,具有高敏感性、快速、简便、易于标准化等优点,可用于检测多种病原体的抗原和抗体、血液及其他体液中的微量蛋白质成分和细胞因子等。

1. 实验原理　ELISA 的基本方法是将已知的抗原或抗体吸附在固相载体(如聚苯乙烯微量反应板)表面,使酶标记的抗原抗体反应在固相表面进行(图 7-1)。ELISA 的基础基于两点:① 抗原或抗体的固相化,保持其免疫学活性;② 抗原或抗体的酶标记,既保留其免疫学活性,又保留其酶的活性。当加入酶反应的底物后,底物被酶催化为有色产物,产物的量与标本中受检物质的量直接相关,由此进行定性或定量分析。

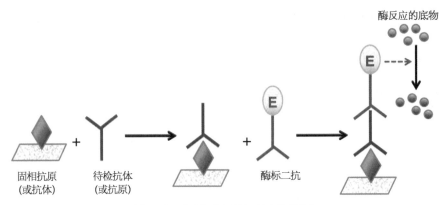

图 7-1　酶联免疫吸附实验原理示意图

2. 实验类型　ELISA 实验可分为双抗体夹心法、双抗原夹心法、间接法、竞争法、捕获法等 5 种类型,以下主要介绍前 3 种类型。

(1) 双抗体夹心法:用于检测特异抗原(图 7-2)。将已知抗体包被在酶联检测板上(固相),加入待检标本,标本中若含有相应抗原即与固相上的抗体结合,洗涤去除未结合成分,加入该抗原特异的酶标记抗体,洗去未结合的酶标记抗体,加底物后显色。一般而言,包被抗体和酶标记的抗体是识别同一抗原上的不同抗原决定基的两种抗体。

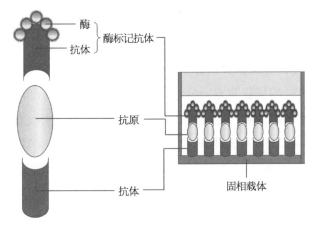

图 7-2　双抗体夹心法原理示意图

(2) 双抗原夹心法:用于检测特异抗体(图 7-3)。将已知抗原包被固相,加入待检标本,标本中若含有相应抗体即与固相上的抗原结合,洗涤去除未结合成分,加入该抗体特异的酶标

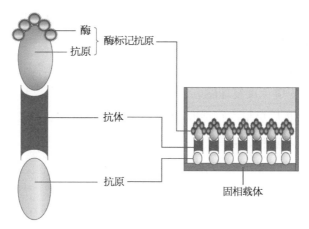

图 7-3　双抗原夹心法原理示意图

记抗原,洗去未结合的酶标记抗原,加底物后显色。

（3）间接法:用于检测特异抗体(图 7-4)。用已知抗原包被固相,加入待检标本,标本中若含有相应抗体即与固相上的抗原结合,洗涤去除未结合成分,加入酶标记抗抗体,则结合为抗原-抗体-酶标记抗抗体复合物。洗去未结合的酶标记抗抗体,加底物后显色。

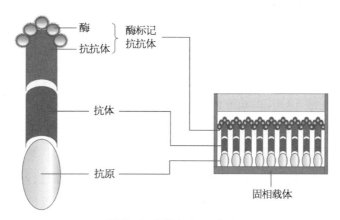

图 7-4　间接法原理示意图

3. 实验步骤(以双抗体夹心法为例)

（1）样本处理及要求

1）血清、血浆分离处理要求详见第六章,应避免反复冻融。

2）尿液:用无菌管收集,2 000～3 000 转/min,离心 20 min。收集上清液,保存过程中如有沉淀形成,应再次离心。胸腹水、脑脊液参照实行。

3）组织匀浆:用预冷的 $1\times PBS(0.01\ M, pH=7.4)$ 冲洗组织,去除残留血液(匀浆中裂解的红细胞会影响测量结果),称重后将组织剪碎。将剪碎的组织移入试管,加入对应体积的 PBS(一般按 1:9 的重量体积比,如 1 g 的组织样品对应 9 ml 的 PBS,具体体积可根据实验需要适当调整。推荐在 PBS 中加入蛋白酶抑制剂)。冰浴条件下充分研磨或用组织破碎机进行破碎。为了进一步裂解组织细胞,可对匀浆液进行超声破碎。最后将匀浆液于 5 000 g 离心 5～10 min,取上清液检测。

4）细胞培养物上清液或其他生物标本:1 000 g 离心 20 min 取上清液,或将上清液置于 −20℃或−80℃保存,应避免反复冻融。

注意事项:标本采集后尽早进行提取,提取后应尽快进行实验。若不能马上进行实验,可将标本放于低温保存,应避免反复冻融。标本溶血会影响最后检测结果,因此溶血标本不宜进行 ELISA 检测。

（2）操作步骤

1）ELISA 检测试剂盒从冷藏环境中取出应在室温平衡后方可使用。

2）从室温平衡 20 min 后的铝箔袋中取出所需酶标板板条,剩余板条用自封袋密封放回 4℃。

3）设置标准品孔和样本孔,标准品孔各加不同浓度的标准品 50 μl。

4）样本孔中加入待测样本 50 μl,空白孔不加。

5）除空白孔外,标准品孔和样本孔中每孔加入辣根过氧化物酶(HRP)标记的检测抗体 100 μl,用封板膜封住反应孔,37℃水浴锅或恒温箱温育 60 min。

6）弃去液体,吸水纸上拍干,每孔加满洗涤液(350 μl),静置 1 min,甩去洗涤液,吸水纸上拍干,如此重复洗板 5 次(也可用洗板机洗板)。

7）每孔加入底物 A、B 各 50 μl,37℃避光孵育 15 min。

8）每孔加入终止液 50 μl,15 min 内在试剂盒指定波长处测定各孔的 OD 值。

9）以所测标准品的 OD 值为横坐标,标准品的浓度值为纵坐标,在坐标纸上或用相关软件绘制标准曲线,并得到直线回归方程,将样品的 OD 值代入方程,计算出样品的浓度。

（3）酶标仪的使用:酶标仪(microplate reader)即酶联免疫检测仪,是对酶联免疫检测实验结果进行读取和分析的仪器。根据酶标记原理,通过偶联在抗原或抗体上的酶催化显色底物,根据反应呈色物的有无和呈色深浅即 OD 值的大小进行定性或定量测定,可判断标本中待测抗体或抗原的浓度。

参考文献

[1] 李俊,张冬梅,陈钧辉.生物化学实验[M].北京:科学出版社,2020.

[2] 陆兵.实验室生物安全手册(世界卫生组织)[M].北京:人民卫生出版社,2004.

[3] 陈慰峰.医学免疫学[M].北京:人民卫生出版社.2006.

[4] 曹雪涛.精编免疫学实验指南[M].北京:科学出版社,2009.

第八章
PCR 的原理及应用

一、PCR 技术

（一）PCR 技术的基本原理

聚合酶链式反应（polymerase chain reaction，PCR）是体外扩增 DNA 序列的技术，具有特异、灵敏度高、产率高、离体、快速、简便、重复性好、易自动化、对标本纯度要求低等优点。PCR 技术与分子克隆和 DNA 序列分析方法几乎构成了分子生物学实验的工作基础。

类似于体内 DNA 的半保留复制，PCR 是遵循碱基互补配对，依赖于引物起始，沿模板链定向延伸的体外 DNA 合成技术。其特异性依赖于与靶序列两端互补的寡核苷酸引物。PCR 由变性-退火-延伸 3 个基本反应步骤构成。① 高温变性：模板 DNA 经加热至 94℃左右一定时间后，使其双链解离成为单链，以便它与引物结合，为下轮反应做准备。② 低温退火：模板 DNA 经加热变性成单链后，温度降至 55℃左右，引物与模板 DNA 单链的互补序列配对结合。③ 中温延伸：DNA 模板-引物结合物在 Taq DNA 聚合酶的作用下，以 dNTP 为反应原料，靶序列为模板，合成一条新的与模板 DNA 互补的链。

重复循环变性-退火-延伸 3 个过程，就可获得更多的"半保留复制链"。这些新链又可成为下次循环的模板，使 DNA 扩增量呈指数上升。反应最终的 DNA 扩增量可用 $Y=(1+X)^n$ 计算。Y 代表 DNA 片段扩增后的拷贝数，X 表示平均每次的扩增效率，n 代表循环次数。平均扩增效率的理论值为 100%，但在实际反应中平均效率达不到理论值（图 8-1）。反应初期，靶序列 DNA 片段的增加呈指数形式，随着 PCR 产物的逐渐积累，被扩增的 DNA 片段不再呈指数增加，而进入线性增长期，最终到达平台期。平台期取决于 PCR 扩增效率、DNA 聚合酶的种类和活性及非特异性产物的竞争等因素。

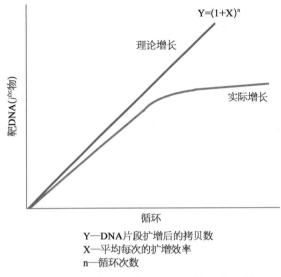

$$Y=(1+X)^n$$

理论增长

实际增长

靶DNA（产物）

循环

Y—DNA片段扩增后的拷贝数
X—平均每次的扩增效率
n—循环次数

图 8-1　PCR 产物的增长——理论增长和实际增长

■ **（二）PCR 反应体系与反应条件**

1. PCR 反应体系　PCR 反应体系中必备的要素有 5 种，即模板、引物、DNA 聚合酶、dNTP 和 Mg^{2+}（表 8-1）。

表 8-1　PCR 反应五要素

PCR 要素	特　征	加 入 量
模板	单链或双链 DNA	20～400 ng/20 μl 体系
引物	15～30 bp 合成的寡核苷酸	0.1～0.5 $\mu mol/L$
DNA 聚合酶	Taq 酶	0.5 U/20 μl 体系
底物	4 种脱氧三磷酸核苷	各 200 $\mu mol/L$
Mg^{2+}	DNA 聚合酶的激活剂	1.5～5 mmol/L $MgCl_2$

（1）模板：核酸的量与纯化程度是 PCR 成败与否的关键环节之一，传统的 DNA 纯化方法通常采用十二烷基硫酸钠（SDS）和蛋白酶 K 来消化处理标本。一般检测标本，可采用快速简便的方法（如强碱裂解），溶解细胞，裂解病原体，消化除去染色体的蛋白质使靶基因游离，直接用于 PCR 扩增。RNA 模板提取一般采用 Trizol 法，详见 PCR 反应模板制备部分。

（2）引物：引物与模板特异、正确结合是 PCR 反应特异性的决定因素。引物设计的总原则就是保证扩增的效率和特异性，需考虑引物与模板结合的特异性和效率，以及 DNA 聚合酶从引物起始和之后的延伸效率（表 8-2）。

表 8 - 2　PCR 引物设计注意点

引物设计注意点		内 容 特 征	设置/检测软件
	引物长度	15～30 bp,常用为 20 bp 左右	—
	产物长度	一般 70～1 500 bp,可达 10 kb 的片段	Primer - BLAST 等
引物自身	GC 含量适中	40%～60%	—
	碱基随机分布	避免 5 个以上同类核苷酸成串排列	—
	避免二级结构	避免引物内部出现二级结构	Primer - BLAST 等
	避免引物间互补	避免两条引物间,特别是 3′端的互补	Primer - BLAST 等
	避开碱基变异位置	引物 3′端,特别是最后 2 个碱基,与模板严格配对	—
	引物特异性	引物应与核酸序列数据库的其他序列无明显同源性	Primer - BLAST 等

关于引物的用量：每条引物的浓度 0.1～0.5 $\mu mol/L$,引物浓度偏高会引起错配和非特异性扩增,且可增加引物之间形成二聚体的机会。关于引物的设计软件有 Oligo 7、DNAstar、Primer Premier 6.0、Primer Express3.0 等,在线软件有 Primer3：http://bioinfo.ut.ee/primer3/,Primer - BLAST：http://www.ncbi.nlm.nih.gov/tools/primer-blast/。关于引物的特异性检测推荐在 NCBI 数据库中以 primer - BLAST 软件检测。

(3) 热稳定的 DNA 聚合酶：目前有两种 Taq DNA 聚合酶供应,一种是从水生嗜热杆菌中提纯的天然酶,另一种为大肠菌合成的基因工程酶。催化典型的 PCR 反应约需酶量 0.5 U(指总反应体积为 20 μl 时),浓度过高可引起非特异性扩增,浓度过低则合成产物量减少。近年来发明的热启动 Taq 酶,是用化学修饰或抗体修饰把酶的催化位点封闭起来,让酶在常温下失去活性,这样大大减少了加样过程中导致的非特异扩增。加热以后会导致化学修饰或抗体失活,使 Taq 酶重新恢复活性。

(4) dNTP：质量与浓度在一定范围内会影响到 PCR 的扩增效率。dNTP 粉呈颗粒状,如保存不当易变性失去生物学活性。dNTP 溶液呈酸性,配制时宜把 pH 调成碱性,这在一定程度上可防止原液在冻融时损坏 dNTP 的分子结构。一般配制成高浓度原液(如 100 mmol/L),以 NaOH 将其 pH 调节到 8.1,小量分装,−20℃冰冻保存,避免多次冻融。在 PCR 反应中,dNTP 应为 50～200 $\mu mol/L$。高浓度 dNTP(>4 mmol/L)对扩增反应起抑制作用(与 Mg^{2+} 螯合),浓度过低会降低 PCR 产物的产量。尤其是注意 4 种 dNTP 的浓度要相等(等摩尔配制),如其中任何一种浓度不同于其他几种时(偏高或偏低),就会引起错配。

(5) Mg^{2+}：是 Taq DNA 聚合酶的激活剂,显著影响其酶活性和 PCR 扩增的产量及特异性。Mg^{2+} 可以与负离子基团(如磷酸根)结合,在 PCR 中,DNA 模板、引物和 dNTP 是磷酸根的主要来源。因此反应系统中,Mg^{2+} 的最适浓度还要受到 dNTP 浓度的影响,欲获得最佳反应结果,要对反应条件进行必要的探索。每当一个新的目的片段和引物第一次使用时,或某种参数(dNTP 或引物浓度)改变时,应进行 Mg^{2+} 的最适浓度滴定。原则是样品中 Mg^{2+} 的最终浓度至少要比 dNTP 总浓度高 0.5～1.0 mmol/L。在一般的 PCR 反应中,各种 dNTP 浓度为

200 pmol/L 时，Mg^{2+} 浓度为 1.5～2.0 mmol/L 为宜。随着 Mg^{2+} 浓度升高，反应特异性降低，出现非特异扩增。Mg^{2+} 浓度过高(如>8 mmol/L)或浓度过低(如<0.8 mmol/L)，都会抑制 Taq 酶的活性，使扩增效率降低、反应产物减少。

为简化流程、减少配制体系出错概率，目前很多商品化的 PCR 试剂盒已经预先把 dNTP 和 Mg^{2+}(也包括 Taq 酶)按一定比例混合成 Mix，是经过预实验优化配比可直接使用的。如果扩增仍有困难的，建议在一定范围内，结合 dNTP 和引物浓度，通过预实验摸索最佳 Mg^{2+} 浓度。

2. PCR 反应条件的选择

(1)温度与时间的设置：基于 PCR 原理三步骤而设置变性-退火-延伸 3 个温度点。在标准反应中采用三温度点法，双链 DNA 在 90～95℃变性，再迅速冷却至 40～60℃，引物退火并结合到靶序列上，然后快速升温至 70～75℃，在 Taq DNA 聚合酶的作用下，使引物链沿模板延伸。对于较短靶基因(长度为 70～300 bp 时)可采用二温度点法，除变性温度外、退火与延伸温度可合二为一，一般采用 94～95℃变性，60～65℃左右退火与延伸(此温度下 Taq 酶仍有较高的催化活性)。

1)变性温度与时间：变性温度低，解链不完全会导致 PCR 失败。一般情况下，94～95℃ 1 min 足以使模板 DNA 变性，若低于 94℃则需延长时间，但温度不能过高，因为高温环境对酶的活性有影响。

2)退火温度与时间：退火温度是影响 PCR 特异性的重要因素。变性后温度快速冷却至 40～60℃，可使引物和模板发生结合。退火温度和时间取决于引物的长度、碱基组成及其浓度，还有靶序列的长度。对于 20 个核苷酸、G+C 含量约 50%的引物，55℃为选择最适退火温度的起点较为理想。引物的退火温度可通过以下公式帮助选择合适的温度：

$$Tm 值(解链温度)=4(G+C)+2(A+T)$$

$$退火温度=Tm 值-(2-10℃)$$

在 Tm 值允许范围内，选择较高的退火温度可大大减少引物和模板间的非特异性结合，提高 PCR 反应的特异性。退火时间一般为 15～60 s，足以使引物与模板之间完全结合。

3)延伸温度与时间：PCR 反应的延伸温度一般选择在 70～75℃，常用温度为 72℃，过高或过低的延伸温度会影响 Taq 酶活性。PCR 延伸反应的时间可根据待扩增片段的长度而定，一般 1 kb 以内的 DNA 片段，延伸时间 1 min 是足够的。3～4 kb 的靶序列需 3～4 min；扩增 10 kb 需延伸至 15 min。延伸时间过长会导致非特异性扩增带的出现，对低浓度模板的扩增，则延伸时间要稍长些。

(2)循环次数：决定 PCR 扩增产物的量。鉴于平台期的到来，循环次数多选在 30～40 次，一般情况下可获得相当可观的产物量。

■（三）PCR 扩增产物的检测与分析

PCR 产物扩增结果必须通过合适的方法检测，并进行适当的分析与鉴定，才能得出正确的结论。PCR 扩增产物的检测，分为对终点产物进行检测（终点检测）和扩增过程中实时检测。依赖于荧光物质的实时检测将在下文详细阐述，这里重点阐述传统的终点法检测（表 8 - 3、图 8 - 2）。

表 8 - 3　PCR 产物终点检测方法

PCR 产物终点检测方法	概　述　与　特　点	用　　途
凝胶电泳分析	PCR 产物电泳，与已知的 DNA Marker 条带相对照，初步判断产物扩增状况及特异性	
琼脂糖凝胶电泳	用 1%～2% 的琼脂糖凝胶分离，由于溴化乙锭 EB 的毒性，已有很多 EB 替代品，如 GelRed，GelGreen 等	检测，半定量分析
聚丙烯酰胺凝胶电泳	可分离长度仅相差 0.1%（即 1 000 bp 中的 1 bp 的核苷酸）的分子	检测，DNA 序列（＜1 000 bp）分析
酶切分析	根据预测 PCR 产物中限制性内切酶的位点，用相应的限制酶处理 PCR 产物，经电泳分离后，观察片段是否符合预估	产物的鉴定，靶基因分型，变异性研究
分子杂交	检测 PCR 产物特异性和碱基突变的有效方法	
Southern 印迹杂交	在两引物之间，另合成一条寡核苷酸链（内部寡核苷酸）标记后做探针，与 PCR 产物杂交	特异性鉴定，提高检测 PCR 产物的灵敏度，可知其分子量、条带形状
斑点杂交	将 PCR 产物点在硝酸纤维素膜或尼龙薄膜上，再用内部寡核苷酸探针杂交，观察有无着色斑点	PCR 产物特异性鉴定、变异分析
核酸序列分析	测序，检测 PCR 产物特异性的最可靠方法	获得 DNA 序列

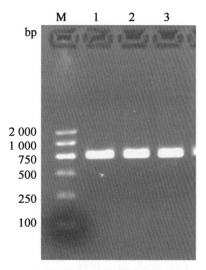

图 8 - 2　PCR 产物琼脂糖凝胶电泳图

（图中左侧条带 M 为 DNA marker，100～2 000 bp）

■ (四) PCR 反应模板的制备

PCR 反应的关键因素主要有引物的设计与选择、酶的质量和模板的制备,在前两者都稳定可行的情况下,PCR 模板的制备尤为重要。模板处理方法的选择及操作人员的基本技能,决定分离模板核酸的质和量及 PCR 的成败,而提高模板核酸质量的关键是除去杂质(蛋白质、酶、脂肪等),除去抑制 Taq DNA 聚合酶活性抑制因子,提高模板核酸的产量。

传统的核酸模板提取方法是采用去垢剂如 SDS 等来溶解、破坏细胞膜,使蛋白质变性;用蛋白酶 K 来消化去除蛋白质,尤其是与 DNA 结合的蛋白质;再用酚-氯仿抽提;然后用乙醇或异丙醇沉淀核酸。提取的核酸即可作为模板用于 PCR 反应。目前发展了简便实用的标本消化处理方法(如碱裂解法),亦可满足 PCR 实验的要求。RNA 模板提取一般采用 Trizol 法,要防止 RNA 酶(RNase)降解 RNA。RNA 抽提还可使用离心柱法,代表产品是 RNeasy Mini Kit(Qiagen),还有 EZ - press RNA Purification Kit(EZBioscience)等。采用哪种方法消化、处理标本,视 PCR 实验的目的及环境条件而定。下面介绍三种实验中常用的模板核酸的提取制备方法。

1. 蛋白酶 K 消化裂解法　　适用于所有标本的消化处理,尤以 DNA 样品为佳,如组织细胞(包括石蜡包埋组织)绒毛、毛发、精斑、血液(血清、血浆、全血)、局部分泌物、尿、粪便等。

(1) 试剂配制:① 蛋白酶 K 消化液:10 mmol/L Tris - HCl (pH 8.0),10 mmol/L EDTA,150 mmol/L NaCl,0.5% SDS,100~200 μg/ml 蛋白酶 K;② 蛋白酶 K 可先用超纯水配成 20 mg/ml,临用时加入消化液中。

(2) 提取方法:有些标本在用蛋白酶 K 消化前,还需预处理,如粪便、分泌物、痰液、组织块、石蜡包埋组织等,其方法有剪碎、离心去掉杂质、脱蜡等。

标本或经预处理的标本加蛋白酶 K 消化液 50~100 μl(蛋白酶 K 终浓度 100 μg/ml)混匀,55℃消化 2 h(或过夜),15 000 g 离心 10 min;加等体积的 Tris 饱和酚,充分混匀,15 000 g 离心 5 min;取上清液加等体积的氯仿:异戊醇(24:1),充分混匀,15 000 g 离心 5 min;上清液加入 1/10 体积的 pH 5.2 的 3 mol/L 醋酸钠溶液,加入 2.5 倍体积的冰冷无水乙醇(或加等体积的异丙醇)-20℃放置 30 min。取出后 15 000 g 离心 15 min,小心吸弃或倒出上清液,沉淀加入 75%冰冷乙醇颠倒洗涤,7 500 g 离心 5 min,特别小心的吸弃上清液,室温干燥,加 TE (Tris - EDTA)缓冲液 20 μl。溶解后,取 2 μl 用于 PCR 扩增,或放于-20℃保存。

蛋白酶 K 消化法除上述经典处理法外,亦可在蛋白酶 K 消化处理标本后,离心处理,吸取上清液,经 95~97℃或煮沸 10 min 灭活蛋白酶 K,直接做核酸模板用于 PCR 扩增。如杂质较多,还可经酚-氯仿抽提后,再用于 PCR 反应。该法对蛋白质及其他杂质消除彻底,Taq 酶活性不受影响,具有良好的重复性与稳定性,但操作繁复、技术要求高。

2. 碱变性法　　剪 1~2 mm 鼠尾/鼠耳于 1.5 ml 离心管中,加入 75 μl 碱性裂解液(NaOH

25 mM，EDTA 0.2 mM），95℃孵育 20～30 min 后，加 75 μl 中和液（Tris - HCl 40 mmol /L），混合离心后，将上清液转移到新的 1.5 ml 离心管中，4℃（短期）或−20℃（长期）保存。取上清液 2 μl，用于 20 μl PCR 扩增体系。

3. Trizol 法　该法主要用于 RNA 的提取，标本为组织、细胞等，流程如下。

（1）裂解细胞：若是组织取 50～100 mg，加入 1 ml Trizol，匀浆器或是研磨仪按说明书操作，将匀浆/研磨好的样品装入 RNase - free 的 Eppendorf 管中。若是细胞，每（1～5）×10^6 细胞加入 1 ml Trizol，吹打均匀，使充分裂解。

（2）液相分离：震荡混匀，冰上静置 5 min。每 1 ml Trizol 加入 200 μl 氯仿（1/5 体积），盖紧盖子，充分震荡 15 s 混匀，冰上静置 5 min，静置分层。4℃，15 000 g 离心 15 min，混合物分为下层的红色苯酚-氯仿相、中间的蛋白质沉淀和上层的水相，RNA 即位于上层水相，水相约占 60%。

（3）RNA 沉淀：将上清液转移到一个新的 Eppendorf 管中，加入等体积的预冷的异丙醇，震荡 10 s 混匀，冰上静置 10 min。4℃，15 000 g 离心 10 min，RNA 沉淀为小团块状物质[如果没有沉淀或沉淀很少，可以尝试加入 1/10 体积的醋酸钠（3 mol/L，pH 5.2），充分震荡，冰上静置 10 min，再同以上条件离心]。

（4）RNA 洗涤：去掉上清液，加入等体积 75% 乙醇洗涤，每 1 ml Trizol 加入 1 ml 乙醇。颠倒洗涤后，4℃，7 500 g，离心 5 min，小心吸弃乙醇。

（5）RNA 溶解：室温静置，自然控干 RNA 沉淀小块（透明化即可，注意不要过分干燥）。溶解在 30 μl DEPC 水中，吹打静置，充分溶解。−80℃保存。

（6）RNA 纯度和完整性检测：取 2 μl 稀释 50 倍，以紫外分光光度计测其 OD260（可换算为浓度）、OD260/OD280、OD260/OD230。对于纯 RNA，OD260/OD280＝2.0，一般在 1.8～2.0 可以接受，若<1.8，可能有蛋白质污染；若值异常高，可能是空白组消除了 OD280 信号所致。而 OD260/OD230 在 2.0～2.4 为正常，若<1.8 说明存在有机化合物（苯酚、盐酸胍、EDTA）等污染。

同时，用琼脂糖凝胶电泳检测 RNA 的质量（完整性）。电泳槽和用于配胶的板先洗干净，新鲜配制琼脂糖（Agarose）胶（浓度 1%）、TBE 缓冲液，一般上样 0.5～1 μg（用 RNase - free 的枪头），电泳时间 10～15 min，电压 8 V/cm 电极距，其他与 DNA 凝胶电泳相同。

RNA 跑胶结果分析（图 8 - 3）：电泳只能看到 3 条带：28S、18S 和 5.8S、5S。与 DNA Marker 比较，28S 大概在 2 K 左右，18S 大概在 0.8 K 左右，5.8S 和 5S 用琼脂糖是分开不了的，只是一条很弱的条带，在 100 bp 左右，完整性好的 RNA 其 28S 亮度是 18S 的 2 倍。

3 条条带清晰，28S 是 18S 亮度 2 倍，5S 和 5.8S 最弱，显示 RNA 完整性良好（A）；未见 3 条条带，100 bp 位置有超亮条带，显示 RNA 已降解（B）。材料：小鼠细胞 RNA，用量 1 μg。1% Agarose，电压 120 V，电泳 15 min（电极距离 15 cm）。

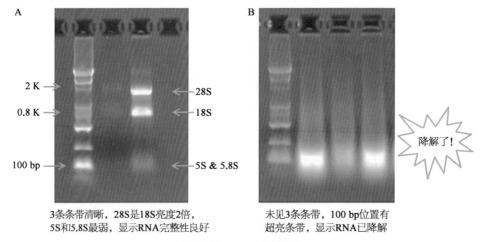

图 8-3　RNA 完整性检测

（7）逆转录（reverse transcription）：是以 RNA 为模板合成 DNA 的过程。以样本中提取的 mRNA 为模板（通过 Oligo dT primer 与 Random primer），在逆转录酶的作用下，合成出互补的 cDNA（complementary DNA）（图 8-4）。

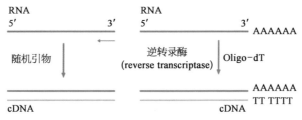

图 8-4　逆转录酶催化的 cDNA 合成示意图

以 Takara cDNA 逆转录试剂盒（DRR037A）为例（表 8-4）：将上述反应体系混匀离心。普通 PCR 仪上设置程序：37℃ 孵育 15 min；85℃ 孵育 5 s。放置样品，开始运行。结束后，－20℃ 保存样品。

表 8-4　20 μl 逆转录（RT）反应体系

试　　剂	体　　积
5×Buffer	4 μl
Enzyme mix	1 μl
OligdT primer	1 μl
Random primer	1 μl
RNA（total）	X μl（1 μg）
H_2O	13 − X μl
总体积	20 μl

二、实时荧光定量 PCR 的原理及应用

实时荧光定量 PCR(real-time quantitative,PCR)技术是指在 PCR 反应体系中加入荧光基团,利用荧光信号的变化实时检测 PCR 扩增反应中每一个循环扩增产物量的变化,(在扩增的指数期)通过 Ct 值和标准曲线的分析对起始模板进行定量分析的方法。该技术避免了传统 PCR 以终产物监测(终点检测)定量产生的偏差,实现了 PCR 从定性到定量的飞跃,具有特异性强、灵敏度高、重复性好、定量准确、速度快、全封闭反应等优点。已被广泛用于监测细胞 mRNA 表达量的变化,比较不同组织的 mRNA 表达差异,验证基因芯片和 siRNA 干扰的实验结果等。常用的两种方法为 SYBR Green(荧光染料法)和 TaqMan probe(荧光探针法)。

■ (一) 概念及原理

1. 荧光阈值和 CT 值　扩增曲线有线性图谱和对数图谱两种形式(图 8-5)。基线是扩增曲线的水平部分。荧光阈值(threshold)是在荧光扩增曲线指数扩增阶段(指数期)上人为设定的一个值,一般设置为基线(背景)荧光信号的标准偏差的 10 倍。每个反应管内的荧光信号到达设定的域值时所经历的循环数被称为 CT 值(cycle threshold value),CT 值与荧光阈值有关。荧光定量 PCR 利用 CT 值的概念,对扩增的开始阶段(指数期)进行检测,此时样品间的细小误差尚未放大且扩增效率也恒定,因此该 CT 值具有极好的重复性。相对来说,扩增终点处检测产物不恒定,差异较大。

2. 定量原理　对于一个理想的 PCR 反应,$X_n = X_0 \times 2^n$;对于一个非理想的 PCR 反应,$X_n = X_0(1+E_x)^n$。 其中 n 为扩增反应的循环次数;X_n 为第 n 次循环后的产物量;X_0 为初始模板量;E_x 为扩增效率。

在荧光定量 PCR 反应中,在扩增产物达到阈值线时,

$$X_{CT} = X_0(1+E_x)^{CT} = N$$

X_{CT} 为荧光扩增信号达到阈值线时扩增产物的量,在阈值线设定以后,X_{CT} 是一个常数,将其设为 N。两边同时取对数,得

$$\lg N = \lg X_0(1+E_x)^{CT}$$

整理此式,得

$$\lg X_0 = -\lg(1+E_x) \times CT + \lg N$$

$$CT = -1/\lg(1+E_x) \times \lg X_0 + \lg N/\lg(1+E_x)$$

对于一个特定的 PCR 反应来说,E_x 和 N 均是常数,故 CT 与 $\lg X_0$ 呈负相关。也即初始模

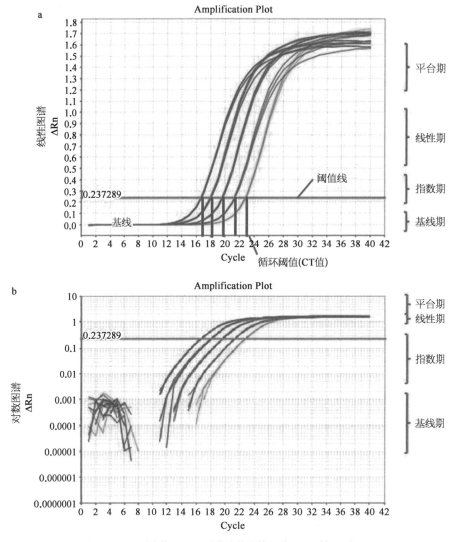

图 8-5 实时定量 PCR 扩增曲线的线性图谱(a)和对数图谱(b)

板量的对数值与 CT 值呈线性关系,初始模板量越多,扩增产物达到阈值时所需的循环数越少。可根据线性方程,由 CT 值计算出对应的起始模板量。

■（二）实时定量 PCR 中的荧光化学物质

根据所使用的荧光化学物质不同分为荧光染料法和荧光探针法两类。荧光染料法是最早使用的一种扩增序列非特异性的检测方法,荧光探针法是基于荧光共振能量转移(fluorescence resonance energy transfer,FRET)的原理建立。当一个供体荧光分子的荧光光谱与另一个受体荧光分子的激发光谱相重叠时,供体荧光分子的激发能诱发受体分子发出荧光,同时供体荧光分子自身荧光程度衰减,这种现象称为 FRET。

1. 荧光染料　DNA 结合染料与 DNA 双链结合时,在激发光源的照射下发出荧光信号,其信号强度代表双链 DNA 分子的数量。随 PCR 产物的增加,PCR 产物与染料的结合量也增大。不掺入链中的染料不会被激发出任何荧光信号。目前广泛使用的染料是 SYBR Green I,可特异结合于 DNA 双链的小沟中。游离的 SYBR Green I 几乎没有荧光信号,但结合 DNA 后,它的荧光信号成百倍增加。因此 PCR 扩增产物越多,SYBR Green I 结合得越多,荧光信号也就越强。

荧光染料的优点是适用于任何 DNA,没有序列特异性,可用于所有模板扩增;不必设计复杂探针,使用方便,成本低;有较高的灵敏度。缺点是也能与非特异性双链 DNA 结合,产生假阳性。必须进行熔解曲线分析。

熔解曲线(dissociation curve)是指随温度升高 DNA 的双螺旋结构降解程度的曲线。使用 SYBR Green I 作为荧光基团时,随着 PCR 反应的进行,双链 PCR 产物呈指数增长,SYBR Green I 与双链 PCR 产物结合后荧光越来越强。当 PCR 反应结束时,荧光强度达到最大,此时缓慢升温,从 60℃(或 65℃)一直加热到 95℃,在此过程中 PCR 产物随升温双链被缓慢打开,荧光强度也随着双链的打开依次减弱。升至一定温度,在一个狭窄的温度区间内,双链迅速打开,荧光急剧减弱(图 8 - 6a)。如果以荧光信号改变的负的一次导数与温度作图,会得出一个单峰图(图 8 - 6b)。PCR 产物双链打开 50% 时对应的温度值,称为该产物的 Tm 值,对应

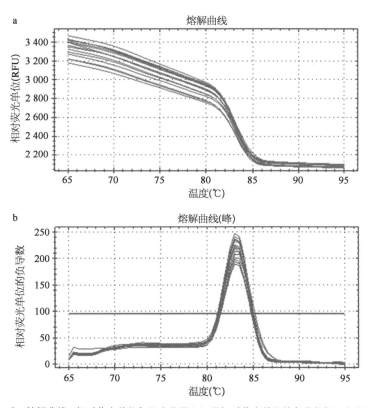

图 8 - 6 熔解曲线:相对荧光单位与温度作图(a),用相对荧光单位的负导数与温度作图(b)

(图片来自 BioRad CFX96)

于单峰图的峰顶处温度值。其峰值与扩增片段长短有关,与模板浓度无关。扩增的每个基因都有其相对应的熔解曲线,一般目的基因峰值在 80～90℃,出现其他峰就可能为引物二聚体(一般为 60～75℃)或其他非目的产物,基因组 DNA 污染的峰值会在 90℃以后。设计跨外显子引物可避免基因组 DNA 扩增。需要注意的是,熔解曲线单峰,只代表产物单一,要结合 Primer - BLAST 分析才能做出特异性判断。

2. 荧光探针 荧光探针可分为水解探针、分子信标等。水解探针以 TaqMan 探针为代表,TaqMan 技术原理是利用 Taq 酶的 5′- 3′核酸外切酶活性,裂解双链 DNA5′端的核苷酸,释放出单个寡核苷酸。基于 Taq 酶的这种特性,依据目的基因设计合成能够与之特异性杂交的探针,该探针的 5′端标记报告基团(荧光基团),3′端标记淬灭基团。正常情况下两个基团的空间距离很近,构成了 FRET 关系,荧光基团因淬灭而不能发出荧光。PCR 扩增时,引物与特异性探针同时结合到模板上,探针结合的位置位于上下游引物之间。当扩增延伸到探针结合的位置时,Taq 酶利用 5′- 3′外切酶活性,将探针 5′端连接的荧光分子从探针上切割下来,破坏了两个荧光分子间的 FRET,从而发出荧光,切割的荧光分子数与 PCR 产物的数量成正比。因此根据 PCR 反应体系中的荧光强度即可计算出初始 DNA 模板的数量(图 8-7)。

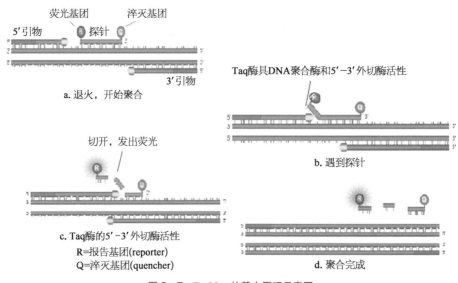

图 8-7　TaqMan 的基本原理示意图

■ (三) 实时定量 PCR 定量方法

在实时荧光定量 PCR 中,模板定量有绝对定量和相对定量两种。

1. 绝对定量 是借助已知浓度(或拷贝数)的标准品来定量。将标准品稀释成不同浓度的样品,并作为模板进行 PCR 反应,以标准品拷贝数的对数和 CT 值绘制标准曲线。对未知样品进行定量时,根据未知样品的 CT 值,即可在标准曲线中得到样品的拷贝数。与传统的

PCR 相比,定量 PCR 不仅实现了初始模板的绝对定量,而且其检测的灵敏度高(可检测到低拷贝的目的基因),可以区分微小的拷贝数差异,测定范围很广($10 \sim 10^{10}$ 拷贝)。

绝对定量的标准品可以是含有与待测样品相同扩增片段的克隆质粒、cDNA、或 PCR 产物。要求标准品的扩增序列与样本完全一致,制备的纯度要高,不应含有影响定量的因素,标准品和未知样本各自反应体系内的干扰因素要一致。

2. 相对定量 用于测定实验样本与对照样本中靶序列相对变化,是更普遍、简单的方法。在机体的细胞中,一些基因的表达量是恒定的,这些基因可以被用作内部参照(简称内参)基因,相对定量通过检测目的基因相对于内参基因的表达变化实现定量。内参基因的要求:在细胞中的表达量恒定;受环境因素影响小;实验药品/处理对其影响可以忽略。一般使用内源性管家基因作为内参基因,如 β-actin、GAPDH、rRNA 等。

相对定量还需要对照样本(control)作为参照比较的基准。如摸索一系列药物浓度对细胞增殖的影响,需要一个 0 浓度的处理(只含有溶解药物的介质)作为对照样本,不同浓度处理与它对照。

(1)双标准曲线法:该法与绝对定量的标准曲线法相似。不同之处在于绝对定量中只用构建目的基因的标准曲线,且其标准品的量是已知的。而相对定量中需要同时构建目的基因和内参基因两条标准曲线,所用的标准品不用知道其准确拷贝数或浓度,只要知道相对稀释倍数即可。

该方法第一步是制备标准品,包括内参基因和目的基因的标准品。标准品可以不知道准确拷贝数或浓度,但必须准确地进行倍比稀释,一般 10 倍、5 倍、3 倍都可以,并以最低浓度拟定假定拷贝数(一般为 1),根据稀释比例类推出各个稀释浓度的拷贝数。第二步是分别将系列稀释的内参基因标准品和目的基因的标准品及待测不同实验组样品进行 PCR,得出数据。第三步是制作标准曲线,得出方程及分析。一般荧光定量 PCR 仪软件会根据设置自动生成标准曲线,根据标准曲线给出实验样品和对照样品中内参基因和目的基因的相对拷贝数。用内参进行标准化处理,即用目的基因的拷贝数除以同一样本内参基因的拷贝数得出标准化的目的基因拷贝数;再将各实验组标准化的拷贝数除以对照样本标准化的拷贝数进行均一化处理,可得出实验样本相对于对照样本目的基因的表达倍数。假定目的基因在对照样本中表达量为 $1\times$,那么目的基因在实验样本中的表达量以相对于对照样本的 n 倍表示。当内参基因与目的基因扩增效率不一致或达不到 $100\% \pm 10\%$ 范围时,优先用该方法进行定量。

双标准曲线法的特点:① 考虑到了不同基因扩增效率的差异,用标准曲线来校正扩增效率,最大限度地避免了误差。② 思路直观、条理清晰、应用简便,操作灵活,无须像 $2^{-\Delta\Delta CT}$ 法那样对条件进行反复的优化。③ 其不足之处是每次实验都必须对目的基因和内参基因做标准曲线。

(2)$2^{-\Delta\Delta CT}$ 法:该法运用数学公式来计算相对量。来自同一样品的目的基因和内参基因都要进行实时荧光定量 PCR 反应,定量的结果用目的基因与内参基因 CT 值之间的差值(ΔCT)来反映。在进行 $2^{-\Delta\Delta CT}$ 法相对定量实验时,实验体系里必须包含实验样本和对照样本、目的基因和内参基因。ΔCT(目的基因)= CT(目的基因)- CT(同一样本的内参基因);$\Delta\Delta CT$

(目的基因)＝实验样本 ΔCT(目的基因)－对照样本 ΔCT(目的基因)的平均值；目的基因的相对倍数(实验样本/对照样本)＝$2^{-\Delta\Delta CT(目的基因)}$。

2$^{-\Delta\Delta CT}$法的相对定量省去了构建标准曲线的麻烦。不足之处在于没有考虑 PCR 扩增效率对定量结果的影响,将 PCR 扩增效率设为100%。而实际扩增过程中,由于内参基因和目的基因的异源性,引物和体系需要优化,才能接近这个假设。

2$^{-\Delta\Delta CT}$法的特点：① 使用该方法前提条件是目标基因和内参基因的扩增效率一致并且接近100%,在试验开始前必须分别对目的基因和内参基因作标准曲线,看两者扩增效率的差别,假如两者扩增效率一致,并在100%±10%范围内,可用该方法分析。在接下来的实验中,无须再做标准品。② 该方法要求严格的重复,因为 CT 值的差异只要有很小的变化,测得的结果就会有很大的差别。

■ (四) 实时定量 PCR 实验方法

1. 材料

(1) 仪器：常用的有 Applied Biosystem™(ABI)实时 PCR 系统(7000、7300、7500、7900等)、BioRad 实时 PCR 检测系统(CFX96 等)、Roche Lightcycler 实时 PCR 检测系统、Stratagene 定量 PCR 反应仪、MJ Opticon、Smatcycler 和 Rotor gene2000。仪器各有特点,根据需要选用。下述实验使用仪器为 ABI 7500,另需冷冻离心机、普通 PCR 仪。

(2) 样品：细胞样品、组织样品等。一般新鲜取用,或者−80℃保存。

(3) 试剂和耗材：① 总 RNA 提取试剂 Trizol Reagent (Invitrogen)；② 氯仿,异丙醇：置于4℃；③ 配制75%乙醇：无水乙醇与 RNase‐free 超纯水以3∶1体积比混合；④ RNase‐free 的移液器吸头,RNase‐free 的 EP 管；⑤ 0.1% DEPC(焦碳酸二乙酯)处理水或 RNase‐free 超纯水；⑥ Agarose,新配 TBE 缓冲液,上样缓冲液(Loading Buffer)和 DNA Marker；⑦ 逆转录试剂盒 Takara RR037A：PrimeScript® RT Enzyme Mix I(Takara)；⑧ 荧光定量 PCR 试剂盒 Takara RR420A：SYBR® Premix Ex Taq™(Takara)；⑨ PCR 板：ABI MicroAmp Optical 96‐Well Reaction Plate with Barcode 或 Axgen PCR‐96‐AB‐C。

2. 方法(以检测实验样本基因表达变化为例)

(1) 收集样品：50～100 mg 组织或 5×10^6 细胞(见 Trizol 法抽提 RNA)。

(2) 总 RNA 提取：研磨组织/裂解细胞样品,Trizol 处理,离心,沉淀,洗涤,溶解,测浓度(见 Trizol 法抽提 RNA)。

(3) cDNA 合成：按逆转录试剂盒说明书进行。合成好的 cDNA 以超纯水或 TE 稀释5～10倍,分装,置于−20℃保存备用。

(4) 引物设计与合成：以 Primer‐BLAST 在线设计引物或找经验证的可靠的引物,联系生物技术公司合成。

（5）实时定量 PCR：预实验构建标准曲线，摸底条件，确定定量方法（双标准曲线法或 $2^{-\Delta\Delta CT}$ 法），再到正式实验。制作标准曲线的方法：梯度稀释 cDNA（2～10 倍稀释，设置 4～6 个梯度），以待测引物做 PCR，得出曲线及相关系数、斜率、扩增效率。注意：此 cDNA 可以来自废样本或实验任一组、容易获得的样本，需要与实验组样本相同种属来源的，且有表达待检测的基因。具体荧光定量 PCR 参照试剂盒（如 Takara RR420A）进行。20 μl 反应体系：$2\times$SYBR® Premix Ex Taq™（Takara *Ex Taq* HS，SYBR Green I，PCR buffer，$MgCl_2$，dNTP mixture）10 μl；上游引物 F 0.5 μl，下游引物 R 0.5 μl；cDNA template 2 μl，加超纯水补足 20 μl。定量 PCR 仪扩增反应条件设置：95℃ 1 min；95℃ 5 s～58℃ 15 s～72℃ 30 s（40 个循环）。

（6）实时定量 PCR 数据分析：以检测实验样本 Cnx43 基因表达变化为例，构建 Cnx43 和 β-actin 的标准曲线，同时检测实验样本中这两个基因的表达（考虑到样本不多，这里没有按照先做预实验，再正式实验的步骤，而是同时进行，类似双标准曲线正式实验的方法）。分析步骤如下。

1）导出数据。

2）对各基因扩增参数逐项分析：先对每个基因按表 8-5 逐项分析。

表 8-5 基因扩增参数分析项目

	扩增曲线	标准曲线			熔解曲线	CT SD 值	合格
		R^2	Slope	Eff%			
β-actin	正常形态，且 CT 值<35	0.998	−3.107	109.83%	单峰	<0.5	√
Cnx43	正常形态，且 CT 值<35	0.996	−3.104	109.99%	单峰	<0.5	√

对于扩增曲线：Ⅰ曲线形态是否正常（四个时期）、平滑；Ⅱ起峰早晚（15<CT 值<35）；Ⅲ梯度稀释模板的曲线：相同浓度的复孔，曲线是否接近重合（这与复孔间 CT SD 值相关）；不同浓度的曲线是否以相同间隔平行右移（图 8-6A）。当按特定倍数梯度稀释模板然后进行 PCR 时，相应 CT 值的差值为恒定常数，其推导过程如下：

$$荧光量\approx产物量$$

$$Y=X\cdot 2^n$$

其中 Y 为产物量，X 为起始拷贝数，n 为循环数

达到相同产物量时，CT 值的差值为定值：

当模板稀释 3 倍时（如 9copy→3copy）：

$$Y=9\cdot 2^n=3\cdot 2^{n'}$$

$$\frac{2^{n'}}{2^n}=3\rightarrow 2^{n'-n}=3\rightarrow n'-n=\log_2 3=1.58$$

所以,梯度稀释模板进行 PCR,相应的扩增曲线理论上以相同的间隔平行右移。

对于标准曲线:要求为

$$R^2: > 0.99$$

$$Eff\%:\quad 90\%\text{——}100\%\text{——}110\%$$

$$Slope:\quad -3.58\text{——}-3.32\text{——}-3.10$$

其中:$Eff\% = 10^{-\frac{1}{slope}} - 1$

Slope ≈ 3.3 时,扩增效率为 1,即 100%

对于熔解曲线:单峰代表产物单一(参见荧光染料部分)。是否为目的基因特异产物,还需要 primer - BLAST 检测支持。

若是以上 1 项或多项不达标,则需对实验方案进行优化(参见实验方案优化部分)。

3)提取所有样本的目的基因和内参基因数据进行分析:对所有样品分别提取目的基因和内参基因数据,以 $2^{-\triangle\triangle CT}$ 法(图 8 - 8)或相对标曲法(图 8 - 9)进行分析(对照样本 48 - Ctrl,实验样本 48～106M 为药物以 10^{-6} mol/L 处理 48 h 后收样):

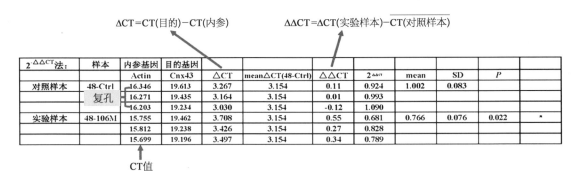

$2^{-\triangle\triangle CT}$法:	样本	内参基因	目的基因							
		Actin	Cnx43	△CT	mean△CT(48-Ctrl)	△△CT	$2^{-\triangle\triangle ct}$	mean	SD	P
对照样本	48-Ctrl	16.346	19.613	3.267	3.154	0.11	0.924	1.002	0.083	
		16.271	19.435	3.164	3.154	0.01	0.993			
		16.203	19.234	3.030	3.154	-0.12	1.090			
实验样本	48-106M	15.755	19.462	3.708	3.154	0.55	0.681	0.766	0.076	0.022	*
		15.812	19.238	3.426	3.154	0.27	0.828			
		15.699	19.196	3.497	3.154	0.34	0.789			

图 8 - 8 以 $2^{-\triangle\triangle CT}$ 法对所有样本的目的基因和内参基因数据进行分析

相对标曲法:	样本	内参基因	目的基因							
		Actin	Cnx43	△N	mean△N(48-Ctrl)	△△N	mean	SD	P	
对照样本	48-Ctrl	65.860	185.218	2.812	3.069	0.916	1.000	0.089		
		69.563	211.339	3.038	3.069	0.990				
		73.091	245.391	3.357	3.069	1.094				
实验样本	48-106M	101.513	207.149	2.041	3.069	0.665	0.754	0.080	0.023	*
		97.348	244.625	2.513	3.069	0.819				
		105.700	252.306	2.387	3.069	0.778				

图 8 - 9 以相对标曲法对所有样本的目的基因和内参基因数据进行分析

($2^{-\triangle\triangle CT}$法使用前提:目的基因和内参基因的扩增效率相同,接近 100% 且偏差在 10% 以内。若不在此范围内,就要使用相对标曲法分析)

4) 作图：对数据进行统计分析，并作图（图 8 - 10）。

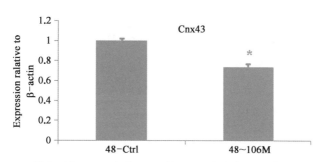

图 8 - 10 Cnx43 与 β - actin 的 mRNA 表达量比值直方图

[使用 $2^{-\triangle\triangle CT}$ 法分析数据，以 Excel2007 作图，Cnx43 在 48～106M 样本中
（相对于 48 - Ctrl）表达显著降低，* $P < 0.05$]

3. 实验方案的优化（以检测实验样本基因表达变化为例） 若扩增基因的扩增曲线、熔解曲线和标准曲线其中一项或多项不达标，则需对实验方案进行优化。主要从样本 RNA 抽提方法标准化、RNA 质控（包括 RNA 浓度、纯度、完整性）；cDNA 的逆转录及其在 PCR 体系中用量；引物的设计（兼顾特异性和扩增效率）；扩增试剂效价、扩增体系及条件、定量分析方法等方面进行优化。若目的基因和内参基因的扩增效率相同，接近 100% 且偏差在 10% 以内，可使用 $2^{-\triangle\triangle CT}$ 法分析；若目的基因和内参基因的扩增效率达不到这个要求（其他方面符合要求），就要使用相对标曲法分析。

建议首次实验构建标准曲线，以一系列稀释浓度的模板（cDNA）进行荧光定量 PCR，得出标准曲线、PCR 反应扩增效率和扩增基因起始 cDNA 浓度相对大小，检查扩增体系、流程和条件是否合适，并利用熔解曲线、结合 primer - BLAST 分析判定产物的特异性，以便选择合适的定量方法、模板浓度和特异性引物及其他条件。在以 cDNA 为模板的 PCR 反应体系中，有建议提高 Mg^{2+} 浓度到 2～5 mmol /L。改善实时定量 PCR 引物设计（染料法）可参考表 8 - 6。

表 8 - 6 荧光定量 PCR 引物设计的原则（染料法）

	注 意 点	内 容 特 征	设置/检测软件
	引物长度	17～25 bp	—
	产物长度	一般 70～300 bp	Primer - BLAST 等
引物 自身	GC 含量适中	40%～60%	—
	碱基随机分布	避免 5 个以上同类核苷酸成串排列，3′ 端不超过 4 个	—
	避免二级结构	避免引物内部（特别是 3′ 端）出现二级结构	Primer - BLAST 等
	避免引物间互补	避免两条引物间（特别是 3′ 端）互补	Primer - BLAST 等
	引物特异性	引物应与核酸序列数据库的其他序列无明显同源性	Primer - BLAST 等
	跨外显子（可选）	引物设计跨外显子（最好设计在接头处），避免基因组的扩增	Primer - BLAST 等

■ **(五) 实时定量 PCR 主要应用**

1. DNA 或 RNA 的绝对定量分析   包括病原微生物或病毒含量的检测,遗传性疾病的诊断等。

2. 基因/miRNA 表达差异分析   有不同处理样本(如药物、物理、化学处理)之间特定基因/miRNA 的表达差异,特定基因/miRNA 在不同时相的表达差异和 cDNA 芯片或差显结果的确证,以及 RNAi 基因失活率检测等。

3. 基因分型   如 SNP 检测、甲基化检测等。

三、miRNA 的 PCR 检测

基因转录产物 RNA 分为两大类:一类是为蛋白质编码的 mRNA;另一类属于不编码蛋白质产物的 RNA,即"非编码 RNA"(non-coding RNA,ncRNA),其中包括人们所熟知的 tRNA(转运 RNA)、rRNA(核糖体 RNA)、snoRNA(核仁小 RNA),还有小干扰 RNA(small interfering RNA,siRNA)、微小 RNA(miRNA,microRNA),和长链非编码 RNA(long non-coding RNA,lncRNA)等,这些非编码 RNA 的研究丰富了基因表达调控方式的认识。LncRNA 的 PCR 检测与 mRNA 的 PCR 检测相似,本篇简要介绍 miRNA 的 PCR 检测方法。

■ **(一) miRNA 的概念与特征**

miRNA(microRNA)是长度 20～23 个核苷酸的非编码单链小分子 RNA,在真核生物由 RNA 聚合酶 II 催化、以基因组 DNA 为模板转录产生,但不翻译为蛋白质。miRNA 广泛存在于动物、植物、真菌及病毒基因组中。miRNA 与靶 mRNA 3′-端非翻译区(3′-UTR)的部分或完全互补,从而抑制转录或导致靶 mRNA 的降解(图 8-11)。miRNA 对基因转录后水平

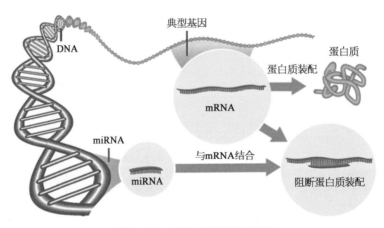

图 8-11   **miRNA 抑制转录示意图**

的调控广泛存在于真核生物的发育和代谢过程，包括细胞凋亡、增殖、分化、脂肪代谢、胰岛素分泌、免疫调节、应激反应等，并呈现时空表达特异性。

■（二）miRNA 的提取和 PCR 检测

1. miRNA 的提取　用于从细胞或组织中提取总 RNA 的试剂 Trizol 在 miRNA 的分离提取方面也比较有效。如果细胞或组织的起始量没有限制，常规的 Trizol 提取就已经足够，质量和重复性都比较好。如果样品有限或质量较差，则可以使用 Ambion 的 miRVana miRNA isolation kit。

2. miRNA 的实时定量 PCR 检测　由于成熟 miRNA 的长度仅为约 22 nt，无法进行 PCR 扩增反应，故在进行该法检测之前，要对所提取的 miRNA 进行结构上的处理。一般的做法是在成熟 miRNA 的一端连接上一段已知序列的核苷酸，经逆转录后，再以此为模板进行后续的 PCR 扩增。目前常用的是茎环法和加尾法。

（1）茎环法：该方法是在 miRNA 成熟序列的 3′ 端加上一段茎环序列，茎环尾部的 6～7 个碱基能够与 miRNA 的末端互补结合，为模板序列的合成提供羟基。在逆转录酶存在的情况下，以 miRNA 的成熟序列为模板进行逆转录，形成一段包含 miRNA 及茎环结构的序列。这增加了 miRNA 的核苷酸序列，使 PCR 扩增成为可能。其优点在于可区分出存在单个碱基差异的同一 miRNA 家族的不同成员。

茎环法实时定量 PCR 引物的设计需要注意：上游引物选择 miRNA 成熟序列 5′ 端的 15～16 个碱基，下游引物选择茎环序列的一部分。下游引物原则上要对应于待检测的目的 miRNA 单独设计，以保证高的扩增效率和特异性，但在上下游引物的 Tm 值接近时，可以通用。另外，由于其茎环只针对特定的 miRNA，故检测不同的 miRNA 时要设计不同的茎环末端。

（2）加尾法：该方法在定量 PCR 前，先在成熟 miRNA 的 3′ 端加上一段多聚 A 尾，并用 5′ 端带有 40 nt 锚定序列的 Oigo（dT）引物进行逆转录，使得样品中所有的 miRNA 均被延伸。加尾法较茎环法的应用范围更广，进行 1 次模板制备便可高通量检测不同 miRNA 的表达情况，在对多个 miRNA 的检测时较茎环法价格便宜，但加尾法对于同一个家族的 miRNA 区分能力较弱。加尾法的 PCR 引物设计需注意：上游引物与待检测 miRNA 的成熟序列一致，下游引物与特异逆转录引物的一部分互补。以 Clontech Mir‑X™ miRNA First‑Strand Synthesis Kit（638313）的试剂盒操作步骤为例：① 按表 8‑7 顺序配制以下逆转录反应体系；② 轻弹混匀反应混合物，短暂离心后置于 37℃ 孵育 1 h，然后在 85℃ 下孵育 5 min，使酶失活；③ 加入 90 μl 纯水，使总体积达到 100 μl。获得的 cDNA 即可用于 miRNA 的实时定量 PCR 检测；④ miRNA 内参引物采用该试剂盒中 U6 引物，Real time PCR 步骤同 SYBR Green 法的 PCR 检测。

表 8 - 7 逆转录反应体系

试　　剂	体积(μl)
mRQ Buffer(2×)	5
RNA sample(0.25~8 μg)	3.75
mRQ Enzyme	1.25
总体积 Total Volume	10

参考文献

[1] Ye J, Coulouris G, Zaretskaya I, et al. Madden TL. Primer-BLAST：a tool to design target-specific primers for polymerase chain reaction[J]. BMC Bioinformatics. 2012, 13：134.

[2] Truett GE, Heeger P, Mynatt RL, et al. Preparation of PCR - Quality Mouse Genomic DNA with Hot Sodium Hydroxide and Tris(HotSHOT)[J]. BioTechniques, 2000, 29(1)：52 - 54.

[3] 黄留玉主编.PCR 最新技术原理,方法及应用[M].2 版.北京：化学工业出版社,2010.

[4] Livak KJ, Schmittgen TD. Analysis of relative gene expression data using real-time quantitative PCR and the 2[-Delta Delta C(T)] Method[J]. Methods, 2001, 25(4)：402 - 408.

[5] 蔡刚.实时定量 PCR 应用中的问题及优化方案[J].国外医学.临床生物化学与检验学分册,2003,24(6)：330 - 332.

第九章
蛋白质免疫印迹技术原理与操作

一、蛋白质免疫印迹技术原理

蛋白质免疫印迹（Western 印迹杂交，Western blotting，Western blot）是在蛋白质凝胶电泳和固相免疫测定的基础上发展而来，可从蛋白质混合物中检出目标蛋白质，定量或定性确定细胞或组织中蛋白质的表达情况，用于蛋白质-蛋白质、蛋白质- DNA、蛋白质- RNA 相互作用后续分析。以聚丙烯酰胺凝胶电泳（polyacrylamide gel electrophoresis，PAGE）分离蛋白质（多肽）样品，转移到固相载体上，固相载体以非共价键形式吸附蛋白质（多肽）。以固相载体上的蛋白质或多肽作为抗原，与对应的抗体起免疫反应，再与酶或同位素标记的第二抗体起反应，经过底物显色或放射自显影以检测电泳分离的特异性目的基因表达的蛋白质成分（图 9 - 1、图 9 - 2）。

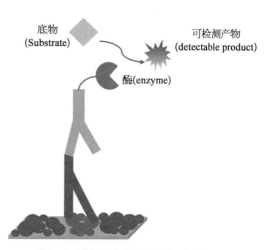

图 9 - 1 酶标记底物显色检测示意图

■ （一）蛋白质样品的制备

1. 破碎细胞提取蛋白质　取新鲜或低温冻存的组织或体外培养的细胞，提取蛋白质。使用匀浆、裂解的方法破碎组织、充分裂解细胞。常用的裂解液称为 RIPA Lysis Buffer，是一种传统的细胞组织快速裂解液。在破碎细胞的同时会释放出蛋白酶，蛋白酶需要迅速被抑制以保持蛋白质不被降解。在蛋白质提取过程中，需要加入合适的蛋白酶抑制剂，以避免蛋白质降解，常用的蛋白酶抑制剂有广谱的蛋白酶抑制剂、EDTA（乙二胺四乙酸，金属蛋白酶抑制剂）、

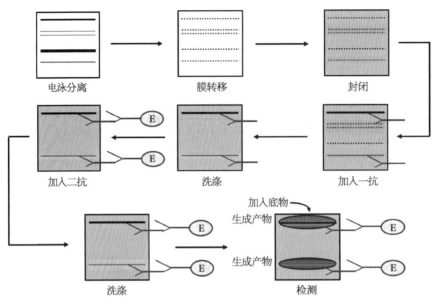

电泳分离　　　　膜转移　　　　封闭

加入二抗　　　　洗涤　　　　加入一抗

加入底物
生成产物
生成产物

洗涤　　　　检测

图 9 - 2　蛋白质免疫印迹基本操作过程示意图

PMSF(苯甲基磺酰氟,丝氨酸、半胱氨酸蛋白酶抑制剂)、NaF(氟化钠,磷酸酶抑制剂)等。

2. 蛋白质浓度测定　通常用比色法进行蛋白质浓度的测定,目前最常用考马斯亮蓝法(Bradford 法)、二辛可宁酸(BCA)法等,具体原理详见第八章。根据所求样品的实际蛋白质含量,可计算得出样品进行 PAGE 电泳前、上样总体积中的样品体积,需保证每个样品的上样量(蛋白质含量)一致。

3. 蛋白质变性　根据计算结果,将样品进行稀释混匀。在 95℃水浴或金属浴 5 min 以变性蛋白质,使蛋白质从空间结构转变为一级结构(即多聚体解散为单聚体、氧化状态转化为还原状态等)。

■ (二) SDS -聚丙烯酰胺凝胶电泳(PAGE)

几乎所有蛋白质电泳分析都在聚丙烯酰胺凝胶(polyacrylamide gel,PAG)上进行,所用条件需确保蛋白质解离成单个多肽亚基并尽可能减少其相互间的聚集。PAG 的优点是兼有电泳支持体及分子筛的功能,且具有相对的化学稳定性,纯度高,溶解度小,无电离基团,受 pH 和温度变化较小,并可通过改变交联度而调节孔径大小范围。

1. 聚丙烯酰胺凝胶(PAG)的形成和结构　PAG 是由丙烯酰胺(acrylamide,Acr)和交联剂 N,N'-甲叉双丙烯酰胺(N,N'- methylenebisacrylamide,Bis)在有引发剂和增速剂的情况下聚合而成(图 9 - 3)。Acr 单体形成长链,由 Bis 的双功能基团和链末端的功能基团反应而发生交联。Acr 在聚合过程中有 Bis 存在时,无序的多聚体链才能交联形成共价筛网(图 9 - 4)。

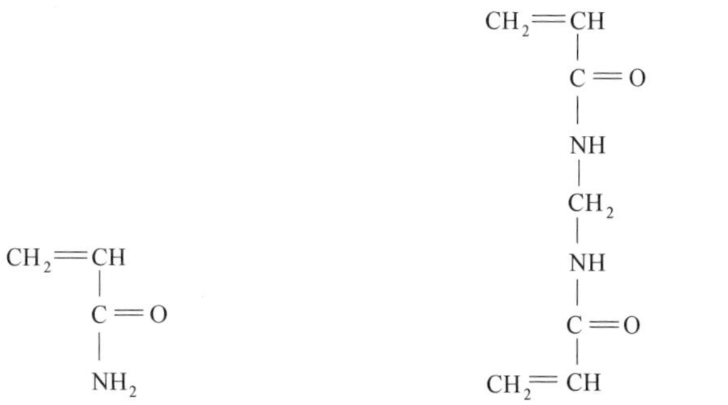

$$
\begin{array}{c}
CH_2\!=\!CH \\
| \\
C\!=\!O \\
| \\
NH \\
| \\
CH_2 \\
| \\
NH \\
| \\
C\!=\!O \\
| \\
CH_2\!=\!CH
\end{array}
$$

$$
\begin{array}{c}
CH_2\!=\!CH \\
| \\
C\!=\!O \\
| \\
NH_2
\end{array}
$$

丙烯酰胺（Acr） N,N'-甲叉双丙烯酰胺（Bis）

图 9-3　丙烯酰胺与甲叉双丙烯酰胺化学结构式

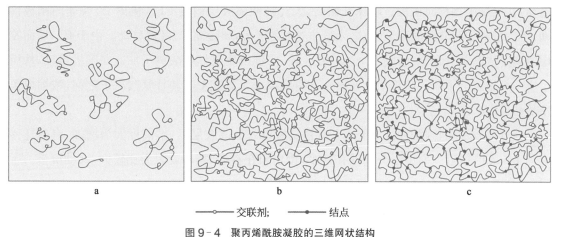

a   b   c

——○—— 交联剂;　——●—— 结点

图 9-4　聚丙烯酰胺凝胶的三维网状结构

a. 稀溶液;b. 浓溶液;c. 凝胶

Acr 和 Bis 对中枢神经系统有毒,即使是 1% 的稀溶液与皮肤接触也会引起皮肤发炎,小鼠的半数致死剂量(LD_{50})为 170 mg/kg。在操作时应尽可能避免直接接触和吸入微尘。Acr 的聚合通常是由化学或光化学过程完成。常用过硫酸铵(ammonium persulfate,APS)或过硫酸钾、核黄素作为引发剂,用 N,N,N',N'-四甲基乙二胺(N,N,N',N'- tetramethylethylenediamine,TEMED)作为增速剂。它可催化由 APS 产生的自由基的形成,加速 PAG 的聚合。APS 为白色粉末或结晶,固体粉末可在室温保存,但在溶液状态时不稳定,需在 4℃ 保存,最好新鲜配制。TEMED 是易吸湿的无色液体,有浓烈的氨味。纯度至少应为 99%,若暂时不用,最好密封保存于低温。

2. 聚丙烯酰胺凝胶电泳(PAGE)电泳系统　PAGE 系统分为两种。① 连续系统:其缓冲液 pH 及凝胶浓度相同;② 不连续系统:凝胶分为两层不同孔径的系统,即堆积胶(stacking gel)或称浓缩胶(concentrating gel)、分离胶(separation gel)或称电泳胶(running gel)。两层凝胶中所用的缓冲液 pH 不同。堆积胶中常用 Acr 浓度较小、孔径相对较大,缓冲液为 pH 6.8 左右的 Tris-HCl;而分离胶常用 Acr 浓度较大、孔径相对较小,缓冲液为 pH 8.8 左右的

Tris-HCl。分离胶层居下,堆积胶层居中,上面为样品层。虽然不连续电泳在缓冲系统的选择和制胶的操作方面比较繁杂,但由于不同孔径凝胶的分子筛作用,使不连续电泳的分辨率大大高于连续电泳。

3. 不连续系统凝胶电泳的分离原理

(1) 浓缩效应

1) 凝胶层的不连续性:两层凝胶层中的原料总浓度及交联度不同,孔径大小不一。浓缩胶的孔径大,分离胶孔径小。带电荷的蛋白质离子在大孔径层中移动时,受到阻力小,移动速度大。当它接近小孔径的分离胶时,移动速度逐步减慢,使样品浓缩,形成一窄带。

2) 缓冲液离子成分的不连续性:大多数蛋白质 pI 在 5.0 左右,在 pH 8.8 或 6.8 时均带负电荷,在电场中均移向正极。电泳开始后,大孔径浓缩胶层内的 Cl^-(快离子)快速向阳极移动,蛋白质离子和甘氨酸离子(为电泳缓冲液中的成分,属慢离子)缓慢移动。由于 Cl^- 后面胶层的离子浓度骤然降低,形成一个电位差区域,使蛋白质及甘氨酸离子加速向阳极移动,从而形成一个稳定的不断向前移动的界面。蛋白质离子聚集在 Cl^- 和甘氨酸离子之间,浓缩成很窄的薄层。

在分离胶层中,因缓冲液 pH 为 8.8,甘氨酸进入分离胶层后,解离度大为增加,有效迁移率几乎与 Cl^- 接近。而由于分离胶孔径小,蛋白质在移动时,所受阻力比较大,移动缓慢。所以,在分离胶层不具备浓缩效应而只有分离效应。

3) pH 的不连续性:堆积胶层与分离胶层之间的 pH 有区别,在分离胶层中,由于 pH 的原因,使样品离子的移动不再受快慢离子界面的影响,而只靠蛋白质的电荷大小及凝胶的分子筛作用达到彼此分离的目的。

(2) 分子筛效应:凝胶电泳因凝胶浓度的不同,网的孔径大小也不同,可通过的蛋白质分子量范围也就不同。在分离胶层中孔径较小,分子量及构型不同的蛋白质分子,通过一定孔径的凝胶时所受阻力不同,泳动速度亦不相同。故多种蛋白质分子即使所带电荷相同、迁移率相等,在 PAG 中经一定时间泳动后,也能彼此分离。大分子受阻程度大,走在后面;小分子受阻程度小,走在前面。

(3) 电荷效应:各种蛋白质因所带电荷不同,有效迁移率亦不同,负载电荷多的移动快,反之则慢。即使蛋白质混合物在堆积胶层和分离胶层交界处被浓缩成狭窄区带,当进入分离胶时,由于电泳体系已处于均一的连续状态中,故以电荷效应为主,带不同电荷的蛋白质离子以其移动速度的大小而达到顺次分离(图 9-5)。

4. SDS-PAGE 原理　利用凝胶电泳准确测定某一蛋白质或肽类的分子量,必须将电荷效应去掉或减少到最小,使被测物的泳动速率大小完全取决于分子量。在凝胶电泳系统中加入一定浓度的十二烷基硫酸钠(sodiun dodecyl sulfate,SDS)称为 SDS-PAGE。

(1) SDS 作用:SDS 是一种阴离子去污剂,作为变性剂和助溶剂,能断裂蛋白质分子内

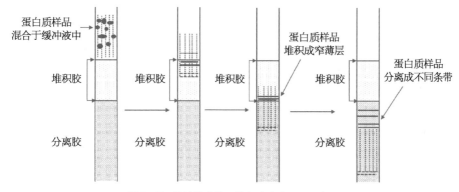

图9-5 不连续电泳系统凝胶分离原理示意图

和分子间的氢键,使分子去折叠,破坏二级和三级结构。另外,强还原剂如β-巯基乙醇(β-mercaptoethanol)和二硫苏糖醇(dithiothreitol,DTT)能使半胱氨酸残基之间的二硫键断裂。当蛋白质样品中加入 SDS 和还原剂后,95～100℃煮约 5 min,蛋白质分子解聚成多肽链。解聚后的氨基酸侧链与 SDS 充分结合,形成带负电荷的蛋白质-SDS 胶束(protein-SDS micelles),所带负电荷大大超过蛋白质分子原有的电荷量,消除了不同分子之间原有的电荷差异。蛋白质-SDS 胶束在水溶液中的形状像一个长椭圆棒,其短轴基本相同,约为 1.8 nm,长轴的长度则与亚基的分子量大小成正比。此时,不同泳动速率仅反映了各蛋白质亚基的分子量的差别。当分子量在 15～200 kD 时,蛋白质的迁移率和分子量的对数呈线性关系。

(2) SDS-PAGE 配方:可根据目的蛋白分子量大小选择合适的凝胶浓度,表 9-1 供参考。

表 9-1 SDS-PAGE 堆积胶(4%)与不同浓度分离胶配方

堆积胶(10 ml)		分离胶(20 ml)				
浓 度	4%	浓 度	6%	8%	10%	12%	15%
试剂成分	最佳分离范围		50～150 kD	30～90 kD	20～80 kD	12～60 kD	10～40 kD
H_2O	7.22 ml		8.1 ml	6.8 ml	5.4 ml	4.1 ml	2.1 ml
1M Tris-HCl	(pH 8.8) 1.25 ml		(pH 6.8) 7.6 ml	(pH 6.8) 7.6 ml	(pH 6.8) 7.6 ml	(pH 6.8) 7.6 ml	(pH 6.8) 7.6 ml
10% SDS	100 μl		100 μl	100 μl	100 μl	100 μl	100 μl
30% Acr-Bis(29:1)	1.33 ml		4 ml	5.3 ml	6.7 ml	8.0 ml	10 ml
10% APS	100 μl		200 μl	200 μl	200 μl	200 μl	200 μl
TEMED	8 μl		16 μl	12 μl	10 μl	10 μl	8 μl

■ (三) 蛋白质从 SDS 聚丙烯酰胺凝胶转移至固相支持体

经电泳分离后的蛋白质往往需再利用电泳方法将蛋白质转移到固相载体上,这个过程称电泳印迹,常用以下两种电转移方法。

1. 半干法　凝胶和固相载体被夹在用缓冲溶液浸湿的滤纸之间,通电时间为 10～30 min。

2. 湿法　凝胶和固相载体夹心浸放在转移缓冲溶液中,转移时间可从 45 min 延长到过夜进行。

由于湿法的使用弹性更大,在这里只描述湿法操作过程。目前进行的蛋白质免疫印迹大多是从凝胶上直接把蛋白质电转移至硝酸纤维素滤膜(NC)或聚偏二氟乙烯(PVDF)膜之上。把凝胶的一面与膜相接触,然后将凝胶及与之相贴的滤膜夹于滤纸和两块塑料板之间。把整个结合体浸泡于配备有标准铂电极并装有 pH 8.3 的 Tris-甘氨酸缓冲液的电泳槽中,使膜靠近阳极一侧,然后接通电流。蛋白质从凝胶中向阳极迁移而结合到膜上。为了防止过热并因而导致在夹层中形成气泡,转移过程应在冰浴条件下进行(图 9-6、图 9-7)。

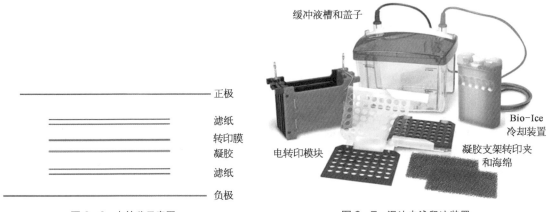

| 正极 |
| 滤纸 |
| 转印膜 |
| 凝胶 |
| 滤纸 |
| 负极 |

图 9-6　电转移示意图

图 9-7　湿法电泳印迹装置

硝酸纤维素膜(NC 膜):在低离子转移缓冲液的环境下,大多数带负电荷的蛋白质会与 NC 膜发生疏水作用而高亲和力地结合在一起。在去污剂作用下,结合的蛋白质可被洗脱下来。有 0.45 μm 和 0.2 μm 两种规格,>20 kD 的蛋白质可用 0.45 μm 的膜,<20 kD 的蛋白质用 0.2 μm 的膜。NC 膜结合蛋白质的能力主要与膜的硝酸纤维素纯度有关。如采用 100% 纯度的硝酸纤维素,则可保证最大的蛋白质结合量并减少非特异性结合,降低杂交背景。硝酸纤维素膜比较脆,漂洗一两次就会破损,不能反复使用。

聚偏二氟乙烯(PVDF)膜:PVDF 是一种高强度、耐腐蚀的物质。PVDF 膜可结合蛋白质,且可分离小片段的蛋白质,与 NC 膜一样,可进行各种染色和化学发光检测。PDVF 膜结合蛋白质的效率低于 NC 膜,但由于稳定、耐腐蚀,灵敏度、分辨率和蛋白质亲和力较高,非常适合于低分子量蛋白质的检测。PVDF 膜在使用之前需用无水甲醇进行浸泡饱和 1～5 s,以活化 PVDF 膜上的正电基团,使它更易与带负电的蛋白质结合。目前已开发出无须用甲醇浸泡的 PVDF 膜。

■ （四）对固定于膜上的蛋白质进行染色或者参照蛋白质分子量标准进行定位

对固定于膜上的蛋白质进行染色的方法有多种,但仅有丽春红 S 染色法可与所有免疫学检测方法兼容,该染料只会短暂显色,在进行蛋白质免疫印迹时可被洗去。因此,丽春红 S 染色并不影响随后用于检测抗原的显色反应(这些显色反应是由已偶联抗体的碱性磷酸酶或过氧化物酶等催化)。然而,由于其显示的紫红色不容易拍摄下来,这种染色不能提供永久性实验记录,只能提供蛋白质转移情况的直观证据并对蛋白质分子量标准参照物进行定位,标准蛋白质在膜上的位置可用铅笔或不褪色的墨水标记下来。

在蛋白质免疫印迹实验中经常用到蛋白质分子量标准(又称蛋白 Marker,protein ladder)。它是纯化好的不同分子量的蛋白质混合物,通过与染料共价偶联,在电泳过程中或转膜时可直接观察:① 在电泳时监测电泳情况和估计迁移率;② 转膜后蛋白质转膜是否完全。因此一般电泳时加入预染型 Marker,转膜后则不必对膜进行染色判断。如图 9-8 所示的即用型预染蛋白 Marker。

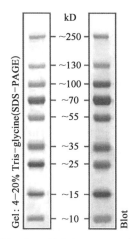

图 9-8 预染蛋白 Marker 示意图

(分子量范围:10～250 kD,条带数量:9 条带,分子量:～250、130、100、70、55、35、25、15、10 kD;颜色:蓝色、橙色、绿色)

■ （五）封闭杂交膜的非特异性结合位点

由于杂交膜上有很多非特异性蛋白质结合位点,正如从 SDS-PAGE 转移出来的蛋白质可以与膜结合一样,免疫学检测试剂中的蛋白质(抗体)同样也能与之结合。为了防止这些位点与抗体结合引起非特异的染色和背景,需要用惰性蛋白质或非离子去污剂封闭膜上的未结合位点来降低抗体的非特异性结合。封闭剂有多种,其中脱脂奶粉(fat free milk)最为价廉物美,使用方便又可与通常使用的免疫学检测系统兼容。但当牛奶中可能含有要检测的蛋白质时,不能使用脱脂奶粉作为封闭剂。

■ （六）抗体和靶蛋白的结合

一般蛋白质免疫印迹膜的检测分两步进行:首先靶蛋白特异性的非标记抗体在封闭液中先与杂交膜一同温育。经洗涤后,再将膜与经标记的抗免疫球蛋白抗体(二抗)即二级试剂一同温育。二级试剂经放射性同位素标记,或与辣根过氧化物酶(horseradish peroxidase,HRP)、碱性磷酸酶(alkaline phosphatase,AP)偶联。进一步洗涤后,通过放射自显影或原位酶反应来确定抗原-抗体-抗体在膜上的位置。这种两步检测法主要优点是使用单个二级试剂可测定多种多样的第一抗体,从而免去了逐一纯化并标记各种第一抗体之累。

■ (七) 显色显影与凝胶图像分析

底物标记方式有生物素标记、地高辛标记、各种酶标记等。而酶标记的底物包括各种生色底物、化学发光法底物和荧光底物。由于酶促反应比同位素安全且快速，已成为蛋白质免疫印迹的主流检测方法。酶促反应配不同的底物实现不同的显色方法，如化学发光和底物显色。目前各厂家开发的化学发光法产品灵敏度已达到 pg 级别甚至 fg 级别，灵敏度超过了同位素。而底物显色法由于属直接显色，操作简便且成本低。最常用的底物是 HRP 和 AP，还有比较少见的葡萄糖氧化酶(glucose oxidase)、β 半乳糖苷酶(β - galactosidase)。

HRP 是最常见的酶促发光或显色交联酶，由于比活高、特异性强、分子量小(40 kD)、稳定和作用底物范围广的优点而得到广泛使用。HRP 的底物主要分为化学发光底物和生色底物，化学发光底物发光信号强、信号持续时间长、背景低、灵敏度高。化学发光法由于仅在酶和底物都存在时才会发光，故适合同一张膜对不同的目标蛋白分别进行多次检测。鲁米那(Luminol)是经典的化学发光底物，利用二抗上标记的 HRP，使底物发生氧化还原反应，从而发出荧光。HRP 的生色底物中，最常用的是二氨基联苯胺(diaminobenzidine，DAB)，在 H_2O_2 存在下失去电子而呈现出颜色变化和积累，形成棕褐色不溶性产物，通过颜色变化积累过程检测蛋白质免疫印迹结果。显色后光照数小时会褪色，不能永久保存，需要拍照记录，而且有毒。

与 HRP 相比，AP 灵敏度更高、底物更稳定，也是常用交联酶之一。但 AP 实验常会遇到膜上显色背景偏高的问题，这是由于常用的封闭剂如脱脂奶粉和牛血清白蛋白中富含 AP 的原因。AP 常用底物是 5 -溴- 4 -氯- 3 -吲哚-磷酸盐(5 - bromo - 4 - chloro - 3′ - indolyphosphate p - toluidine salt，BCIP)、硝基四氮唑蓝(nitro - blue tetrazolium chloride，NBT)和硝基四紫唑(2 -[4 - Iodophenyl]- 3 -[4 - nitrophenyl]- 5 - phenyl - tetrazolium chloride，INT)。BCIP/NBT 是 AP 最佳的底物组合之一，产物为深蓝色。在 AP 催化下，BCIP 被水解产生强反应性的产物，该产物与 NBT 发生反应，形成不溶性的深蓝色至蓝紫色的沉淀。BCIP/INT 组合在AP 作用下，形成棕红色或橘黄色沉淀。

随着 Cooled - CCD 技术的发展，凝胶成像系统设备在科研实验室中使用越来越普遍。设备具有瞬时影像处理、立即输出、不需要胶片处理装置及暗室等成本花费、可用软件半定量分析等优点。Cooled - CCD 技术应用于蛋白质免疫印迹化学发光法显影还要求底物能产生高强度、长持续时间的信号，以被照相机捕获到。经过不断开发，现在的化学发光检测试剂从以前的发光时间持续几十分钟，到现在多数试剂可持续长达几个小时到 1 天，很多兼容 CCD 成像检测。

二、蛋白质免疫印迹具体操作步骤

本篇以检测大鼠肝组织中白蛋白表达为例，以下实验步骤供参考。

■ (一) 样品准备

(1) 称取肝组织样品 100 mg 放入离心管,再加 RIPA 900 μl(含广谱酶抑制剂,根据各生产厂家要求浓度进行配制)冰浴条件下匀浆破碎组织。立即加入其他特殊蛋白酶抑制剂,如 100 μl 10 mM PMSF 液(终浓度约为 1 mM),再将其转移到 1.5 ml 离心管中。

(2) 4℃,15 000 g,离心 15 min。取上清液,分装低温或超低温保存待用。

(3) 另取上清液检测蛋白质含量及计算上样量。

1) 测样品浓度:对样品进行蛋白质浓度测定。将样品稀释至合适的倍数,使稀释后的浓度在标准曲线范围内。如稀释 25 倍:2 μl 样品+48 μl 稀释液如 PBS。按照试剂盒说明书要求操作,使样品中蛋白质与显色剂反应显色,在一定波长条件下测吸光度值。

2) 计算上样量体积:在分析软件中得出样品的实际蛋白质含量。求得在电泳前上样总体积(如 25 μl)中的样品体积,需保证上样的每个样品的浓度一致(如 25 μl 上样体积中样品的蛋白质含量统一为 10 μg)。

(4) 样品变性处理:根据计算得到的上样量体积,取上样量并加上样缓冲液(loading buffer,LB)。LB 中含有指示剂溴酚蓝,由于分子量较小,电泳时处于最前方,可显示电泳进程;又含有甘油,可加大样品密度,使样品沉降到电泳孔中;含有的 SDS 则终止酶促反应,防止提取的蛋白质降解。如 5×LB,则加总体积(25 μl)的 1/5 体积(5 μl),最后用 RIPA 或 PBS 补齐至总体积相等(25 μl),混匀后 95℃(热水浴或金属浴)煮 5 min。所用的标记蛋白(marker)如果是非预染的,也需进行变性;如果用预染 Marker,则不需要此步变性处理。

如检测得出稀释 25 倍后的样品蛋白质浓度是 0.08 mg/ml,则样品稀释前浓度为 2 mg/ml,即 2 μg/μl。经计算,得到含蛋白质 10 μg 样品需上样的体积为 5 μl。另需加 5×LB 5 μl,以 PBS 15 μl 补齐至总体积 25 μl。

■ (二) 电泳

(1) 安装垂直电泳装置(需检查是否漏水)。

(2) 配 10%分离胶(按前述配方配制。白蛋白抗体为 67 kD,故用 10%浓度),灌胶约 2/3 体积,用纯水液封(或用异丙醇或正丁醇,目的是封住胶面,促使聚合并使凝胶表面平直)。待凝后倾去液封的水。

(3) 配 4%堆积胶(按前述所列配方配制),灌胶至平板顶部,插入梳子。待凝后,拔出梳子,倒入电泳缓冲液。

(4) 上样,接通电源,适当稳压(如 80 V)电泳,样品被压缩成一条线,之后样品分离。当指示剂(LB 中的溴酚蓝)到达平板底端的时候停止电泳(图 9-9)。

(5) 以采用 PVDF 膜为例:准备 3 个平底容器,一个装甲醇,一个装纯水,另一装转移缓

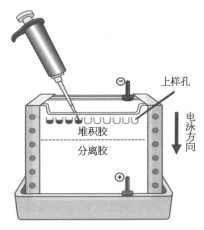

图 9-9 上样示意图

冲液(若采用 NC 膜,则准备 2 个容器,一个装纯水,另一装转移缓冲液)。

(6) 轻轻剥取分离胶,并将其浸入转移缓冲液中约 5 min。

(7) 裁剪 PVDF 膜(大小略小于胶或与胶齐平),将其浸入甲醇中约 5 s,再浸泡于纯水中约 5 min,然后放入转移缓冲液中平衡(若采用 NC 膜,则将膜浸泡于纯水中约 5 min,再放入转移缓冲液中);裁剪滤纸(大小略小于胶或与胶齐平),预先浸泡在转移缓冲液中;将海绵也预先浸泡在转移缓冲液中。

(8) 按顺序安装好转膜装置(黑色板—海绵—滤纸—凝胶—杂交膜—滤纸—海绵—透明板,俗称三明治装置)。并完全排除气泡,4℃(或冰浴条件),300 mA 恒流转膜 60 min(电流大小、转膜时间可根据蛋白质大小调节,一般最大电流为 400 mA,过高容易产生热量使凝胶变形)。

(9) 倾去转膜缓冲液,拆除转膜装置,取出膜。

(10) 将杂交膜放入丽春红溶液中摇床染色约 5 min,用铅笔标出 Marker 位置,再用纯水震荡以去除浮色。在上角剪去一角以辨上下左右。若用预染 Marker,则能显示转膜是否成功,可不用此步判断。

(11) 洗膜缓冲液(PBST 或 TBST)洗膜 5 min,将膜转移至另一容器中,用 5% 脱脂奶粉封闭 1 h(可用室温或 37℃条件)。

■ (三) 一抗孵育

(1) 配制一抗:按照抗体说明书进行稀释,稀释液为封闭液(如 5% 脱脂奶粉),体积按照 1 ml/一块膜计算。

(2) 将膜转移至尽可能小的容器中并加入稀释的一抗。37℃摇床孵育约 2 h,或 4℃过夜。

■ (四) 二抗孵育与显色

(1) 取出一抗孵育的杂交膜,用洗膜缓冲液洗涤数次(充分洗涤,如 4 次、每次 10 min,或 6 次、每次 5 min)。

(2) 按照抗体说明书配制稀释二抗。若用高灵敏度化学发光显色剂如 ECL 荧光试剂,可以 1:3000(甚至更低)稀释 HRP 标记的二抗。稀释倍数需根据各生产厂家的二抗产品不同、样品蛋白质的表达不同进行调节。

(3) 将膜转移至尽可能小的容器中并加入稀释好的二抗,37℃摇床孵育约 45 min(或室温摇床孵育约 1 h)。

（4）用洗膜缓冲液洗涤数次（充分洗涤）。

（5）准备 ECL 化学发光显色剂，将膜从洗膜缓冲液中取出，用吸水纸稍吸干膜，滴加显色液。

（6）通过用 X 光片压片或凝胶图像分析系统，检测样品蛋白质表达，扫描及分析。

■（五）所需试剂（供参考）

（1）一抗，二抗。

（2）蛋白 Marker。

（3）1 M Tris HCl（pH 8.8、pH 6.8）。

（4）10％ 十二烷基硫酸钠（SDS）。

（5）30％ 聚丙烯酰胺（丙烯酰胺 Acr：甲叉双丙烯酰胺 Bis＝29：1）。

（6）10％ 过硫酸铵（APS）。

（7）四甲基乙二胺（TEMED）。

（8）吐温-20（Tween-20）。

（9）无水甲醇，无水乙醇。

（10）100 ml RIPA：NaCl 0.88 g，NP-40 1 ml，10％ SDS 1 ml，1 M Tris-HCl（pH 7.2）5 ml，0.5 M EDTA（pH 8.0）1 ml，加水溶解至 100 ml。

（11）苯甲基磺酰氟（PMSF），以异丙醇或乙醇配制至浓度 10 mM。

（12）广谱蛋白酶抑制剂，根据各生产厂家说明要求，加水溶解至合适浓度。

（13）5×上样缓冲液（LB）10 ml：2 M Tris-HCl（pH 6.8）1.56 ml，SDS 1 g，丙三醇（Glycerol）5 ml，二硫苏糖醇（DTT）0.12 g，β-巯基乙醇（β-mercaptoehanol）2.5 ml，溴酚蓝（Bromophenol blue）1 mg，加水定容至 10 ml。

（14）10×电泳缓冲液 1 L：Tris Base 30.29 g，甘氨酸（Glycine）144 g，SDS 10 g，加水溶解至 1 L。

（15）1×电泳缓冲液 1 L：取 100 ml 10×电泳缓冲液，加水稀释至 1 L。

（16）10×转移缓冲液 1 L：Tris base 24.2 g，Glycine 45 g，加水溶解至 1 L。

（17）1×转移缓冲液（临用前配制）1 L：100 ml 10×转移缓冲液，加 700 ml 水，再加 200 ml 甲醇（或乙醇，以生物安全角度考虑，推荐用乙醇代替甲醇）。

（18）洗膜缓冲液

1）1×PBST 1 L：1 000 ml 1×PBS 加 1 ml Tween-20 混匀。

2）1×TBST 1 L：1 000 ml 1×TBS 加 1 ml Tween-20 混匀。

（19）5％ Milk，5 g 脱脂奶粉加入洗膜缓冲液（1×PBST 或 1×TBST）溶解至 100 ml。

（20）蛋白质浓度检测试剂盒。

（21）ECL 化学发光检测试剂盒。

三、内参抗体的选择

抗体价格昂贵，在进行蛋白质免疫印迹实验前应选择好高效价、高性价比的抗体，并尽量节约使用抗体。本篇讨论内参蛋白抗体的选择。

■ （一）管家基因

管家基因（house-keeping genes）又称看家基因、持家基因，其产物对维持细胞基本生命活动所必需，如微管蛋白基因、糖酵解酶系基因和核糖体蛋白基因等。在各组织和细胞中表达相对恒定，表达水平受环境因素影响较小，在个体各个生长阶段的大多数或几乎全部组织中持续表达，或变化很小。管家基因一般不受外界环境及加入药物的影响，因此在 PCR 和蛋白质免疫印迹实验中经常作为内参对照来应用。

■ （二）蛋白质免疫印迹内参蛋白选择原则

通常需保证目的蛋白与内参蛋白的分子量相差＞5 kD。可根据样本种属来源、目的蛋白表达部位来选择合适的内参。表9-2列出一些常见的内参蛋白。

表9-2　常用内参蛋白举例

	举　　　例
样本种属来源	（1）哺乳动物细胞样本 β-actin（肌动蛋白），β-tubulin（微管蛋白），GAPDH（甘油醛-3-磷酸脱氢酶），Lamin B（核纤层蛋白 B）
	（2）植物细胞样本 植物 actin，Rubisco（核酮糖-1,5-二磷酸羧化酶）
目的蛋白表达部位	（1）一般蛋白 β-actin，GAPDH
	（2）核蛋白 Lamin B，Histone H3（组蛋白 H3），PCNA（增殖细胞核抗原）
	（3）膜蛋白 Na-K ATPase（Na-K ATP 酶）
	（4）线粒体蛋白 VDAC1（抗电压依赖性阴离子通道蛋白1），COX Ⅳ（细胞色素 C 氧化酶Ⅳ亚型）

四、蛋白质免疫印迹实验中的注意事项与常见问题分析

整个蛋白质免疫印迹实验耗时较长，过程中的细节往往决定实验的成功与质量。

■（一）蛋白质免疫印迹实验注意事项

（1）电泳时正负极不能弄错。在电泳装置中，默认黑色为负极、红色为正极。蛋白质从负极泳向正极。

（2）电泳结束剥胶动作要轻，避免将胶撕破。

（3）注意安装转膜装置的顺序（黑色板—海绵—滤纸—凝胶—杂交膜—滤纸—海绵—透明板），并完全排除气泡。如安装转膜装置时没有完全赶走气泡，将造成电泳条带转印不齐（图9-10）。

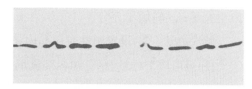

图9-10　转膜时有气泡造成条带不整齐

（4）为了便于辨别条带顺序，转膜结束时在膜上剪角（如左上角或者右上角）以区分正反上下。

（5）若使用PVDF膜需临用前用甲醇浸泡以活化PVDF膜。但目前市售商品已有不需甲醇活化的PVDF膜。

（6）需要合适的一抗、二抗比例，否则会出现条带信号很弱或没有、非特异性条带等现象。

（7）在进行一抗、二抗孵育后，必须将转印膜进行充分的洗涤，否则会造成背景过深、条带不清晰的现象。

■（二）常见问题分析

1. 凝胶不平与漏液

解决办法：① 制备凝胶的玻璃板需洗干净；② 两块玻璃板底部要对齐；③ 加入APS和TEMED的量要合适；④ 加入试剂后充分混合，防止部分胶块聚合不均匀。

2. 电泳条带比正常的窄，有"微笑"或"倒微笑"条带；条带微弱

解决办法：① 凝胶聚合不均匀，灌胶时尽量混合均匀，动作轻缓；② 样品盐浓度过高会挤压其他条带导致宽窄不一，需进行适当稀释；③ 底部有气泡会影响电泳效果，应赶走气泡；④ 蛋白质浓度不够，加大上样量；⑤ 蛋白质样品不能反复冻融，提取过程防止蛋白质降解。

3. 凝胶肿胀或卷曲，条带歪斜或漂移，有单个或多个白点

解决办法：① 转膜缓冲液过热，注意降温；② 凝胶在转膜之前需在转膜缓冲液中浸泡充分；③ "三明治"结构不紧凑。确保膜和凝胶之间没有气泡；④ 缓冲液中离子浓度太低，电流或电压太高。用新鲜配制的缓冲液，调整电流/电压。

4. 转印膜曝光后背景太深

可能原因：① 膜没有均匀浸湿；② 膜或缓冲液污染；③ 封闭不充分；④ 抗体与封闭剂出现交叉反应；⑤ 抗体浓度过高；⑥ 洗涤不充分。

解决办法：① PVDF膜转膜前用100%甲醇将膜完全浸湿，转膜前用缓冲液充分浸泡平

衡;② 更换新鲜转膜缓冲液;③ 更换封闭剂或延长封闭时间;④ 更换合适抗体;⑤ 做预实验确定一抗、二抗的最佳工作浓度;⑥ 抗体孵育后进行充分洗涤。

5. 杂交信号很弱或没有

可能原因:① 抗体不适合于蛋白质免疫印迹;② 抗体浓度太低;③ 抗体保存不当;④ 抗原不充足;⑤ 转膜不充分。

解决办法:① 设置阳性对照和内参蛋白;② 加大抗体浓度;③ 抗体长期保存应在低温;④ 增加蛋白质上样量,用已知标准量蛋白质做参照。

6. 出现非特异条带

可能原因:① 一抗不是唯一特异的;② 二抗出现非特异结合。

解决办法:① 采用单克隆抗体;② 设立不加一抗,只加二抗的平行对照来检测二抗是否有非特异结合。

参考文献

[1] 张燕婉,叶珏,时那,等.蛋白质免疫印迹技术的实验研究[J].实验技术与管理,2008,25(10):35-37.
[2] 张哲.免疫印迹法凝胶问题解析[J].微量元素与健康研究,2016,33(5):85.

第十章
免疫细胞与组织化学技术

─◦◦◦◦─

一、样本组织制备

■ (一) 取材

取材是制作切片程序中的首要步骤,操作不当,将直接影响病理诊断和科研工作的结果。具体要求如下:① 取材刀具必须洁净锐利,切取标本时避免来回挫动。禁止使用有齿镊子或血管钳,以免损害组织。② 标本应新鲜,选择病变或可疑病变组织,必要时选取病变与正常组织交界处。③ 组织大小应不大于 1.5 cm×1.5 cm,厚度不超过 0.5 cm,厚薄均匀。

■ (二) 固定

用固定剂与组织内的蛋白质反应,使组织持久保存于接近存活时的代谢状态,并耐受后续处理。目前,4%中性甲醛(或称 10%中性福尔马林)是公认的应用范围最广的固定液之一。它对大多数病理标本具有良好的固定作用,穿透速度快,组织硬化小。小标本的固定时间为 4~6 h,大标本为 18~24 h 或更久。固定液量应为组织总体积的 5~10 倍以上。

1. 固定剂的分类

(1) 单纯固定液

1) 甲醛(formaldehyde):固定浓度:10%~20%水溶液;固定时间:12~24 h。固定后处理:流水冲洗 12~24 h。配置方法:甲醛原液 10~20 ml+生理盐水(或纯水)80~90 ml。特性:甲醛原液浓度为 40%,放置时间过长易产生白色沉淀"三聚甲醛",氧化后变为甲酸,需长期保存甲醛溶液需加入适量的碳酸镁或碳酸钙。

2) 乙醇(ethylalcohol):固定浓度:80%~90%乙醇;固定时间:依据组织块大小和乙醇浓度而定,一般 4~12 h。固定后处理:直接脱水。配置方法:无水乙醇 80~90 ml+纯水

10~20 ml。特性：50％以上浓度的乙醇可溶解组织内脂肪、类脂体和色素等，故不能固定上述物质。70％～80％乙醇可作为组织固定后的保存剂。

3）丙酮（acetone）：固定浓度：原液；固定时间：4℃冰箱2~8 h。固定后处理：直接脱水。特性：能与水、醇、氯仿等多种试剂任意比例混合，广泛用于组织化学中对酶（磷酸酶及氧化酶）的固定。

（2）混合固定液

1）中性甲醛液：配制方法：40％甲醛100 ml＋纯水900 ml＋磷酸二氢钠（NaH_2PO_4）4 g＋磷酸氢二钠（Na_2HPO_4）6.5 g，pH 7.0，固定时间24 h。固定后处理：流水冲洗24 h。适用于多种组织固定。

2）乙醇-甲醛液（A－F液）：配制方法：95％乙醇90 ml＋40％甲醛10 ml。固定时间：组织块固定4~12 h，铺片固定5~10 min。固定后处理：直接脱水。适用于皮下组织中的肥大细胞、组织化学中对糖原的固定等。

3）Bouin液：配制方法：饱和苦味酸水溶液75 ml＋40％甲醛25 ml＋冰醋酸5 ml。固定时间12~24 h，固定后处理：用70％乙醇浸洗除去苦味酸的黄色。适用于固定皮肤组织。

4）Carnoy液：配制方法：冰醋酸10 ml＋氯仿30 ml＋无水乙醇60 ml。固定时间20~40 min，较大材料不超过2~4 h。固定后处理：直接脱水。适用于糖原、染色体和尼氏体等。

5）Verhoeff液：配制方法：40％甲醛10 ml＋95％乙醇48 ml＋纯水36 ml＋苦味酸1 g。固定时间48 h。固定后处理：直接脱水。适用于眼球组织。

6）Zenker液：升汞5.0 g，重铬酸钾2.5 g，纯水100 ml，冰醋酸5 ml。将升汞、重铬酸钾一起置于纯水中，加温至40~50℃，使其溶解。冷却后过滤，储存于棕色瓶中，使用时取此液95 ml再加入冰醋酸5 ml既可。此液pH为2.3。

2. 固定剂的作用

（1）防止自溶与腐败：抑制内外源性酶，并改变组织成分的化学性质以耐受酶解。

（2）阻止溶解和损失：稳定蛋白质骨架，进而阻止其他物质的溶解。

（3）硬化作用：可增加组织硬度。

（4）增强染色：改变各种细胞和组织成分的析光率，增强组织的析光指数，促进染色。

3. 组织固定的基本方法

（1）直接固定

1）将组织块直接投入相应的固定液中。

2）微小组织或液体沉淀物：先用滤纸包裹，然后放入专用小盒内进行固定。

（2）灌注固定

1）局部灌注固定：肾脏和肝脏可从其动脉注入固定液，同时剪断其静脉以利血液流出。眼球可从眼后房注入固定液。肺脏可从气管或支气管注入固定液，注入时速度要平缓，用量要适当,以免胀破肺泡。脑组织从颈动脉朝向头部方向进针注入固定液,同时剪开对侧颈静脉或左心房以利血液流出。经局部灌注固定的器官取下后投入相同的固定液中进行后固定。

2)全身灌注固定:动物麻醉后,手术剪开心包膜,在主动脉弓下穿进一根纱线备用,从左心室向主动脉弓方向进针,随即用穿好的纱线固定针头,剪开右心耳放血,先注入生理盐水,观察右心耳流出的液体呈无色时,换成4%中性甲醛溶液,约30 min后停止。取下组织后用4%中性甲醛溶液固定12~24 h。

二、组 织 脱 钙

骨、牙齿和内耳等含钙组织在固定后还需进行脱钙处理。脱钙最好是在固定后进行或脱钙固定同时进行,未经固定的骨组织不宜脱钙,同时脱钙液也不宜加温。

(一) 组织脱钙方法

1. 酸溶液脱钙

(1) 硝酸类脱钙液:硝酸5 ml+纯水95 ml。每1 g组织约需脱钙液30 ml,脱钙时间2~3 d,标准为针刺组织无抵抗为止。脱钙时严禁盖瓶盖,以使脱钙时产生的气泡逸出。脱钙后用弱碱性水溶液(如碳酸锂水溶液)中和后流水冲洗24 h。

(2) 三氯醋酸类脱钙液:三氯醋酸5 g+10%甲醛95 ml。此液脱钙作用缓慢,适合胚胎及幼年动物的骨组织。脱钙后切勿流水冲洗,应转入90%乙醇中浸洗数次。

2. 螯合脱钙　常用10%乙二胺四乙酸(EDTA)水溶液(pH 7.0)。该种方法脱钙作用缓慢,需2周至3个月不等。特点是能保存骨组织中的酶类(适用于免疫组织化学和免疫荧光染色),并能除去金属离子如铁、镁和铅。不超过5 mm厚度的小块组织在此液中每4~5天换液1次,更换3次后再每天换液1次。

3. 电解脱钙　在直径不小于30 cm的玻璃容器里装电解液(50%盐酸水溶液)(电解液温度控制在45℃以下),将需要脱钙的组织捆于铂金丝或钨丝上作为阳极,在电解液的另一端放一铂金丝或钨丝作为阴极,通入6 V左右的直流电,一般在2~6 h即可达到脱钙要求。

(二) 确定脱钙"终点"三种方法

1. 针刺法　如果针刺容易且不感到阻力,说明组织基本上脱钙完全。依靠组织柔软性测验脱钙作用不可靠,且这种插入一根针以察觉钙沉淀的方法会造成组织损伤。

2. X射线检测/μCT扫描法　看组织内是否仍有钙质。

3. 化学实验检测法　取5 ml脱钙液用NaOH调整至中性,再加5%草酸钠或草酸铵1 ml,液体混浊表示有钙质。迟至5 min仍不混浊表示脱钙液中不含有钙质。

三、组织切片制作与染色技术

■ (一) 石蜡制片技术

常规的石蜡制片程序如图 10-1 所示,包括取材、固定、脱水、包埋、切片、染色、封固 7 个基本步骤。组织脱水、透明和浸蜡时间表(脱水机)如表 10-1 所示。

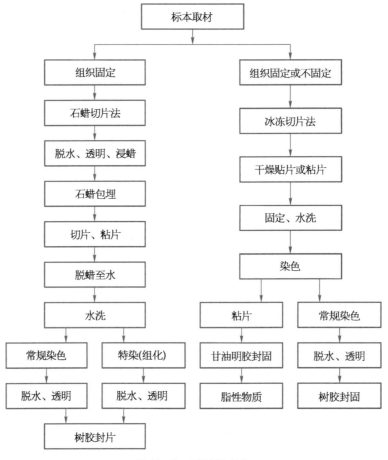

图 10-1 石蜡制片程序

表 10-1 半封闭式自动组织脱水机程序

步 骤	项 目	温度(℃)	时 间
1	中性福尔马林		3 h
2	80%乙醇		1 h
3	95%乙醇		1 h

（续表）

步　骤	项　　目	温度（℃）	时　间
4	95％乙醇		2 h
5	100％乙醇		1 h
6	100％乙醇		1 h
7	100％乙醇		1 h
8	二甲苯＋乙醇（1∶1）		30 min
9	二甲苯Ⅰ		45 min
10	二甲苯Ⅱ		45 min
11	石蜡Ⅰ	60	1 h
12	石蜡Ⅱ	60	1 h

1. 脱水与透明　脱水过程常从 70％乙醇开始，80％、95％至无水乙醇逐级更换，最后完全把组织中水分置换出来。透明是指用透明剂将组织中的脱水剂置换出来，以利于浸蜡和包埋。脱水、透明与浸蜡步骤是在自动脱水机中完成。

2. 浸蜡与包埋　浸蜡的目的在于除去组织中的二甲苯而代以石蜡。石蜡更换一般 2～3 次，总浸蜡时间为 2～3 h。包埋是把浸蜡的组织入包埋框中，进行石蜡包埋以利进一步处理。

3. 修片与切片　切片厚度为 5～7 μm。切片时先将组织蜡块卡入样品夹上，打开切片机手轮，左手轻轻转动小轮，右手转动大轮，蜡块先行粗削，直到组织最大切面露出为止。待组织修全后，左手执毛笔，右手转动大轮，匀速转动，用毛笔轻轻带起蜡带，放入预先准备的自来水中或 30％乙醇中，然后选择蜡片并粘贴于载玻片上。

4. 捞片与展片　捞片机的温度一般设置在 45℃左右（用石蜡熔点温度减去 15℃，即最佳温度设置），要保持水面干净，组织面要放在载玻片下 2/3 的交接界处，把蜡片直接置于水中展片，待蜡片完全展平后（勿使蜡片溶解），倾斜载玻片除去多余水分。

5. 石蜡切片苏木精-伊红（HE）染色法

（1）脱蜡至水：从温箱中取出烘干的切片，立即投入二甲苯脱蜡，然后入梯度乙醇中（100％、95％、90％、85％）逐步复水。

（2）苏木精染色：将切片置于苏木精染色液中，染色时间根据说明书推荐进行，自来水洗去残留染色剂，0.5％～1％盐酸乙醇分化（数秒，根据实际情况严格控制时间），1％氨水蓝化，切片从淡紫色转变为鲜艳的蓝色即可，自来水洗 1 min。

（3）伊红染色及脱水、透明：伊红染液 1～3 min，85％乙醇 20 s，95％乙醇Ⅰ、Ⅱ各 1 min，无水乙醇Ⅰ、Ⅱ各 1～2 min，二甲苯Ⅰ、Ⅱ透明各 3～5 min（图 10 - 2）。

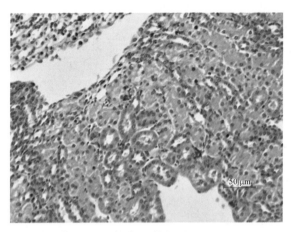

图 10-2　肾脏 HE 染色图例(200×)

(苏木精染液为碱性,主要使细胞核内的染色质与胞质内的核酸着紫蓝色;
伊红染液为酸性染料,主要使细胞质和细胞外基质中的成分着红色)

（4）封片：从二甲苯中取出载玻片,稍干,切片上滴加 1～2 滴中性树胶（封片剂）,盖玻片封片。HE 染色人工操作步骤具体见表 10-2。

表 10-2　HE 染色步骤(人工操作)

步骤顺序	试　　　剂	时　　　间
1	二甲苯Ⅰ	5～15 min
2	二甲苯Ⅱ	5～15 min
3	无水乙醇Ⅰ	1～3 min
4	无水乙醇Ⅱ	1～3 min
5	95%乙醇	1～3 min
6	90%乙醇	1～3 min
7	85%乙醇	1～3 min
8	自来水洗	1～2 min
9	苏木素染液	5～10 min
10	自来水冲洗	1 min
11	0.5%～1%盐酸乙醇	1～20 s
12	自来水洗	1 min
13	1%氨水	5～20 s
14	自来水或纯水	1～2 min
15	伊红染液	1～3 min
16	自来水洗	1～3 s
17	85%乙醇	20 s

（续表）

步骤顺序	试　剂	时　间
18	95%乙醇Ⅰ	1 min
19	95%乙醇Ⅱ	1 min
20	无水乙醇Ⅰ	1~2 min
21	无水乙醇Ⅱ	1~2 min
22	二甲苯Ⅰ	3~5 min
23	二甲苯Ⅱ	3~5 min
24	中性树胶封固	

■ （二）冷冻切片技术

（1）取材：新鲜处理组织，干纱布或滤纸擦干，以防形成冰晶造成切片中形状不一的空泡，使细胞结构移位。

（2）标本托上涂一层冷冻包埋剂OCT，然后将新鲜标本放在标本冷冻托上并用OCT包埋剂覆盖。

（3）将冷冻组织固定在切片机的机头上，调整机头位置，启动粗进退键，转动旋钮，将组织修平。

（4）调好切片厚度，根据不同组织而定，一般为5~10 μm。

（5）常用固定液有丙酮、10%中性福尔马林缓冲液、乙醚、A-F液等。

（6）冷冻切片苏木精-伊红(HE)染色法：① 冷冻切片立即放入固定液中，固定1 min，水洗；② 入苏木精染液，水洗，1%盐酸乙醇分化数秒，水洗；③ 入伊红染液1~2 min，水洗；④ 70%乙醇、80%乙醇、95%乙醇逐级脱水，无水乙醇脱水2次；⑤ 二甲苯透明2次，中性树胶封固。

四、特殊染色技术

特殊染色法是为了达到某些特殊的要求，或是为了观察特殊的组织结构，例如，观察间质的结构变化，需要用胶原纤维染色，弹力纤维染色或网状纤维染色；要观察组织内某些物质的状况，如糖、脂肪、黏液和纤维素等时，均需特殊显示的染色方法。

■ （一）胶原纤维染色

胶原纤维是固有结缔组织中含量最多的一种，广泛分布于机体各部，其中皮肤(真皮)、肌腱、巩膜、硬膜等处含量丰富。胶原纤维主要由纤维母细胞合成，化学成分为胶原蛋白，通常情况下不溶于水,在酸性溶液中膨胀。HE 染色不能以不同颜色将胶原纤维的形态结构特点显示出来。

1. Van Gieson 苦味酸性复红法

固定：4％中性甲醛液。

试剂配制：① Van Gieson 液。甲液(1％酸性品红水溶液),乙液(1.22％苦味酸饱和水溶液)。临用时取甲液 1 份、乙液 9 份混合后使用。② Weigert 铁苏木素溶液。甲液(苏木素 1 g＋95％或无水乙醇 100 ml),乙液(29％三氯化铁水溶液 4 ml＋纯水 95 ml＋盐酸 1 ml)。临用时取甲液和乙液等量混合。

操作步骤：① 组织切片脱蜡至水。② 用 Weigert 铁苏木素液染 5～10 min;自来水冲洗数分钟。③ 0.5％盐酸乙醇分化数秒。④ 自来水洗至变蓝,用纯水洗。⑤ 用 Van Gieson 液染 1～5 min;倾去染液,直接用 95％乙醇分化和脱水。⑥ 无水乙醇脱水,二甲苯透明,中性树胶封固。

结果：胶原纤维呈红色,肌纤维、胞质及红细胞呈黄色,胞核呈蓝褐色。

2. Masson 三色改良法

固定：Bouin 液或 Zenker 液固定效果较佳。若用单纯甲醛固定,切片应在 3％升汞或苦味酸乙醇液中放置 1 h,则有加强染色的作用,但会使上皮细胞产生非特异性荧光。

试剂配制：① 地衣红染液。地衣红 1 g,80％乙醇 99 ml,盐酸 1 ml。② Harris 苏木素液。苏木素 2.5 g,无水乙醇 25 ml,钾明矾 50 g,纯水 500 ml,氧化汞 1.25 g,冰醋酸 20 ml。将苏木素溶于无水乙醇中,将预先已经溶解明矾的水溶液加入到苏木素乙醇液,煮沸停止加热,慢慢加入氧化汞,再煮沸 2 min,溶液冷却后加入醋酸。③ 丽春红品红液。丽春红 0.8 g,酸性品红 0.4 g,冰醋酸 1 ml,纯水 99 ml。④ 亮绿染液。亮绿 2 g,冰醋酸 2 ml,纯水 100 ml(亮绿可用苯胺蓝代替)。⑤ 冰醋酸水溶液。冰醋酸 0.2 ml,纯水 100 ml。⑥ 磷钼酸水溶液。磷钼酸 1 g,纯水 100 ml。

操作步骤：① 石蜡切片常规脱蜡至水。② 入地衣红染液 30～60 min,纯水洗 2～3 min。③ 入 Harris 苏木素液 3～5 min。④ 0.5％盐酸乙醇分化,纯水洗。⑤ 丽春红品红液 5～10 min。⑥ 入冰醋酸水溶液 0.5～1 min,纯水洗。⑦ 1％磷钼酸分化直到各种成分被染清晰(胶原纤维呈淡红色,肌纤维、纤维素呈鲜红色)。⑧ 冰醋酸水溶液洗 30 s。⑨ 2％亮绿液 2～5 min(或用 2％苯胺蓝水溶液替代)。⑩ 入冰醋酸水溶液 30 s,95％及无水乙醇脱水;二甲苯透明、中性树胶封片。

结果：胶原纤维呈绿色(或蓝色),肌肉、纤维素呈红色,红细胞呈橘黄色,胞核呈蓝褐色。

■ (二) 网状纤维染色法

网状纤维是非常细而短的纤维,大量堆集时则形成致密的网状,故有网状纤维之称。它主要分布于肝、脾、骨髓、淋巴组织等造血器官,在病理情况下,常出现于炎症增生和肿瘤性增生组织中。

Gomori 银染色法

固定:甲醛溶液、乙醇或其他固定液均可。

试剂配制:氨性银溶液。甲液(硝酸银 10.2 g + 纯水 100 ml),乙液(氢氧化钠 3.1 g + 纯水 100 ml),取甲液 5 ml,滴加氨水至溶解清亮为止。再加入 5 ml 乙液,此时该液突然变为紫黑色,再滴加氨水至清亮为止。补加 4 滴氨水,用纯水补足 50 ml。

操作方法:① 石蜡切片脱蜡至水。② 入 0.5% 高锰酸钾中,加入 5 ml 3% 硫酸 5 min,自来水洗。③ 2% 草酸漂白 1~2 min,以切片呈白色为度。④ 2% 硫酸铁铵媒染 1 min,纯水洗 2 次。⑤ 入氨性银溶液内 1 min,纯水洗 2 次。⑥ 入 20% 甲醛液中 5 min,纯水洗 2 次。⑦ 以 0.2% 氯化金调色 3~5 min。⑧ 2% 硫代硫酸钠中固定 1~2 min。⑨ 纯水洗 2 次,Van Gieson 液复染 3 min。⑩ 无水乙醇脱水,二甲苯透明,中性树胶封固。

结果:网状纤维呈黑色,胶原纤维呈红色,基质呈黄色。

(三) 弹力纤维染色法

弹力纤维较细,直径 0.2~1 μm,且坚固,弹性大,容易伸展,纤维分枝连接成网,没有原纤维,量少时不易与胶原纤维区分。HE 染色与胶原纤维着色相似,若用弹力纤维染色法,则可很清楚分辨。例如,观察血管弹力层的异常。

Verhoeff 铁苏木素染色

固定:4% 中性甲醛溶液或其他固定液

试剂配制:铁碘苏木素液。先将苏木素 1 g、无水乙醇 20 ml,进行加温溶解后加入 10% 三氯化铁水溶液 8 ml,最后再加入 Lugol 碘液 8 ml 即可(Lugol 液:碘化钾 2 g,碘结晶 1 g,纯水 100 ml)。

操作方法:① 切片常规脱蜡至水。② 铁碘苏木素液染 15~30 min,至颜色呈深黑色,自来水洗。③ 以 2% 三氯化铁分化(镜下控制)。④ 纯水洗,再以 95% 乙醇洗去碘 2~5 min,使黑色纤维更为清晰。⑤ 流水洗,以 Van Gieson 液复染 5 min。⑥ 脱水、透明、封片。

结果:弹力纤维呈蓝黑色,胞核呈黑色,胶原纤维呈红色。

(四) 脂类染色法

脂肪和类脂(磷脂、糖脂、固醇脂等)统称为脂类。脂类染色可以显示细胞内的脂滴,在动脉粥样硬化时可显示病灶内沉积的脂质和类脂。脂类染色以 4% 甲醛钙溶液固定组织最佳,不能用乙醇固定或含其他有机溶剂固定。常采用冷冻切片法。脂类染色使用湿性封固剂(甘油或甘油明胶)封固时,不能用吸水纸吸除多余封固剂或用镊子压迫盖玻片赶出气泡。若有气泡可将切片浸入温水中去掉盖玻片后,重新封固。

1. 苏丹Ⅲ或Ⅳ染色法

试剂配制：苏丹Ⅲ或Ⅳ染液。苏丹Ⅲ 0.15 g 或苏丹Ⅳ 1～2 g，60％～70％乙醇 50 ml、丙酮 50 ml。苏丹Ⅲ或Ⅳ溶于丙酮内，再加入乙醇，加盖保存，防止乙醇、丙酮挥发。使用前须过滤。

操作步骤：① 冰冻切片，厚 8～10 μm。② 入过滤后的苏丹Ⅲ或Ⅳ染液 15～30 min，染色时应加盖防止染液挥发。③ 50％～70％乙醇分化，洗去切片上的浮色，纯水洗。④ 用稀释 1 倍的明矾苏木素浅染细胞核 1 min，盐酸乙醇分化、返蓝。⑤ 用滤纸将切片周围水分吸干；50％缓冲甘油或甘油明胶封固。

结果：脂肪呈橘黄色或橘红色，胞核呈浅蓝色。

2. 油红"O"染色法　该法主要用于显示中性脂肪，特点是着色深，能将较小的脂肪滴显示出来。

固定：4％中性甲醛、甲醛钙固定液。

试剂配制：① 油红饱和液。油红"O" 0.5 g，溶于 100 ml 异丙醇(含量 98％)中，可长期保存备用。② 油红稀释液。取油红饱和液 6 ml，加纯水 4 ml，静置 5～10 min 后过滤后使用。

染色步骤：① 冰冻切片，厚 8～10 μm。② 纯水充分洗涤。③ 油红稀释液 10～15 min，避光、密封。④ 60％乙醇镜下分化至间质清晰。⑤ 纯水洗，Harris 苏木素复染核。⑥ 纯水洗，甘油或甘油明胶封片。

结果：脂肪呈鲜红色，胞核呈蓝色，间质无色。

注意事项：① 油红染色时应避免试剂挥发过多，否则易形成背景沉淀。② 60％乙醇分化，应于镜下控制至脂肪组织呈鲜红色，间质无色时为度。

■ (五) 神经组织染色

神经组织主要由神经元(神经细胞)、神经胶质细胞和神经胶质纤维组成，神经组织染色可显示神经元及其尼氏小体、神经纤维胶质纤维及神经胶质细胞。

1. 尼氏小体染色　甲苯胺蓝(Toluidine blue)法。

固定：4％中性甲醛或 95％乙醇固定。

操作方法：① 石蜡切片(厚 6～8 μm)脱蜡至水。② 纯水洗 1～2 次。③ 1％甲苯胺蓝水溶液置于 50～60℃温箱内浸染 20～40 min。④ 纯水洗 1～2 次。⑤ 95％乙醇迅速分化。⑥ 无水乙醇脱水，二甲苯透明，中性树胶封片。

结果：尼氏小体呈紫蓝色，胞核呈棕红色。

2. 神经元及神经纤维染色　Bielscbowsky Roger - Foot 改良法。

固定：4％中性甲醛溶液。

试剂配制：① 氢氧化铵乙醇液：氢氧化铵 2 ml，95％乙醇 100 ml。② 胺银溶液：取 20％硝酸银水溶液 20 ml，滴加氢氧化铵数滴，不断震荡，直至形成沉淀刚好溶解，再滴入 10 滴氢氧化铵,最后加纯水至 40 ml,过滤使用。③ 草酸甲醛水溶液:草酸 2 g,甲醛(38%~40%)1 ml,纯水 100 ml。

操作方法:① 石蜡切片脱蜡至水。② 氢氧化铵乙醇液处理 12~24 h。③ 80%乙醇液速洗 1 次。④ 30℃温箱内直接用 40%硝酸银水溶液暗处浸染 20 min。⑤ 纯水洗 1~2 次。⑥ 20%甲醛水溶液还原 3~5 min,50%甲醛水溶液再次还原 3~5 min。⑦ 滤纸吸干切片周围水分,胺银溶液滴染 1~3 min。⑧ 用滤纸轻轻吸去胺银溶液后,20%甲醛溶液还原 3~5 min,至切片呈棕黄色。⑨ 纯水洗 2~3 min,0.2%氯化金水溶液滴染至切片呈灰黑色。⑩ 纯水洗 1~2 次,草酸甲醛溶液强化处理 5 min。⑪ 纯水洗 3~5 min,5%硫代硫酸钠水溶液 3~5 min。⑫ 纯水洗 2~3 min,95%乙醇及无水乙醇脱水,二甲苯透明,中性树胶封片。

结果:神经元及神经纤维呈灰黑色。

(六) 肌肉组织染色法

肌组织分为骨骼肌、心肌和平滑肌。平滑肌分布在膀胱、肠管、血管、输尿管等内脏器官壁中,细胞为长梭形。骨骼肌和心肌细胞均细而长,且有横纹,但心肌细胞有分支及闰盘。

Mallory 氏磷钨酸苏木素染法(PTAH) 主要用于区分横纹肌源性肿瘤,可以显示心肌、骨骼肌病变,显示纤维蛋白。

固定:Zenker 较佳,经其他固定液处理的切片,在短时间内再用 Zenker 固定,其染色效果会得到改善。

试剂配制:① 0.25%高锰酸钾水溶液:高锰酸钾 0.25 g,纯水 100 ml。② 5%草酸水溶液:草酸 5 g,纯水 100 ml。③ Mallory 磷钨酸-苏木素染液:苏木素 0.1 g,磷钨酸 2 g,纯水 100 ml。苏木素 0.1 g 加入 50 ml 纯水加热溶解,磷钨酸加入 50 ml 纯水溶解,待两液完全溶解和苏木素液冷却后,将两液混合,储存于棕色瓶内放置数周或数个月,待自然氧化成熟后使用。

操作步骤:① 石蜡切片脱蜡至水。② 经纯水洗 1~2 min,0.25%高锰酸钾溶液中 5 min。③ 经纯水洗 1~2 min,5%草酸溶液中漂白 2 min。④ 经纯水充分洗涤后,入 Mallory 磷钨酸-苏木素染液中 4~24 h,甚至延长到 48 h。⑤ 以 95%乙醇分化;无水乙醇脱水,二甲苯透明,树胶封固。

结果:神经胶质和肌胶质均染蓝色,纤维蛋白亦染蓝色,而细胞间结缔组织纤维则染浅红色或不染色;胶原多呈粉红色,粗弹力纤维有时呈紫蓝色。

五、免疫组织化学技术

免疫组织化学(immunohistochemistry, IHC)简称免疫组化,或称免疫细胞化学(immunocytochemistry, ICC)。IHC 属于免疫标记技术,用标记的特异性抗体(或抗原)对组织内抗原(或抗体)或其他物质进行原位显示,在光镜或电镜下观察与分析。

■ (一) 免疫荧光细胞化学技术

免疫荧光细胞化学技术的原理是将已知的抗体或抗原分子标记上荧光素,当与其相对应的抗原或抗体起反应时,在形成的复合物上就带有一定量的荧光素,在荧光显微镜下观察发出荧光的抗原抗体结合部位,检测出抗原或抗体。

常用的荧光素有异硫氰酸荧光素(fluorescein isothiocyanate,FITC)、四甲基异氰酸罗达明(tetramethyl rhodamine isothiocyanate,TMRITC)、四乙基罗达明(lissamine rhodamine B200,RB‑200)等,最常用的是 FITC 和 TMRITC。FITC 为黄色粉末,最大激发波长为 490 nm,最大发射波长为 520 nm,呈明显的黄绿色荧光。TMRITC 为紫红色粉末,易溶于水,最大激发波长为 580 nm,最大发射波长为 610 nm,为橙红色荧光。

1. 直接法　用荧光素标记的特异性抗体直接与相应的抗原结合,以检查出相应的抗原成分。

2. 间接法　先用特异性抗体与相应的抗原结合,再用荧光素标记的抗特异性抗体(间接荧光抗体)与特异性抗体相结合,形成抗原-特异性抗体-间接荧光抗体的复合物。

间接法的基本操作步骤:① 冰冻切片经固定,PBS 充分洗涤。② 入一抗,37℃孵育 40 min,或 4℃过夜,置湿盒中。③ PBS 洗 3 min,重复 3 次,入荧光素标记的二抗,37℃孵育 40 min。④ PBS 洗 3 min,重复 3 次。⑤ 甘油缓冲液封片,荧光显微镜观察。

3. 双重免疫荧光法　在同一标本上有两种抗原需要同时显示,如 A 抗原和 B 抗原。A 抗原的抗体用发橙红色荧光的荧光素(如 TMRITC)标记,B 抗原的抗体用发黄绿色荧光的荧光素(如 FITC)标记,将两种荧光抗体按适当比例混合后,加在标本上(一步法),或先将用 TMRITC 标记的 A 抗体染色,再将用 FITC 标记的 B 抗体染色(两步法),就分别形成抗原抗体复合物,A 抗原阳性呈橙红色荧光,B 抗原阳性呈黄绿色荧光,这样就明确显示两种抗原的定位。

■ (二) 免疫酶细胞化学技术

1. 酶标记抗体法(酶标法)　酶标记抗体技术是通过共价键将酶连接在抗体上,制成酶标抗体,再借酶对底物的特异催化作用,生成有色的不溶性产物或具有一定电子密度的颗粒,在光镜或电镜下进行细胞表面及细胞内各种抗原成分的定位。标记抗体常用的酶有辣根过氧化物酶(HRP)、碱性磷酸酶、葡萄糖氧化酶等。

酶标法与荧光标记抗体的染色方法大致相同,亦分为直接法和间接法,下面以 HRP 为例进行介绍。

(1) 直接法:用 HRP 标记在一抗上,然后直接与组织细胞内相应的抗原结合,形成 HRP

标记的"抗原-抗体-HRP复合物",与酶的底物作用产生有色物质。该法的优点是步骤少、简便省时、特异性高和非特异性染色较轻,缺点是敏感性较差(图10-3)。

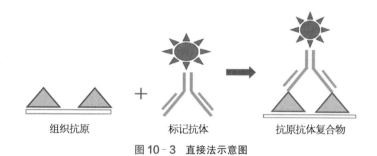

组织抗原　　　　标记抗体　　　　抗原抗体复合物

图10-3　直接法示意图

（2）间接法:HRP标记的是二抗。反应时,先用未标记的一抗与组织细胞中相应抗原结合,然后用HRP标记的二抗与结合在抗原上的一抗反应,经DAB显色,间接地把组织细胞中的抗原显示出来。该法优点是只需HRP标记一种抗体(二抗),就可用于多种由同一动物制备的不同种类抗体(一抗),由于二抗的放大作用,故间接法比直接法敏感,但特异性不及直接法(图10-4)。

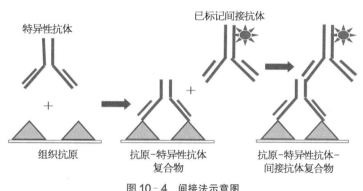

特异性抗体　　　　　　　　　　　已标记间接抗体

组织抗原　　　　抗原-特异性抗体　　　抗原-特异性抗体-
　　　　　　　　　复合物　　　　　　间接抗体复合物

图10-4　间接法示意图

间接法的染色步骤:① 石蜡切片脱蜡至水;冰冻切片用丙酮固定10~20 min,PBS缓冲液漂洗3次,各3 min。② 0.3% H_2O_2-甲醇(30% H_2O_2 1 ml加甲醇100 ml)处理切片15~30 min(室温),封闭内源性过氧化酶的活性。③ 根据需要可进行组织抗原的修复。④ PBS漂洗3次,各3 min。⑤ 正常灭活兔/羊血清(1:20)孵育15~20 min(以酶标抗体相同种属为宜,最好是同一动物免疫前的血清)。⑥ 弃去血清,不洗,滴加适当稀释的特异性一抗,湿盒4℃孵育过夜。⑦ PBS充分冲洗3次,各3 min,去除切片上非特异吸附抗体。⑧ 滴加HRP酶标记的二抗,湿盒37℃内孵育45~60 min。⑨ PBS漂洗3次,各3 min。⑩ DAB/H_2O_2显色,镜下控制显色时间。⑪ 纯水充分洗涤,苏木精复染核,盐酸乙醇分化数秒。⑫ 梯度乙醇脱水、二甲苯透明、中性树胶封固。

2. 非标记抗体酶法　非标记抗体酶法是用免疫方法制备抗体,并且产生酶抗体的动物必须与制备待测抗原相应抗体的动物是同种族。当这种动物的免疫球蛋白作为抗原免疫另一种动物时得到的抗体，就能像桥梁一样与检测抗原的抗体和抗酶抗体连接在一起，酶再与抗酶抗体相结合，通过酶的显色达到对抗原的显示。

（1）酶桥法：先用 HRP 制备成为一种高效价的抗酶抗体（第三抗体，抗 HRP 抗体），然后让这种抗 HRP 抗体与游离的 HRP 通过免疫反应而自然结合。在特异性一抗与抗酶抗体之间利用中间抗体（二抗）做"桥梁"，将它们连接起来，再将 HRP 结合在抗酶抗体上（图 10-5）。

其基本流程是：抗原＋抗体→＋二抗（桥抗体）→＋抗酶抗体→＋HRP—DAB＋H_2O_2 显色反应。该法中一抗、二抗、三抗都没有采用化学交联剂进行酶的标记，故又称为不标记法或非标记法。由于抗体未被标记物所标记，分子量相对较小，比标记了的抗体更容易穿透组织细胞，因此不仅避免了交联过程对酶和抗体活性的不良影响，而且由于使用了三抗，具有对抗原的二次放大作用，故它又比间接法敏感。

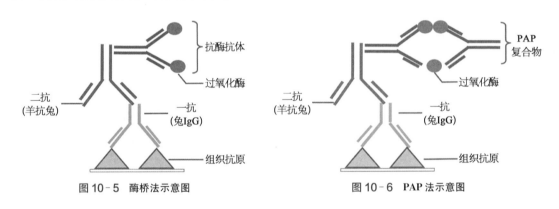

图 10-5　酶桥法示意图　　　　　　　图 10-6　PAP 法示意图

（2）PAP 法：该法是将抗酶抗体和酶预先制备成可溶性酶复合物，这种复合物用的酶是过氧化物酶，因此被称为过氧化物酶-抗过氧化物酶（peroxidase-antiperoxidase，PAP）复合物。PAP 法将酶桥法的第三抗体（抗酶抗体）预先与 HRP 结合，形成可溶性 HRP-抗 HRP 复合物，即 PAP 复合物（图 10-6）。

操作步骤：① 石蜡切片脱蜡至水。② 0.3% H_2O_2-甲醇室温处理切片 10～20 min。③ PBS 洗 3 次，每次 3 min，适当进行抗原修复。④ 以 PBS 洗 3 次，各 3 min。⑤ 用稀释的正常灭活兔/羊血清室温孵育 15～20 min。⑥ 用适当稀释的一抗，37℃孵育 1 h，或 4℃孵育过夜。⑦ PBS 洗 3 次，各 3 min。⑧ 用适当稀释的二抗，37℃孵育 30 min。⑨ PBS 洗 3 次，各 3 min。⑩ 用适当稀释的 PAP 复合物，37℃孵育 1 h，PBS 洗 3 min，重复 3 次。⑪ 以 DAB-H_2O_2 底物显色 5～12 min，然后充分洗涤。⑫ 用苏木精复染核 30 s，常规脱水、透明、封片。

（3）EnVision 法：又称 ELPS 法（enhance labeled polymer system），抗原-抗体反应结合后，第二抗体上标记有多聚化合物（葡聚糖）酶复合物（EnVision 复合物），与第一抗体结合，进而由酶作用底物进行显色定位。每一个分子的复合物中约含 70 个分子的 HRP 和 10 个分子的第二抗体，复合物中的 HRP 的绝对数量远高于其他复合物（如 ABC），因此 EnVision 法敏感性显著高于其他方法。该法无非特异性染色，背景很干净（图 10-7）。

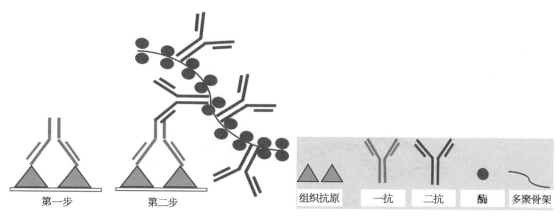

图 10-7 **EnVision 法示意图**

操作步骤：① 石蜡切片常规脱蜡至水，PBS 洗 3 次，每次 3 min。② 用 0.3% H_2O_2-甲醇室温处理切片 10～20 min。③ PBS 洗 3 次，每次 3 min，适当进行抗原修复。④ 用适当稀释的一抗，37℃孵育 1 h，或 4℃孵育过夜。⑤ PBS 洗 3 次，各 3 min。⑥ EnVision 复合物（即用型）孵育 30 min，PBS 洗 3 次，各 3 min。⑦ 纯水充分洗涤，常规苏木精复染，封片。

（4）Ramos 方法（rapid micro-wave one step method）：是海军军医大学长海医院病理科和上海中达医学应用研究所共同研究建立的一种快速免疫组化一步法。它利用微波热效应和化学效应，与 DAKO 公司 Epos 酶标记特异性抗体相结合，以加速其抗原抗体相结合反应为其特点。该法的特点是：它先将 HRP 标记在一个惰性的聚合物上，形成一个酶标记复合物，再用酶标复合物标记各种特异性抗体，最后形成 HRP 聚合物—特异性抗体复合物。该法敏感性高，特异性强，无背景染色。

操作步骤：① 切片常规脱蜡至水。② 微波抗原修复，PBS 液（250 ml）内，微波炉中（功率 350 W）辐射约 120 s，温度在 80℃以内，待冷却。③ PBS 洗涤，吸干多余水分。④ 每张切片加 25 μl 酶标记抗体，置微波炉中辐射 55 s±5 s，保留 3～5 min。⑤ PBS 洗涤 2 次，各 2 min。⑥ DAB-H_2O_2 常规显色 5～10 min，或置微波炉中（功率 280 W）辐射 40 s±5 s。⑦ 纯水充分洗涤，常规苏木精复染，封片。

■（三）亲和免疫细胞化学技术

亲和物质为具有多价结合能力的物质，包括生物素、亲和素和葡萄球菌 A 蛋白（staphylococcal protein A，SPA）等。亲和物质之间不仅具有高度亲和力，而且可与酶、荧光素、同位素和铁蛋白等结合。免疫细胞化学与细胞生物学及生物化学紧密结合，将亲和物质引入免疫细胞化学中，形成亲和免疫细胞化学技术。

1. 抗生物素-生物素-过氧化酶复合物技术（avidin biotin-peroxidase complex technique，简称 ABC 法） 其特点是利用亲和素与生物素具有高度亲和力这一生物学性质，将生物素与酶结合形成生物素化 HRP，然后用生物素化 HRP 与亲和素按一定比例混合，形成复合物（ABC），ABC 再与生物素化抗体（二抗）结合，最后底物显色（图 10 - 8）。

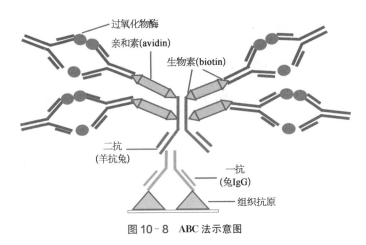

图 10 - 8　ABC 法示意图

操作步骤：① 石蜡切片脱蜡至水，PBS 洗 3 次，各 3 min。② 0.3％H$_2$O$_2$-甲醇处理切片 10～20 min。③ PBS 洗 3 次，各 3 min，适当进行抗原修复。④ 用稀释的正常灭活兔/羊血清孵育 15～20 min。⑤ 滴加适当稀释的第一抗体 4℃过夜。⑥ PBS 洗 3 次，各 3 min，加生物素标记的第二抗体，37℃孵育 40 min。⑦ PBS 洗 3 次，各 3 min。⑧ ABC 复合物［（1：100）～（1：150）］，37℃作用 40～50 min。⑨ PBS 洗 3 次，各 3 min。⑩ 用 0.05％ DAB -0.03％ H$_2$O$_2$ 液显色。⑪ 复染，封片、观察。

结果：阳性反应为棕褐色沉淀。

2. 链霉抗生物素蛋白-生物素免疫染色（strept avidin-biotin immunostaining，S - P 法） 又称为链霉亲和素-生物素免疫染色，是用链霉亲和素（streptavidin）取代 ABC 中的生物素，将链霉亲和素与同一浓度的生物素化过氧化物酶混合后，即形成链霉亲和素-生物素-酶复合物，

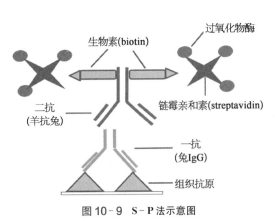

图 10 - 9　S - P 法示意图

用生物素标记的第二抗体与链霉亲和素连接的过氧化物酶及其基质混合液来检测细胞或组织中的抗原（图 10 - 9）。S - P 法敏感性高，其信号的放大效应远超过 ABC 法。

操作步骤：① 石蜡切片脱蜡至水，PBS 洗 3 次，各 5 min。② 0.3％H$_2$O$_2$-甲醇处理切片 10～20 min。③ PBS 洗 3 次，各 3 min，适当进行抗原修复。④ 用稀释的正常灭活兔/羊血清孵育 15～20 min。⑤ 加入适当稀释的一抗，孵

育 60 min。⑥ PBS 洗 3 次，各 3 min。⑦ 加入生物素标记的二抗，孵育 10 min。⑧ PBS 洗 3 次，各 3 min。⑨ 加入链霉亲和素-过氧化物酶溶液，孵育 10 min。⑩ PBS 洗 3 次，各 3 min。⑪ 加入新鲜配制的 DAB 溶液，显微镜下观察 3～10 min。⑫ 自来水冲洗，苏木精复染，中性树胶封固。

结果：阳性部位为棕黄色沉淀，胞核呈淡蓝色。

六、免疫组织化学染色中常见的问题及对策

■ （一）组织处理方面

1. 组织及时取材与固定　离体组织应在 2 h 以内尽快取材，取材工具要锐利。

2. 组织的脱水、透明、浸蜡　脱水、透明应充分，浸蜡温度不宜超过 65℃，否则造成切片困难，易脱片。

■ （二）染色方面

1. 是否有效去除内源性过氧化物酶和生物素　① 灭活内源性过氧化物酶，0.3％H_2O_2甲醇溶液，组织标本 10～20 min，细胞标本 5～10 min。② 饱和生物素：ABC 或 SP 法染色前将切片浸于 0.01％抗生物素溶液中 20 min，PBS 清洗 15 min，染色。

2. 抑制非特异性背景着色　① 以二抗同属动物非免疫血清或一抗以外的动物非免疫血清 [(1∶5)～(1∶20)]封闭组织上的带电荷基团，阻止其与一抗非特异性结合，常用 1％～2％牛血清白蛋白(bovine serum albumin，BSA)封闭。② 一抗浓度：在说明书建议的浓度上下两个级数中摸索最佳的一抗浓度。③ 切片充分冲洗。④ 要注意 PBS 的 pH 和离子强度的使用和要求。

■ （三）抗原修复

抗原修复的目的是暴露抗原，增加细胞和组织的通透性，以便抗体与抗原最大限度地结合。

1. 蛋白酶消化修复　0.1％胰蛋白酶(0.1 g 胰蛋白酶溶于 0.1％ $CaCl_2$ 溶液，pH 7.8)、0.4％胃蛋白酶(0.4 g 胃蛋白酶溶于 0.1 mol/L HCl 溶液)。胰蛋白酶法主要用于细胞内抗原的修复，37℃消化 5～10 min；胃蛋白酶法主要用于细胞间质或基底膜抗原的修复，37℃消化 30 min。

2. 抗原热修复(HIAR)

(1) 高压法：将 1 500～3 000 ml 的枸橼酸盐缓冲液(pH 6.0)注入不锈钢压力锅中加热至沸腾。切片置于金属架上，放入锅内，使切片位于液面以下，盖上锅盖，扣上压力阀。当压力锅开始慢慢喷气时(加热 5～6 min 后)，计时 1～2 min，然后将压力锅端离热源。取下气阀，打开

锅盖,自然冷却。

(2)微波法:切片放入盛有枸橼酸盐缓冲液(pH 6.0)的容器中,微波炉内加热使容器内液体温度保持在 92～98℃并持续 10～15 min。自然冷却。

(3)水浴法:切片放入盛有枸橼酸盐缓冲液(pH 6.0)的容器中,并将此容器置于盛有一定数量自来水的大器皿中,加热沸腾,从小容器的温度到达 92～98℃起开始计时 15～20 min,然后断火,自然冷却。

■ (四) 对照实验

对照实验的目的是证明、肯定阳性结果或阴性结果,否定非特异性染色,确定染色结果的正确性。

1. **阳性对照**　用已知抗原阳性标本与待检标本同时进行免疫染色,结果应呈阳性。

2. **阴性对照**　用已知抗原阴性标本与待检标本同时进行免疫染色,结果应呈阴性。

3. **空白对照**　用缓冲液替代一抗,结果应呈阴性。

4. **血清替代对照**　采用与一抗相同种属来源动物的未免疫血清替代一抗,结果应呈阴性。

5. **吸收实验对照**　用已知过量的特异性抗原与原一抗一起孵育,然后应用这种孵育过的抗体做免疫细胞化学染色,其结果应呈阴性。

■ (五) 免疫组化结果的判断

1. **阳性结果**　阳性细胞的显色分布有细胞质、细胞核、细胞膜表面 3 种类型,免疫组织化学的呈色深浅可反映抗原存在的数量,并可作为定性、定位和定量的依据,阳性细胞可散在、灶性和弥漫性分布。

2. **阴性结果及抗原不表达**　阴性结果不能简单地认为具有否定意义,因为阳性表达有强弱、多少之分,故只要少量细胞呈阳性(只要是抗原所在部位)也应视为阳性表达。

3. **特异性与非特异性显色的鉴别**　特异性反应常分布于特定抗原部位,如细胞质、细胞核和细胞表面,具有结构性,显色不均一,阴性细胞与阳性细胞相互交杂,显色强度不一。非特异性反应无一定分布规律,常为切片边缘、刀痕或皱褶部位,坏死或挤压的细胞区域,成片均匀着色,细胞之间显色强度相同或细胞和周围结缔组织无明显区别的着色。

参考文献

[1] 孟运莲.现代组织学与细胞学技术[M].武汉:武汉大学出版社,2004.
[2] 彭瑞云,李杨.现代实验病理技术[M].北京:军事医学科学出版社,2012.
[3] 梁晓俐.病理学基础与实验技术[M].北京:军事医学科学出版社,2003.
[4] 王德田,黄建强.实用现代病理技术[M].北京:中国协和医科大学出版社,2012.
[5] 章静波.组织和细胞培养技术[M].2 版.北京:人民卫生出版社,2011.

第十一章
流式细胞术原理、操作与实验中的应用

一、流式细胞术概述

流式细胞术(flow cytometry)是利用流式细胞仪快速定量分析细胞群的生物学特征(体积、颗粒度、细胞表面/胞浆/核内抗原等)以及根据这些生物学特征精确分选细胞的技术,主要包括流式分析和流式分选两部分。

■ (一) 流式细胞术的基本概念

1. 原理　特定波长的激光束直接照射到高压驱动的液流内的细胞,产生的光信号被多个接收器接收,包括在激光束直线方向上的前向角散射光信号和在激光束垂直方向上的光信号(侧向角散射光信号和荧光信号)。液流中悬浮的细胞或颗粒(直径从 $0.2 \sim 150 \ \mu m$)能够使激光束发生散射,细胞上结合的荧光素被激光激发后能够发射荧光。散射光信号和荧光信号被相应的接收器接收,根据接收到的信号的强弱波动就能反映出每个细胞的生物学特征。

2. 流式细胞术的三大要素　三大要素分别为流式细胞仪、样品细胞和荧光染料(或荧光素偶联抗体)。流式细胞仪根据其功能不同分为分析型和分选型流式细胞仪。检测的对象是呈独立状态悬浮于液体中的细胞,即单细胞悬液,不能直接检测组织块中的细胞。要检测脏器或组织中的细胞,必须先将脏器或组织制备成单细胞悬液,然后标记上荧光素偶联抗体,才能被流式细胞仪检测。流式细胞术不能直接检测分子,但是用人工合成的颗粒代替细胞,然后将该分子的抗体与人工颗粒结合,可以间接检测分子,如用流式细胞小球微阵列(cytometric bead array,CBA)法检测细胞因子等。

■ (二) 流式细胞仪

分析型流式细胞仪只能用于流式分析,细胞样品经流式细胞仪的液流系统被仪器分析后最终进入废液桶,不能回收利用。分选型流式细胞仪能够分选回收样品细胞内的目的细胞,用于后续功能实验。由于多了一个分选系统,它既能用于流式分析,也能用于流式分选。但分选型流式细胞仪进样管道较长,要求处于无菌状态,故一般较少用作流式分析。一般检测平台同时配备分析型和分选型流式细胞仪,以提高效率,避免污染。

二、流式细胞术的原理

通过高压驱动的液流,聚焦样品细胞,使其有序通过激光束照射处,产生的光信号被多个接收器接收,一个是激光束直线方向的前向角散射光信号,其他的是在激光束垂直方向的光信号,包括侧向角散射光信号和荧光信号。液流中悬浮的细胞使激光束发生散射,而细胞上结合的荧光素被激光激发后其发射波长高于激发光的荧光。散射光信号和荧光信号被相应的接收器接收后,根据接收到的信号强弱就能反映每个细胞的生物学特征(图11-1)。

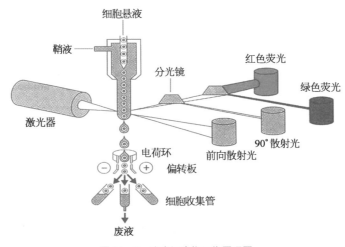

图11-1 流式细胞仪工作原理图

各种型号的流式细胞仪基本结构一般可以分为液流系统、光路系统、检测分析系统和分选系统。分析型流式细胞仪主要由前三个系统组成,分选型流式细胞仪则多了一个分选系统。

■ (一)液流系统

液流系统的主要功能是利用鞘液和气体压力将样本细胞依次输送到测量区,使细胞逐个通过激光光线中央,接受检测。液流系统由两套紧密联系而又相互独立的液流组成,即鞘液流和样品流。鞘液流将样本流环绕,在气体压力下,鞘液稳定流动,在鞘液的包裹流动下,样本细胞稳定地沿液流中央位置流动。因为流体动力学聚焦的原理是利用样品流和鞘液流的速度差异,使细胞通过流动室时被收紧排成单行一列纵队流过检测点(图11-2)。目前分析型流式细胞仪一般都采用稳定光路的流动池检测,该方法有利于液流流速稳定、提高激光激发效率,更能有效接受光信号。在空气激发的流式细胞仪中,通过喷嘴设计,使通过喷嘴的鞘液流直径改变,形成流体动力学聚焦作用,从而使细胞单个一列通过激光检测区。

鞘液是与待测细胞等渗的溶液,一般各生产公司会提供专门的鞘液。分析型、分选型流式细胞仪对鞘液要求不同。分析型流式细胞仪不需要回收检测的细胞,故不需要保证细胞检测之后还处于等渗状态。而分选型流式细胞仪则需要保证细胞回收时也在等渗状态。基于这一点,分析型流式细胞仪鞘液可以用纯水代替,而分选型流式细胞仪的鞘液则可用 PBS 代替。

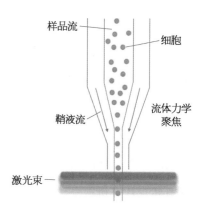

图 11-2　流动室的鞘液聚焦示意图

■ (二) 光路系统

被检测细胞经流体动力学聚焦后,成一单列流过光路系统。光路系统是流式细胞仪的关键系统,包括激发光系统和接受光系统。激发光系统包括激光器、激光光束形成元件。激光光束形成元件用于聚焦激光光束,并使它与样品流相交。接受光系统包括透镜、光栅、滤光片等,引导散射光和激发的荧光到相应的检测器——光电倍增管(PMT),形成不同的散射光信号和荧光信号。

激光器常根据其发射的激光波长来分类,如 488 nm 的蓝激光器发出 488 nm 的激光,是最常用的激光器。常用的还有 635 nm 的红激光器、405 nm 的紫激光器、355 nm 的紫外激光器。不同激光器发出的激光照射到细胞后产生的光信号会经过不同的光路被不同的通道接收,上述激光器通道分配见表 11-1。

表 11-1　常用激光器及其通道分配表

激　光　器	常　用　通　道　分　配
488 nm 蓝激光器	FSC,SSC,FITC/AF488,PE,PE-TexRed,PE-Cy5,PE-Cy7
635 nm 红激光器	APC,APC-Cy7
405 nm 紫激光器	BV421,BV510,BV605,BV650,BV786
355 nm 紫外激光器	Hoechst/DAPI

激光照射到样品流中的细胞后会产生散射光,如果细胞上结合有荧光素,而荧光素刚好可被这种波长的激光激发,荧光素就会向四周发射荧光。流式细胞仪采集的光信号包括散射光信号和荧光信号两种。散射光信号包括与激光相同方向接受的前向角散射光(forward scatter,FSC)和与激光方向呈 90°角的侧向角散射光(side scatter,SSC),FSC 表征细胞的体积大小,SSC 表征细胞的颗粒度。荧光信号也是在与激光束呈 90°角方向被接收。在激光束 90°角方

向接收到的 SSC 和各荧光信号是混合在一起的,流式细胞仪通过光路系统,根据波长的不同将 SSC 和各荧光信号分开,由不同的接收通道接收,然后根据信号强弱反映细胞的生物学特征。

■ (三) 检测分析系统

检测分析系统是以通道为单位将细胞的各个通道光信号汇总分析,最后得出样品群体中细胞的特征数据。检测分析系统又称电子系统,有三个功能:① 将光信号转换成电子信号;② 分析所输出的电子信号,以脉冲高度(H)、宽度(W)和积分面积(A)显示;③ 量化信号,并将其传至计算机。

1. 光电倍增管(photomultiplier tuber,PMT)　是将光信号转换成电信号的关键元件。通过带通滤光片将特定波长范围的光导入各自的通道,其实就是进入各自的光电倍增管,一个通道有一个光电倍增管。光电倍增管可将光信号转变成电子信号,并按照一定比例放大。对这个光电转变的调节,主要是通过调节电压。调节电压在合适范围内,使光信号和电信号呈线性比例的关系,具有可对照性;也使不同样本信号强弱可分,强弱兼顾,都能检测到。

细胞流过激光束产生的光信号被转换成电子脉冲信号,如图 11 - 3a 所示,经流体动力学聚焦的细胞流过激光束,产生电子脉冲信号。电子脉冲的高度(H)代表最大荧光强度,宽度(W)代表细胞通过激光检测区域的时间,面积(A)代表荧光总量,如图 11 - 3b 所示。这三个参数任何一个都可以间接反映该电子脉冲的大小,但面积(A)更能准确反映电子信号大小,最为常用。宽度(W)或高度(H)常被用来辅助去除粘连体细胞(如在细胞周期分析中)。

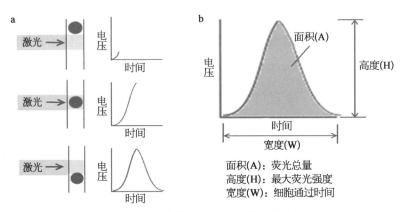

图 11 - 3　光信号转换成电子脉冲信号对应过程示意图(a)和电子脉冲的三个参数(b)

电子脉冲信号被计算机系统接收和分析,计算机分析系统通过特定软件实时反映收集到的信息,控制流式细胞仪的工作,并分析采集到的信息。

2. 流式图　目前流式细胞仪都是高速分析分选的,可达每秒上万细胞的分析速度,分析得到的信息除了 FSC 和 SSC 之外,往往还有或多或少几个荧光通道的信息。如此大量的信息,需要流式图既全面又直观地显示出来。流式图有多种,最经典的有一维的直方图和二维的散点图、等高线图和密度图等。流式直方图只能显示一个通道的信息,流式散点图、等高线图和密度图可以同时显示两个通道的信息。最新的软件也能输出热图(heat-map)、t-SNE 等降维分析流式图。

(1) 一维的直方图:直方图(histogram)也称峰图,横坐标表示荧光信号或散射光信号的强度,纵坐标表示细胞的数目。每个细胞经过检测区域后,接收通道中都能采集到相应强度的信号,信号越强的细胞位于直方图中靠右的位置,而信号弱的细胞靠左,记录一定数目的细胞信号后,每个参数都能得到一个峰状的直方图。利用设门工具圈出某个峰,就能统计出该区域内细胞的百分比。

图 11-4 a 图为 CD3-PerCP 信号表达的一维直方图,荧光强度强(右边)的峰代表表达 CD3 抗原的细胞群(CD3$^+$),左边的峰一般被认为是不表达 CD3 抗原细胞群的自发荧光。b 图为两个样本直方图的叠加图,虚线峰是空白对照,红色实线峰为实验样本,相对于空白对照组,实验样本几乎为全阳性,代表所有的细胞均表达 CD11c 抗原。

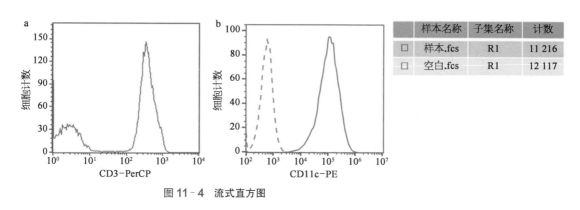

样本名称	子集名称	计数
☐ 样本.fcs	R1	11 216
☐ 空白.fcs	R1	12 117

图 11-4 流式直方图

(2) 二维的散点图:单参数直方图只能显示一个通道的信息,而二维的散点图(dot plot)可同时显示两个通道的信息,比较直观,在实际工作中更常用。横坐标和纵坐标各代表一个参数的信息,这样能得到双阴性、双阳性、横坐标单阳性和纵坐标单阳性群体的表达情况。

图 11-5 中横坐标代表 CD4 抗原的表达量,纵坐标代表 CD8 抗原的表达量,十字门把二维散点图分成四个象限,左上的 Q1 象限(有的流式软件显示为 upper left,UL)为纵坐标单阳性(CD4$^-$ CD8$^+$),右上(upper right,UR)的 Q2 象限为双阳性信号(CD4$^+$ CD8$^+$),右下(low right,LR)的 Q3 象限为横坐标单

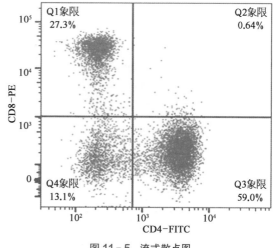

图 11-5 流式散点图

阳性(CD4⁺CD8⁻),左下(low left,LL)的 Q4 象限为双阴性细胞群体(CD4⁻CD8⁻)。

散点图中的每个点代表一个细胞,当细胞数特别多时,很难看出群体的密度和精细分布情况,因此数据分析中经常使用二维的伪彩图、密度图、等高线图、斑马图等图谱(图 11-6),能更好地区分不同的群体,方便数据分析中的圈门操作。

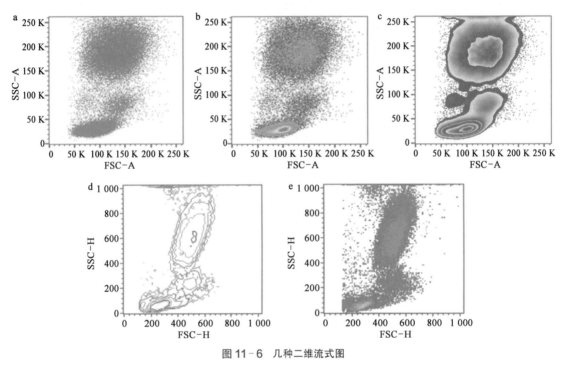

图 11-6 几种二维流式图

[图中依次为二维的散点图(a)、伪彩图(b)、斑马图(c)、等高线图(d)和密度图(e)]

(3) t-SNE 流式图:分布随机邻域嵌入(t-distributed stochastic neighbor embedding,t-SNE)的流式数据分析工具,是一种能够对多参数高维度的流式数据进行降维处理的算法,是流式数据可视化工具。t-SNE 图是通过机器建模的方法把高维空间点的信息映射到二维图,图的横纵坐标(一般为 t-SNE1 和 t-SNE2)本身没有意义,图中的每个小岛(island)为软件经过算法运算后呈现出的群体,小岛的大小代表该群体细胞的百分比,结合热图(heat-map)功能,能清晰地看到每个参数在各个小岛中的表达量(图 11-7)。

通过算法把多维的数据映射在一张二维的 t-SNE 图中,图中的小岛代表不同的群

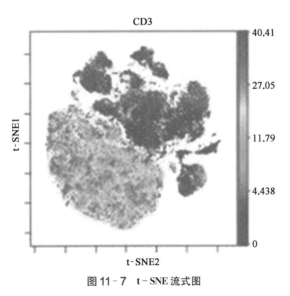

图 11-7 t-SNE 流式图

体,可以进一步圈出来进行分析。图中通过热图的功能,能看出目标分子 CD3 在不同小岛中的表达量,颜色越深代表抗原表达越强。

3. 流式数据分析　流式细胞仪上样操作时,会通过对照管调节好各通道电压值、荧光补偿等参数,然后记录数据,得到后缀为.fcs 的标准格式的原始结果。原始结果可以在流式仪器自带的软件上进行分析,也可利用第三方软件如 FlowJo 和 FCS Express 等进行后续分析。

流式数据的分析流程其实就是一个不断设门(gate)和选门的过程,在一幅流式图中,可以通过各种设门工具(矩形、圆形、多边形、十字门、线性门等)圈出目标细胞群,然后对圈出的细胞群体做进一步的分析,最终得到目标细胞群的比例或目标抗原的表达量等信息。

图 11-8 第一幅 FSC/SSC 等高线图,通过矩形门圈出目标细胞群,左边的碎片群体被排除在外;第二幅伪彩图中的所有细胞都来源于上一级的细胞门,通过多边形门圈出单个细胞群体、排除粘连细胞;第三幅图圈出死活(Live/Dead)细胞染料阴性的活细胞,且 CD45(白细胞共同抗原)阳性的白细胞群体;第四幅图进一步圈出纵坐标阳性的 CD3$^+$ 群体和阴性的 CD3$^-$ 群体做进一步分析。

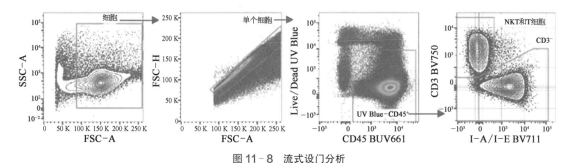

图 11-8　流式设门分析

(1) 百分比(%gated)和平均荧光强度(mean fluorescence intensity,MFI):是两种最常见的结果呈现方式。通过设门的方法圈出某群细胞后,分析软件能统计出该群体的相对百分比,该百分比既可以是该群细胞占当前门内的百分比,也可以是它占所有细胞的百分比(%total)。

MFI 是另外一种反应荧光/散射光信号强度的统计参数,流式软件一般能得到几何平均荧光强度(geometric mean)、算术平均荧光强度(mean)和中位数(median)三种平均荧光强度结果。对于一个完全正态分布的抗原表达峰图,这三个参数值是相同的,而其他类型的抗原表达分布图中这三个参数值可能有微弱的差异,但都能反映信号表达的趋势。

(2) 线性、对数和双指数显示方式:利用流式软件分析数据时,流式图中的坐标一般可以选择线性(linear)、对数(logarithmic)和双指数(biexponential)三种主要显示方式(不同软件略有差异,此处以 FlowJo 软件为例)。散射光信号代表的细胞大小和颗粒度等信息,一般会选择线性显示方式(1,100,200,…);细胞周期实验时为了体现二倍体和四倍体的线性关系,一般也选择线性显示。对于荧光信号,自发荧光和特异性荧光经常会相差几千甚至几万倍,故一般选择对数的呈现方式(10^1,10^2,10^3,…)。双指数是经过算法处理后的一种特殊的显示方式,高荧光强度处(如 10^4，10^5)仍然以对数方式显示，而弱荧光强度处以类似线性方式显示，如 10^{-3}～10^3 这段信号压缩在一格内显示，这样能解决对数方式弱荧光强度分布弥散的缺陷。FlowJo 软件中 Linear、Logarithmic 和 Biexponential 可以切换，以得到最佳细胞群体分布的显示方式。

FlowJo 软件可以更改坐标轴的范围，目的是为了隐藏一些没有细胞群体分布的区域，让细胞群体分布在流式图的中间位置。无论是切换 Linear、Logarithmic 和 Biexponential 的显示方式，还是更改坐标轴的量程范围，都是流式图呈现的不同方式，不会影响已有设门的百分比和信号强度 MFI 值。

图 11-9 第一幅图为正常对数显示的 CD4/CD8 双参数流式图；第二幅图为更改了坐标轴范围，横纵坐标均从 10^2 开始显示；第三幅横纵坐标均改成 Biexponential 显示方式，差不多 10^3 以内信号被压缩在一格显示。后两幅图经处理后，没有改变目标群体的百分比，但是群体均匀分布在图形中间，是更好的数据显示方式。

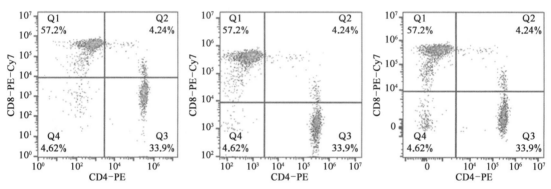

图 11-9 通过切换流式图坐标找到更好的显示方式

(3) 死细胞和粘连细胞的去除：死细胞有非特异性的自发荧光，会影响检测的灵敏度，甚至出现假阳性的结果。为了去除死细胞的干扰，可在上机前加入核酸染料如碘化丙啶(propidium iodide，PI)、7-氨基放线霉素 D(7-AAD)等，通过设门的方法提前排除死细胞。死细胞膜是通透的，PI 等核酸染料能穿过细胞膜和核酸结合，PI 阳性即为死细胞群。如果实验中涉及分析胞内抗原，染色过程中需要有固定破膜的步骤，经此处理后的细胞都变成死细胞，而核酸染料染色法就不适用。这种情况可选择一些可固定破膜的死细胞染料(fixable live dye)，其作用的原理是染料与细胞膜上的蛋白氨基结合，在固定破膜步骤前加入这些染料，死细胞膜的胞外和胞内侧均能被染色，活细胞仅胞外侧有染色。所以，强阳性的为死细胞群，弱阳性的为活细胞。

如果流式标本中粘连细胞较多时，数据分析时也需要通过设门排除，圈出单个的细胞进行分析。一般利用散射光的面积(area，A)、高度(heigh，H)和宽度(width，W)参数的组合(图 11-3)，W 代表的是细胞通过激光检测区域的宽度，如果是二聚体，形成的是两个电脉冲，因此圈出 W 信号较小的群体即为单细胞；对于单个细胞，其面积 A 和高度 H 呈线性比例。所以，习惯上也用 FSC-A/FSC-H 流式图,圈出对角线附近位置的群体为单个细胞,偏离这一斜率的为粘连的细胞群。

三、流式细胞术的基本操作

■ (一) 样品制备

流式细胞仪检测分析的对象是细胞(或细胞样颗粒性物质),需采用适当的方法制备单细胞悬液。样本(外周血,器官脏器)应新鲜采集。若取材条件不允许、样品又珍贵的情况下,需要液氮冻存保存样本,等收集所有样本之后一起复苏,短暂培养再标记检测。在这种情况下,务必统一细胞处理方式、冻存密度、冻存条件、复苏方式,并且对照组、模型组和各处理组条件一致,以尽量减少因处理带来的误差。另外,在样品细胞分离和洗涤过程中应尽量动作轻柔、低速离心,避免因动作粗暴、高速离心而致细胞损伤、细胞膜结构破坏。样品细胞染色一般取 $(2\times10^5)\sim(1\times10^6)$ 个细胞/管,浓度 2×10^6 个/ml~1×10^7 个/ml(取 100 μl)。

1. 独立细胞样品的制备 独立细胞是指外周血、体外培养的原代细胞或细胞株(包括悬浮细胞和贴壁细胞)。

(1) 体外培养的悬浮细胞:直接收集该悬浮细胞于离心管中,离心洗涤细胞,以流式 PBS[无菌 PBS 中加入 2% 胎牛血清(FBS)]重悬细胞,用血细胞计数板或细胞计数仪计数,取≥2×10^5 个细胞/管,与相应荧光素偶联抗体 4℃ 避光孵育 30 min,离心洗涤,重悬,上机检测。

(2) 体外培养的贴壁细胞:需用含 0.125%~0.25% 胰酶(Trypsin)溶液消化细胞适当时间后,终止消化,收集细胞于离心管中,接下来的步骤同上。

(3) 外周血白细胞:采用红细胞裂解液裂解红细胞之后,离心去除红细胞碎片即可。

(4) 外周血单个核细胞:分离外周血单个核细胞(peripheral blood mononuclear cell,PBMC),主要包括 T 细胞、B 细胞、NK 细胞和单核细胞,不包括中性粒细胞,最常用的方法是淋巴细胞分离液(Ficoll 法,见图 11-10)。Ficoll 法可同时去除中性粒细胞和红细胞。以用外周血淋巴细胞分离液分离出大鼠 PBMC 为例,取大鼠动脉血以肝素钠(或 EDTA-K_2)抗凝,室温(15~25℃)保存,12 h 内进行以下操作。

以 PBS 等体积稀释外周血,取 15 ml 离心管在管底加入淋巴细胞分离液(与已稀释血液等体积),将已稀释血液加到等体积分离液液面上,使抗凝血:PBS:分离液=1:1:2。室温,800 g 离心 30 min。离心后,见离心管从上至下分别为血

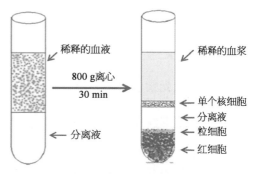

图 11-10 以淋巴细胞分离液分离外周血单个核细胞

浆层(实验中显示黄色)、淋巴细胞层(实验中显示乳白色)、分离液层(实验中显示透明)和红细胞层(实验中显示红色)。小心吸取淋巴细胞层(PBMC)至 15 ml 管中。洗涤一次再进行离心(400 g,5 min),以适当培养基重悬细胞,计数,调浓度为 10^6 个/ml 备用。

2. 免疫器官样品的制备　中枢免疫器官是免疫细胞发育的场所,主要包括骨髓和胸腺;外周免疫器官是免疫细胞发挥功能的场所,主要包括脾脏和淋巴结。免疫器官主要由免疫细胞组成,细胞之间很少形成稳定的连接,免疫器官内结缔组织含量也较少。将免疫器官制备成单细胞悬液比其他实体脏器相对容易。

(1) 骨髓单细胞悬液:以获取小鼠骨髓单细胞悬液为例,小鼠一般取长骨如股骨和胫骨内的骨髓。麻醉状态下颈椎脱臼处死小鼠,用剪刀、镊子直接分离出股骨和胫骨。以 1 ml 注射器在股骨或胫骨两端钻孔,然后用该注射器吸取培养基(或含 2% FBS 的 PBS),反复冲洗股骨和胫骨的骨髓腔,直到发白为止。或者剔除干净股骨和胫骨,在研钵中加入 3~5 ml 含 2% FBS 的 PBS,研磨至骨髓腔充分展开、发白为止。以 1 ml 移液器吸头反复轻柔吹打细胞液,使骨髓细胞尽可能分散,成为单细胞悬液。40 μm 孔径的筛网过滤,离心去除上清液。以红细胞裂解液裂解红细胞,含 2% FBS 的 PBS 重悬细胞,调整浓度,取适量细胞,进行荧光素偶联抗体标记,然后上机检测。

(2) 脾脏/胸腺/淋巴结单细胞悬液:以获取小鼠脾脏单细胞悬液为例。解剖小鼠取出脾脏后,准备 10 cm 培养皿,放入孔径 40 μm 筛网,注入 5 ml 含 2% FBS 的 PBS,以 1 ml 注射器推杆顶端的平面,轻轻研磨脾脏 200 次左右,弃结缔组织,离心去除上清液,以红细胞裂解液裂解红细胞,含 2% FBS 的 PBS 重悬细胞,调整浓度,取适量细胞,进行荧光素偶联抗体标记,然后上机检测。

3. 实体脏器样品的制备　实体脏器如肝脏、肺脏、滑膜细胞和肿瘤组织内含有较多的结缔组织,细胞之间结合紧密,无法通过直接研磨得到理想的单细胞悬液。一般需要借助胶原酶(collagenase)与 DNA 酶(DNase)消化后,再进行研磨。

以小鼠滑膜细胞样品制备为例。解剖小鼠取出滑膜组织后,剪碎,加入Ⅰ型胶原酶(collagenase type1,Worthington)和 100 U/ml 的 DNA 酶,或 Accumax(Invitrogen)在 37℃ 条件下消化 1 h,再用研磨棒研磨,弃结缔组织,离心去上清液,红细胞裂解液裂解红细胞,离心去上清液,以含 2% FBS 的 PBS 重悬细胞,调整浓度,取适量细胞,进行荧光素偶联抗体标记,然后上机检测。

■ (二) 荧光素偶联抗体及其标记方法

流式细胞仪接收到或强或弱的荧光信号来源于结合在样品细胞上的荧光素,荧光素被特定波长的激光激发后产生特定波长范围的荧光。

1. 荧光素(fluorochrome)　在未被激发时外层电子处于基态,当被特定波长的激光激发后,外层电子接收到足够的能量就会跃迁到激发态,处于激发态的荧光素外层电子不稳定,会自发从激发态回到基态,同时释放出特定波长的荧光。荧光素被激发后发射的荧光被不同的荧光通道接收,它们之间的信号采集和分析不会相互干扰,从而使多荧光通道分析成为可能。目前有多种荧光素用于流式分析。它们被直接偶联或是间接标记于特定抗体上(作为二抗),使用该抗体标记细胞之后,上机检测细胞。不同激发光波长、常用的检测器及相应的荧光素见表 11 - 2。

表 11 - 2 不同激发光波长、常用的检测器及相应的荧光素

激发光波长	检 测 器	荧 光 素
488 nm	FL1	FITC、GFP、AF488、Bodipy、Fluo - 3
	FL2	PE
	FL3	ECD、PE - Texas Red、PE - CF594、PI
	FL4	PerCP、PerCP - Cy5.5、PE - Cy5、7 - AAD
	FL5	PE - Cy7、PE - AF750
633 nm	FL6	APC、Cy5、AF647、eFluor660
	FL7	AF700
	FL8	APC - Cy7、APC - AF750、eFluor780
405 nm	FL9	Pacific Blue、AF405、BV421、eFluor450
	FL10	BV510、eFluor506
	FL11	BV605
	FL12	BV650
	FL13	BV780
375 nm	FL14	Hoechst33342 - Blue、DAPI、BUV450
	FL15	BUV525
	FL16	BUV675

一般每个通道接收一个或几个常用荧光素发射的一定波长的光,习惯上以其常检测的荧光素作为该通道的名称,如"FITC 通道""APC 通道"。

2. 荧光素偶联抗体 由荧光素和抗体两部分组成。在标记样品细胞时,偶联抗体中的抗体与相应的抗原分子特异性结合,带有该抗原分子的细胞表面就结合有荧光素偶联抗体,其中的荧光被相应激光激发后发射特定波长的荧光信号,被相应的荧光通道接收,根据接收到的荧光信号强弱可判断该细胞群体表达相应抗原分子的情况。荧光素偶联抗体一般保存于 4℃,少数按要求保存于 −20℃。忌反复冻融,可以分装。

3. 样品封闭 标记样品细胞的荧光素偶联抗体多为单克隆抗体,少数为多克隆抗体。其基本结构都包含有特异性结合抗原位点的 Fab 段和相对保守的 Fc 段,如图 11 - 11A 所示。抗体的特异性表现在 Fab 段,标记时利用 Fab 段的抗原结合位点与细胞上抗原分子特异结合,如图 11 - 11B 所示。但有些细胞表面表达 FcR(Fc receptor,Fc 受体),如巨噬细胞、DC 细胞、B 淋巴细胞等,FcR 可以与荧光素偶联抗体的 Fc 结合,如图 11 - 11C。Fc 与 FcR 的结合

是相对非特异性的,与抗体种属和类别有关。一般同种属、同类抗体(如所有的鼠 IgG 抗体)的 Fc 段相同,该种属细胞上的所有该类 Fc 段的 FcR(如与鼠 IgG 对应的 FcγR)都可以与 Fc 段发生非特异性的结合。

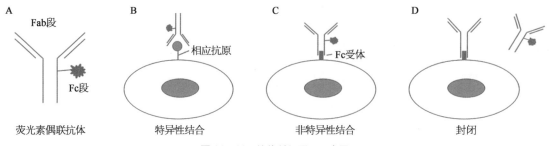

图 11-11　抗体封闭原理示意图

Fab 段与抗原结合和 Fc 段与 FcR 非特异性结合都使细胞带上荧光素,被激光激发后都产生荧光信号,造成假阳性。为消除这种非特异性结合、避免假阳性,可在用荧光素偶联抗体标记样品细胞之前先"封闭"样品。目前常用的荧光素偶联抗体基本都是 IgG 抗体,故可用无关 IgG 抗体先与样品细胞孵育一段时间,使样品细胞上的所有 FcR 都与无关 IgG 抗体的 Fc 段非特异结合,然后再标记荧光素偶联抗体,这时样品细胞上的 FcR 都已饱和,无法与荧光素偶联抗体的 Fc 段结合,如图 11-11D 所示。事先封闭细胞上荧光素偶联抗体的非特异结合位点,以保证细胞与荧光素偶联抗体的结合都是特异性结合。

较严格的样品封闭主要有两种方法:① 取与荧光素偶联抗体同种属来源的动物血清全 IgG 抗体与样品细胞充分混匀,4℃静置 15 min。研究小鼠来源细胞时,若荧光素偶联抗体来源于大鼠,则封闭采用大鼠血清全 IgG 抗体;研究人的细胞时,若荧光素偶联抗体来源于小鼠,则封闭采用小鼠血清全 IgG 抗体。② 取适量的抗 CD16(FcγRⅢ)和抗 CD32(FcγRⅡ)单克隆抗体与样品细胞充分混匀,4℃静置 15 min。CD16 是一种 FcR,能够与 IgG 的 Fc 段结合,亲和力较强;CD32 也是一种 FcR,能够与 IgG 的 Fc 段结合,亲和力中等。在标记荧光素偶联抗体前可以用抗 CD16 和抗 CD32 单克隆抗体封闭细胞,使样品细胞表面的 FcR 都被抗 CD16 和抗 CD32 单克隆抗体结合,从而阻止后续荧光素偶联抗体与 FcR 的非特异结合。

4. 荧光素偶联抗体标记　样品标记荧光素偶联抗体的方法比较简单。在样品单细胞悬液中加入适量的荧光素偶联抗体,充分混匀,于 4℃ 避光 30 min,离心洗去游离的抗体,PBS 重悬细胞后就上样分析。一般孵育抗体的反应体系为 100 μl,取$(2\times10^5)\sim(1\times10^6)$个细胞/100 μl 体系。至于荧光素偶联抗体的用量,依据不同公司产品,在 0.125～1 μg 抗体/100 μl 体系范围内不等。

流式抗体标记主要有:直接标记法和间接标记法 2 种方法,如图 11-12 所示。

(1) 直接标记法:直接用荧光素偶联抗体标记样品细胞,抗体直接与样品细胞上的抗原分子结合,以与抗体直接偶联的荧光素作为指示剂,间接反映样品细胞表达相应抗原分子情

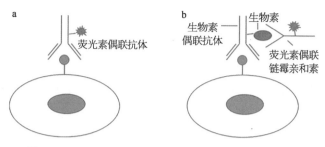

图 11‑12　流式抗体标记的直接标记法(a)和间接标记法(b)

况。只需一步标记,方法简单,非特异性染色少,是常用的标记方法,如图 11‑12a 所示。

（2）间接标记法：第一步用生物素(biotin)偶联抗体标记样品细胞,第二步用荧光素偶联链霉亲和素(streptavidin,SA)标记样品细胞,如图 11‑12b 所示。采用的是生物素-亲和素系统,生物素与亲和素的结合在特异性、敏感性和结合力上均不弱于抗原-抗体之间的结合。间接标记法一般在多通道分析需要通道配搭以减少荧光素偶联抗体的种类时使用,可以在满足实验要求时节约实验成本。

5. 荧光素的选择与流式多色配色　荧光素尽量选择可适用于所拥有的流式细胞仪且亮度高的,荧光素的分辨灵敏度以染色指数(stain index)判断(图 11‑13)。分辨灵敏度(从背景中分辨弱的阳性信号的能力)取决于阳性峰与背景峰间的宽度(D)和背景峰的宽度(W)。染色指数同时考虑这两个因素,是用 D 除以 W。Stain Index＝D/W。

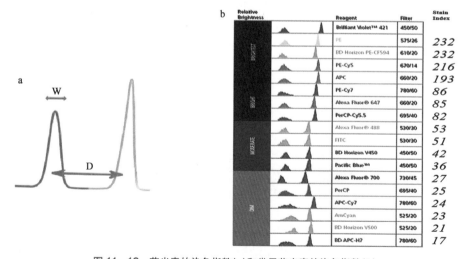

图 11‑13　荧光素的染色指数(a)和常用荧光素的染色指数(b)

流式多色配色的原则：强荧光抗体尽量用于弱表达抗原的检测,而弱荧光抗体用于强表达抗原的检测。尤其是重要的标记抗原表达很弱时,一定要配强荧光的抗体,从而达到有效区分阳性细胞和阴性细胞的目的。并且在可选择范围内,尽量选择颜色补偿小的荧光素抗体配搭。但是以上是基本原则,具体还要结合抗体出厂 QC 的荧光强度来综合判断。

■（三）对照的设置

荧光素不仅能够在激光的激发下产生荧光,而且在细胞表面的某些分子或结构也能够产生荧光,这种荧光相对于荧光素产生的荧光较弱,并与细胞表面的特异抗原分子没有相关性,被称为非特异性荧光。每一种细胞都会产生非特异性荧光,流式检测得到的荧光信号是细胞本身的非特异性荧光和来自细胞结合荧光素的特异性荧光叠加得到的结果。设立阴性对照就是为了排除细胞的非特异性荧光对结果的影响。

1. 阴性对照　每次流式实验必须设置阴性对照,一般一次实验设置一种阴性对照即可。图 11-14 是三类阴性对照和标记荧光素偶联抗体(抗 CD44-PE)得到的荧光信号示意图。相比于三类阴性对照,可得出这群细胞有 45% 表达 CD44 分子。这里的三类阴性对照:① 空白:细胞不加任何抗体,即通常说的 blank 管,所检测到的荧光信号与荧光素和细胞抗原无关,是非特异性荧光信号(背景)。这是最常用的阴性对照,在实验要求不高、能够确定同型对照的荧光信号与不加同型对照的这种阴性对照结果一致时,就可以采用这种阴性对照。② 抗 CD44:细胞加不带荧光素的抗体。检测到的荧光信号与荧光素无关,可能是细胞背景荧光,也可能是抗体带来的某种影响。这种对照用于排除抗体自身的影响,使用较少。③ IgG1-PE:细胞加同型对照抗体,即加入与抗 CD44-PE 同种属、同亚型、同标记、同质量的非特异性抗体(未免疫的血清分离出来的)。这种同型对照抗体不能与细胞表面的 CD44 分子发生特异性结合,但可能发生非特异性的结合(如 Fc 段与细胞表面 FcR 的非特异结合等)。这种对照可以排除非特异结合的影响,是比较规范和精确的阴性对照。

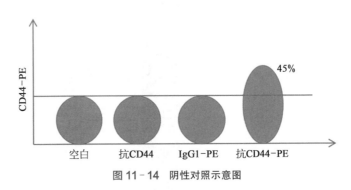

图 11-14　阴性对照示意图

在同型对照基础上得出的流式结果才是最可靠的。购买的荧光素偶联抗体说明书上会列出该抗体的同型对照抗体,同型对照抗体需要根据这个信息单独去购买,建议使用与荧光素偶联抗体同一个公司生产的同型对照抗体。

2. 荧光减一对照(fluorescence-minus-one control)　又称 FMO 对照,是一种特殊的阴性对照,是指在多色(通道)分析时对其中某一通道特别设置的阴性对照。具体来说,是在多通道荧光素偶联抗体染色中,故意不添加其中一种荧光素偶联抗体(或只加其同型对照抗体),以显示并扣除其他的荧光素偶联抗体染色对它的影响的一种对照。

3. 阳性对照　是用现有的荧光素偶联抗体和标记方法检测已知的阳性样本,以确定抗体,标记方法和过程是否可用可行。阳性对照不是每次流式实验必须,一般在遇到以下情况时考虑设置:① 使用以前没有用过的荧光素偶联抗体时;② 换用不同公司或同一公司不同批号的荧光素偶联抗体时;③ 使用储存时间较长的荧光素偶联抗体时。

设置阳性对照一般有两种方法:① 用肯定表达相应抗原分子的样品细胞来检测。如检测某荧光素偶联的抗小鼠 CD4 抗体是否有效,可用抗体标记正常小鼠脾脏细胞,因为该样品细胞内肯定含有 CD4 阳性细胞,且已知 CD4 阳性细胞在脾脏细胞中的大致比例范围。所以,用该抗体标记脾脏细胞得到预料中的结果时,就可以认为该抗体有效。② 使用实验室已证明有效的、与待测荧光素偶联抗体相同但偶联的荧光素不同的抗体,一同标记细胞。如需检测 FITC 偶联的抗小鼠 CD4 抗体(抗 CD4 - FITC)是否有效,实验室已有证明有效的 PE 偶联的抗小鼠 CD4 抗体(抗 CD4 - PE),这时可以用两种抗体同时标记同一份有 CD4 抗原分子表达的细胞。流式检测后,FITC 阳性的细胞群,PE 也是阳性;FITC 阴性的细胞群,PE 也是阴性,就可证明该荧光素偶联抗体有效。

■（四）光电倍增管电压的设定

流式细胞仪利用光电倍增管(PMT)将各通道检测到的荧光信号转变为电子信号进行分析,同时按照一定的比例关系提高电子信号的强度,这是通过分析软件调节光电倍增管的电压来实时调控的。电压设置越低,光信号转化为电子信号增强的倍数就越小,得到的电子信号就越弱;反之,电压设置越高,增强的倍数就越大,得到的电子信号就越强。

1. FSC 和 SSC 通道电压的调节　通常使用 blank 管或阴性对照管(最好是同型对照管)来调节各通道电压。FSC 和 SSC 通道是每次流式检测都需要使用的通道,其接收的是散射光信号,与荧光素偶联抗体是否标记无关。FSC 通道主要反映的是细胞体积,SSC 通道主要反映细胞的颗粒度。在 FSC - SSC 散点图中,调整电压的目标是使样品细胞或目标细胞位于流式图的中央或靠近中央的位置。

2. 荧光通道电压的调节　使用 Blank 管或阴性对照管调电压时,荧光通道上接收到的是样品细胞的非特异性自发荧光。在直方图中,调整电压使自发荧光控制在数轴的 1/4 范围内,设为阴性细胞。同时,可以上样阳性细胞管(正常组或模型组等染色细胞)查看阳性细胞群不要跳出流式图数轴外,最好控制在流式图数轴 3/4 范围内。如果跳出数轴外,就要降低电压值。在使用 Blank 管或阴性对照管调好电压之后,建议使用全染的样品管复检电压值,尤其防止各荧光通道阳性群体跳出检测范围。

■（五）荧光补偿调节

荧光补偿(compensation)是指在流式细胞多色分析中,纠正荧光素发射光谱重叠(spectral

overlap)的过程,即从一个被检测的荧光信号(通道)中去除任何其他的干扰荧光信号的过程。正确调节各荧光通道之间的补偿,对流式分析结果影响很大。

1. 补偿调节的原理　流式荧光通道之间需要调节补偿是因为流式荧光素在相应激光激发后发射的荧光波长并不集中于一个很小的范围,而是或多或少会渗漏的其他通道之中。要排除这些渗漏荧光信号的干扰和误导,就需要纠正这些通道的荧光信号值。例如,同时使用FITC荧光素偶联抗体1和PE荧光素偶联抗体2标记细胞,FL1通道接收到的荧光信号代表FITC荧光素的信息,此时FL1通道也称为FITC通道;FL2通道接收到的荧光信号代表PE荧光素的信息,也称为PE通道。但FITC通道接收到的荧光信号不都是来自FITC荧光素,也有一部分来自PE荧光素的渗漏;PE通道接收到的荧光信号不都是来自PE荧光素,也有一部分来自FITC荧光素的渗漏。

如图11-15所示,FITC通道收集的荧光波长范围在515～545 nm,除了大部分来自FITC荧光素的发射荧光,还有少部分来自PE荧光素的发射荧光。PE通道收集的荧光波长范围在562～588 nm,除了大部分来自PE荧光素的发射荧光,还有少部分来自FITC荧光素的发射荧光。所以就需要把FITC通道中来自PE的发射荧光扣除(FITC通道荧光值－x% PE通道荧光值),让FITC通道只显示FITC发射荧光的强弱;需要把PE通道中来自FITC的发射荧光扣除(PE通道荧光值－x% FITC通道荧光值),让PE通道只显示PE发射荧光的强弱。

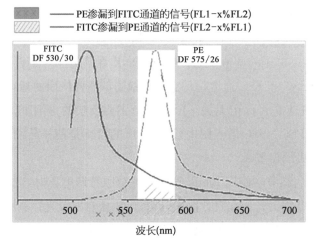

图11-15　FITC、PE 的发射荧光分别渗漏到 PE 通道、FITC 通道

2. 补偿调节的方法和流程　在调节补偿时,一般使用发生渗漏的荧光素的单染管调节渗漏到的那个通道的补偿。例如,在扣除 PE 通道中来自 FITC 荧光的渗漏时,要使用 FITC 荧光素偶联抗体1的单染管;在扣除 FITC 通道中来自 PE 荧光的渗漏时,要使用 PE 荧光素偶联抗体1的单染管。使用 PE 单染管调节 FITC 通道的补偿时,要把 FITC 通道中来自 PE 的

发射荧光扣除,就用 FITC 通道荧光值−x％ PE 通道荧光值,X 就是一个调节的变数。

如何准确扣除 FITC 通道中渗漏进的 PE 发射荧光? 在 FL1−FL2(即 FTIC−PE)散点图中,如图 11−16a 所示,左下角圆圈代表阴性细胞群。而标记 PE 的上方圆圈为 PE 单染的细胞群,本来应该在阴性细胞群的正上方、竖直方向,代表 PE 通道的阳性细胞群,却因为 PE 荧光素泄漏到 FITC(FL1)通道,发生向右偏移,产生 FITC 通道阳性荧光(细胞群)。在用 FITC 通道荧光值−x％ PE 通道荧光值时,随着 X 值的尝试性逐渐增加,该细胞群(标记 PE 的圆圈)就会向左移动,当该细胞群移到阴性细胞群的正上方即竖直方向时,即表示准确扣除了 FITC 通道中渗漏进的 PE 发射荧光,用 PE 单染管调节 FITC 通道补偿完成(图 11−16b)。用 FITC 单染管调节 PE 通道补偿也是类似。

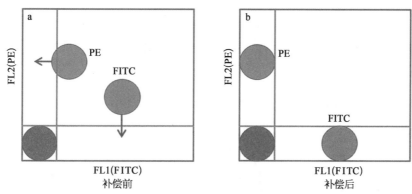

图 11−16　FITC 单染管调节 PE 通道补偿与 PE 单染管调节 FITC 通道补偿的叠加图

补偿前(a);补偿后(b)

图 11−16a 中,标记 FITC 的右方圆圈为 FITC 单染的细胞群,本来应该在阴性细胞群的正右方、水平方向,代表 FITC 通道的阳性细胞群,却因为 FITC 荧光素泄漏到 PE(FL2)通道,发生向上偏移,产生 PE 通道阳性荧光(细胞群)。在用 PE 通道荧光值−x％ FITC 通道荧光值时,随着 X 值的尝试性的逐渐增加,该细胞群(标记 FITC 的圆圈)就会向下移动,当该细胞群移到阴性细胞群的正右方,即水平方向时,表示准确扣除了 PE 通道中渗漏进的 FITC 发射荧光,用 FITC 单染管调节 PE 通道补偿完成(图 11−16b)。

补偿调节准确的标准是:散点图 X 轴或 Y 轴上的阳性细胞群与阴性细胞群位置的"横平或竖直",多退少补。在流程上,一般双色染色的实验时,① 先用阴性管调电压,阴性管中细胞不加抗体(或加各个抗体的同型对照,如 Rat IG2b);② 再用单染管调补偿,单染管中细胞+抗体 A−FITC 或抗体 B−PE;③ 再上各实验组的样品管。

除了使用样品细胞做单染管、调补偿之外,还有专门的补偿微球用于调补偿。这在样品细胞有限,或抗原标记低表达时,尤其有用。现在有 CompBeads 系列(BD)和 OneComp ebeads、UltraComp eBeads 系列(Invitrogen)等产品可用。

四、流式细胞术的应用

流式细胞术的检测应用范围包括细胞结构(细胞大小、细胞颗粒度、细胞表面面积、核浆比例、DNA 含量与细胞周期、RNA 含量、蛋白质含量、染色体分析等)、细胞抗原表达(细胞表面/胞浆/核内特异性抗原、细胞内细胞因子等)和细胞功能(细胞活性、酶活性、激素结合位点、细胞凋亡、钙离子内流、pH、细胞吞噬、氧化应激等)。本篇举例实验室最常用的流式检测细胞周期、细胞凋亡和淋巴细胞亚群分析。

■ (一) 流式检测细胞周期

1. 原理　细胞周期是从细胞分裂产生的新细胞生长开始到下一次细胞分裂形成子细胞结束为止的过程,主要分为(G0)G1 期、S 期、G2 期和 M 期(图 11 - 17A)。流式可以检测 DNA 含量,依据细胞 DNA 含量(图 11 - 17B 横坐标)来分析各周期。

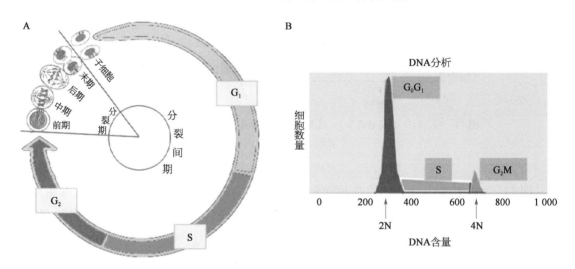

图 11‑17　细胞周期示意图

G1 期:DNA 复制未开始,DNA 含量二倍体在流式结果图中显示为第一个峰。

S 期:DNA 开始复制到完成复制,是一个二倍体到四倍体的过程,在流式结果图中显示跨度特别大(第二个不高但很宽的峰)。

G2 期:DNA 复制完成至分裂的一段时间,此时细胞为四倍体,在流式结果图中的第三个峰。

M 期:细胞分裂过程,此时细胞也是四倍体,无法与 G2 期分开,故合称 G2/M 期。

通常使用核酸染料来检测细胞周期(图 11 - 18),常用的核酸染料有 PI、4′,6 -二脒基- 2 -苯基吲哚(DAPI)、7AAD、Hoechst 等。

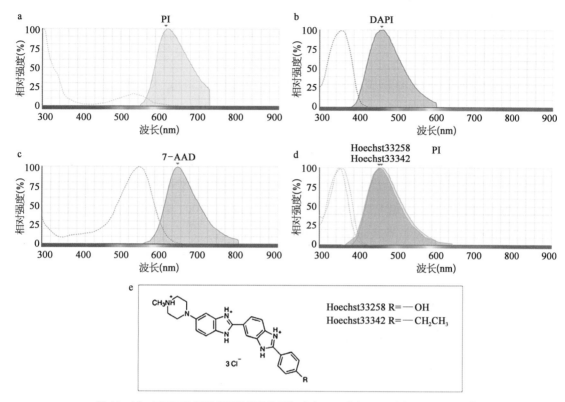

图 11-18　用于细胞周期检测的核酸染料[PI(a),DAPI(b),7AAD(c),Hoechst(d,e)]

PI 可通过破损的细胞膜与细胞内双链的 DNA 或 RNA 结合,被 488 nm 激光激发后发射红荧光,与核酸结合后其发射荧光信号的能力提高 20～30 倍。PI 不能自由穿过活细胞完整的细胞膜,标记时需先用 70% 冰乙醇固定细胞,以 RNase 去除细胞内的 RNA,加入 0.2% 的 Trition X-100 细胞膜通透剂,增加细胞膜通透性,使 PI 可以进入细胞内。

DAPI 以非嵌入方式与 DNA 链上的 A-T 碱基对特异性结合。变异系数明显小于其他染料,是 DNA 定量染料,膜通透性很差,只有在高浓度时才能透膜。

7AAD 对 DNA 具有强亲合力,可嵌入双链 DNA 中,对富含 GC 的区域具有高亲合力,它不能透过细胞膜。

Hoechst 常见为 Hoechst33342 和 Hoechst33258,以非嵌入的方式与 DNA 链上的 A-T 碱基对结合。这两种染料的激发和发射波长近乎相似,结构上略有不同,所带基团亲疏水性质不同,导致功能与应用上的不同。Hoechst33342 能自由透过细胞膜进行活细胞染色,用于活细胞 DNA 定量分析,如精子分选,还用于侧群细胞的分选。Hoechst33258 透膜性很差,有较强的水溶性,用于染色体分选。做细胞周期时,Hoechst33342 不需要固定破膜直接染色上机检测,Hoechst33258 与 DAPI 的方法一致,需要固定破膜,但不需要加 RNase 处理细胞,直接染色上机检测。

2. 方法、流程和分析

(1) PI/7AAD 标记法(图 11-19)：这两种染料检测细胞周期需要固定破膜,也需要 RNase 处理细胞,步骤如下。

1) 将需要分析的目标细胞制成单细胞悬液,取 1×10^6 个,300 g 水平离心 5 min。

2) 先用 300 μl 冷 PBS 重悬细胞,再逐滴缓慢加入 700 μl 冰乙醇,4℃过夜;放 -20℃ 可以保存 2 个月。

3) 300 g 水平离心 5 min,弃上清液,1 ml 冷 PBS 轻柔重悬。

4) 300 g 水平离心 5 min,弃上清液,加入 80 μl 100 μg/ml RNase A,37℃消化 30 min。

5) 加入 320 μl 50 μg/ml PI 染色液(含 0.2% Triton X-100),轻轻混匀,避光 2 min。

6) 上机检测,激发波长 488 nm,发射波长 610 nm 左右。

(2) DAPI/Hoechst33258 标记法：这两种染料检测细胞周期优势是不需要 RNase 处理细胞。

1) 将需要分析的目标细胞制成单细胞悬液,取 1×10^6 个,300 g 水平离心 5 min。

2) 先用 300 μl 冷 PBS 重悬细胞,再逐滴缓慢加入 700 μl 冰乙醇,4℃固定过夜;放 -20℃ 可以保存 2 个月。

3) 300 g 水平离心 5 min,弃上清液。

4) 加入 500 μl 50 μg/ml DAPI/Hoechst33258 染色液(含 0.2% Triton X-100),轻轻混匀,避光 2 min。

5) 上机检测,激发波长 355 nm,发射波长 450 nm 左右。

(3) Hoechst33342 标记法：这种染料的优势是不需要固定破膜,也不需要 RNase 处理细胞,步骤如下。

1) 将目标细胞制成单细胞悬液,取 1×10^6 个,300 g 水平离心 5 min,弃上清液。

2) 加入 500 μl 终浓度 5 mg/ml 的 Hoechst33342 染色液,轻轻混匀,4℃避光染色 40 min 或过夜。

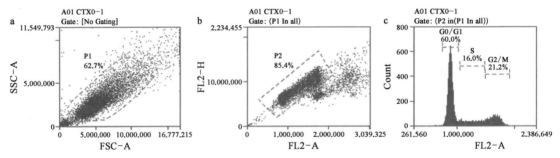

图 11-19 碘化丙啶(PI)标记法检测细胞周期流式图

[BD C6 流式细胞仪检测 C3H10T1/2 细胞。PI 以 FL2 通道检测。FSC-SSC 散点图圈定目的细胞群 P1(a),
FL2-A-FL2-H 散点图中去除粘连体(b),FL2-A 直方图显示 PI 阳性(即 DNA 含量)分布]

3）上机检测，激发波长 355 nm，发射波长 450 nm 左右。

除了流式细胞仪自带软件的分析之外，细胞周期的分析还可以使用专业的 ModiFit 软件，更加准确可靠。

3. 实验注意点

（1）细胞周期实验前必须对细胞进行同步化，一般采用无血清培养饥饿 12 h，再进行造模/药物处理。

（2）固定细胞时，要逐滴缓慢加入冰乙醇，不时拨动管壁，防止细胞聚团，固定不充分。

（3）收样用低速；图中坐标轴都用线性（Linear）形式，见图 11-19。

（4）要做粘连体去除（图 11-19B）：一般用 FL2-A/FL2-H，也有用 FL2-A/FL2-W。

（二）流式检测细胞凋亡

1. 原理　流式细胞术检测细胞凋亡常用 AnnexinV/PI 双染色法，也可以用其他核酸染料如 DAPI、7AAD 等代替 PI。在正常细胞中，磷脂酰丝氨酸（PS）只分布在细胞膜脂质双层的内侧。细胞凋亡早期，细胞膜中的磷脂酰丝氨酸（PS）由脂膜内侧翻向外侧。Annexin V 是一种分子量为 35～36 kD 的 Ca^{2+} 依赖性磷脂结合蛋白，与磷脂酰丝氨酸有高度亲和力，故可通过细胞外侧暴露的磷脂酰丝氨酸与凋亡早期细胞的胞膜结合。因此 Annexin V-FITC（或与其他荧光素偶联）可以检测细胞早期凋亡的发生。

PI 不能透过完整的细胞膜，但对凋亡中晚期的细胞和死细胞，能够透过细胞膜而使细胞核染红。将 Annexin V 与 PI 匹配使用，可将处于不同凋亡时期的细胞区分开来。PI 的激发波长较宽 450～600 nm 皆可，一般选择较常规的 488 nm 的激光器激发，发射波长选择 580 nm/610 nm/650 nm 附近的通道皆可。PI 不适用于转染了 RFP 的细胞系检测凋亡，转染了 GFP 或 RFP 的细胞检测凋亡尽量使用 DAPI 来代替 PI。

Fas 单克隆抗体处理某细胞 4 h 后，以 AnnexinV/PI 双染色，上机检测凋亡情况（图 11-20）。凋亡是个连续的过程，$AnnexinV^-/PI^-$ 为活细胞，$AnnexinV^+/PI^-$ 为早期凋亡细胞。此时细胞膜结构完整，PI 无法进入细胞内部。随着凋亡的进展，细胞膜逐步坍塌破损，PI 进入细胞内部并轻微染色，表现为 $AnnexinV^+/PI^{+low}$，为中早期凋亡。凋亡发生到晚期，细胞核与 PI 充分染色，表现为 $AnnexinV^+/PI^{+high}$，为晚期凋亡或死亡细胞。$AnnexinV^-/PI^+$ 是由于细胞物理损伤而导致（图 11-21）。

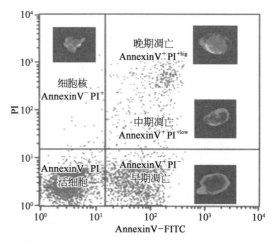

图 11-20　AnnexinV/PI 双染色法检测细胞凋亡示例

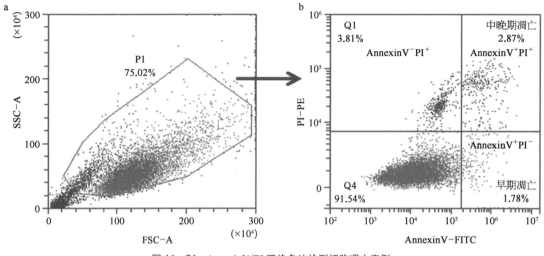

图11-21 AnnexinV/PI 双染色法检测细胞凋亡实例

2. 实验注意点

(1) 细胞加药时汇合率控制在 $70\%\sim80\%$，防止收细胞时对照组细胞太满，导致凋亡增多。

(2) 贴壁细胞如果用含有 EDTA 的 Trypsin 消化，消化之后要用 PBS 洗一遍，再用 binding buffer 重悬，因为 EDTA 会螯合 Ca^{2+}。

(3) 细胞上清液要收集，与消化的细胞合并在一起；细胞处理整个过程要轻柔。

(4) 画门时要圈入左下角上方的细胞群。

(5) 边界在参照阴性对照基础上，可以根据实际分群情况有变动。

(6) 核酸染料 PI/7AAD/DAPI/Hochest 等做细胞凋亡时的浓度要远低于做细胞周期时的浓度。

(7) 染色之后立即上机检测，调定电压值，圈定目的细胞群后，即可低速或中速收细胞，尽量在短时间(1 h)内检测完各组细胞，收完细胞之后再进行补偿调整、分析。

■ (三) 淋巴细胞亚群分析

1. 原理 很多免疫细胞会表达一些特殊的抗原标记物，这些抗原可以是细胞表面抗原(如比较常见的 CD3、CD4、CD8)，也可以是胞内抗原(如 Th17 细胞的 IL17 胞内因子)和核内抗原(如 Treg 细胞特异表达的 Foxp3 转录因子)。利用流式技术多色分析的特点，通过不同的荧光素偶联抗体标记细胞，就能特异性地识别某群细胞，并能进一步鉴定该群细胞的不同亚型，也可以检测某一亚群细胞上某种抗原的表达量。以淋巴细胞亚型分析为例，人外周血常见的淋巴细胞群为 T、B 和 NK 细胞，常用的标记物分别为 CD3、CD19/CD20 和 CD16/56(表 11-3)，T 细胞可以进一步分为 $CD3^+CD4^+$ Th 细胞和 $CD3^+CD8^+$ Tc 细胞，本实验通过表面标记物还能进一步分析 $CD4^+CD25^+CD127^{-/low}$ 的调节性 T 细胞(Treg 细胞)。

表 11 - 3　淋巴细胞亚群分析标记抗体选择及荧光素搭配

抗原标记物	荧 光 素	作　用
CD45	BV421	白细胞共同抗原
Live Dye	APC - Cy7	死活染料
CD3	FITC	T 细胞标记
CD8	PerCP - Cy5.5	Tc 细胞标记
CD4	AF700	Th 细胞标记
CD16/56	PE	NK 细胞标记
CD19	PE - CF594	B 细胞标记
CD25	PE - Cy7	Treg 细胞标记
CD127	APC	Treg 细胞标记

2. 方法、流程

（1）取 11 个流式管（分别标记空白管、9 个单染管和 sample 管），分别取 100 μl 抗凝血，加入 2 ml 1×红细胞裂解液，室温裂解 10 min，400 g 离心 5 min。

（2）去上清液，混匀细胞沉淀后，加入 2 ml PBS 缓冲液洗，400 g 离心 5 min 洗涤 1 次。

（3）去上清液，混匀细胞沉淀，剩余约 100 μl 细胞悬液可以直接标记抗体，如表 11 - 4。

表 11 - 4　流式抗体加样表示例

	CD45	Live	CD3	CD8	CD4	CD15/56	CD19	CD25	CD127
空白管									
CD45 单染	5 μl								
Live 单染		0.5 μl							
CD3 单染			5 μl						
CD8 单染				5 μl					
CD4 单染					5 μl				
CD16/56 单染						各 5 μl			
CD19 单染							5 μl		
CD25 单染								5 μl	
CD127 单染									5 μl
Sample 管	5 μl	0.5 μl	5 μl	5 μl	5 μl	各 5 μl	5 μl	5 μl	5 μl

（4）混匀后，避光 4℃，孵育 30 min。

（5）加入 2 ml PBS 缓冲液洗涤 1 次，400 g 离心 5 min。

（6）去上清液，加入 200～500 μl PBS 缓冲液重悬细胞后上机检测，如果不能立即检测，可以加入 200 μl 0.5% 多聚甲醛固定液，4℃避光保存。

（7）上机前，一般先通过 Blank 管调节电压，尽量把阴性信号调到流式图的左下位置。

（8）分别上单染管调节补偿。

（9）上 sample 管直接记录数据。

3. 结果分析　图 11-22 a 图首先通过 FSC-A/FSC-H 的二维图，圈出对角线位置的单个细胞（去除粘连体），b 图进一步圈出死活（Live/Dead）细胞染料阴性的活细胞进行分析（去除死细胞）；c 图圈出的 CD45$^+$ 的为所有的白细胞，d 图通过散射光 FSC/SSC 图，能找到典型的淋巴细胞群体；淋巴细胞中，可以检测到 CD19$^+$ 的 B 细胞（e 图）、CD3$^+$ 的 T 细胞和 CD16/56$^+$ 的 NK 细胞的百分比（f 图）；T 细胞中，通过 CD4/CD8 的伪彩图，能分析得到 CD4$^+$CD8$^-$ 的 Th 细胞和 CD4$^-$CD8$^+$ 的 Tc 细胞（g 图），Th 细胞中能进一步分析 CD25$^+$CD127$^{-/low}$ 的 Treg 细胞亚型（h 图）。

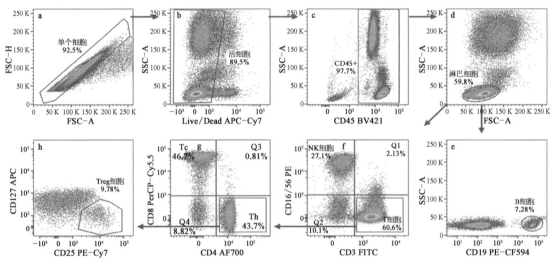

图 11-22　淋巴细胞亚群分析设门流程

4. 注意事项

（1）本实验是以占用 9 个荧光通道（9 色）的实验为例，具体实验应根据需求和仪器配置挑选需要的参数、荧光素抗体。

（2）本实验使用红细胞裂解液裂解红细胞，加入的不等渗的氯化铵溶液能破坏红细胞，注意裂解液的体积和裂解的时间需要摸索，建议提前做好预实验。

（3）多色实验中，每种抗体需要提前滴定摸索最佳的使用量，本实验仅按照抗体生产商推荐的用量。

（4）单染管调节补偿需要有阳性信号才能调节，死活细胞染料如果死细胞太少没有阳性信号，可以采取样本 70℃热水煮 3～5 min 的方法。

（5）本实验分析的是常见的免疫细胞表型抗原，阴性和阳性分群清晰，故没有准备同型对照和 FMO 对照，具体实验中可以根据需求设置对照组。

参考文献

［1］陈朱波,曹雪涛.流式细胞术——原理、操作及应用［M］.2 版.北京：科学出版社,2014.
［2］刘艳荣.实用流式细胞术——血液病篇［M］.北京：北京大学医学出版社,2010.

第十二章
分子克隆原理与技术操作

由质粒(plasmid)、限制性内切酶、PCR 扩增技术、DNA 连接酶、大肠埃希菌等工具组成的分子克隆技术是重组 DNA 技术(recombinant DNA,图 12‑1)的最基本内容,构成了生物学基础研究领域的必备实验工具,本章着重介绍这些工具的原理和常规应用。

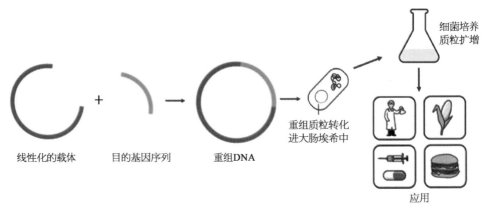

图 12‑1　DNA 重组技术及其应用

一、分子克隆的基本工具

DNA 重组技术发展自 20 世纪 70 年代,经历了 3 个时期。① 在生物化学时期,发现了包括可产生 DNA 分子的互补末端,利用 T4 连接酶将它们连接起来,并用来转化细菌。分离出限制性内切酶 *EcoR* Ⅰ,能切开特定 DNA 序列,并切出特定的黏性末端。② 在分子遗传学时期,发现利用抗生素筛选法可以在大肠埃希菌内稳定地转移高浓度的抗生素抗性基因,并利用内切酶 *EcoR* Ⅰ 得到黏性末端,用 T4 连接酶能把外来 DNA 插入到质粒中。③ 在第三个时期,各种质粒载体的发展极大地便利了细菌的基因克隆,包括大肠埃希菌及与大肠埃希菌亲缘关系较远的革兰阴性菌、革兰阳性菌在内,还发展了至今广泛用于植物基因工程的根瘤农杆菌Ti质粒。

（一）质粒的类型和元件构成

Joshua Lederberg 和 W. Hayes 的实验室在20世纪50年代发现存在质粒的遗传学证据,这些细胞核外的物质可以自我复制,Lederberg据此提出"质粒"这一术语。整个质粒生物学就是建立在对大肠埃希菌F质粒、F′衍生质粒、R质粒、Col质粒和金黄色葡萄球菌中含青霉素酶基因的质粒遗传学研究分析的基础上。

重组DNA技术中使用的细菌质粒主要是共价闭合的双链环状DNA,但并不是所有质粒都是环状,研究发现线性质粒广泛存在于不同的放线菌、分枝杆菌、红球菌属中。质粒上携带有很多编码基因,这些基因可独立于染色体DNA进行自主复制。尽管在古细菌和真核生物中也发现有质粒存在,但质粒主要在细菌中起着至关重要的作用,因为质粒可以通过水平基因转移(horizontal gene transfer)的机制从一种细菌转移到另一种细菌细胞内,从而对另一种细菌产生影响。如通过转移将一种细菌中的抗生素抗性基因转移到另一种细菌细胞内,这就是临床上广泛发生抗生素抗性产生的遗传学原因。在细菌细胞染色体DNA进行复制并分裂时,质粒也进行复制并分配到子代细胞中。

1. 质粒的构成元件　重组DNA技术中使用的质粒都是经过生物学家优化的工程质粒,也称载体(vector)。大多可以在大肠埃希菌中复制扩增,长度大多在3 000～20 000 bp,易于进行DNA重组操作。典型的质粒上包含复制最必需的元件,一般包括复制起点(origin of replication,*ori*)序列、抗生素抗性基因(antibiotic resistance gene)、可将外源DNA片段插入其中的多克隆位点(multiple cloning site,MCS)、启动子区域(promoter region)、选择性标记基因(selectable marker)、引物结合位点(primer binding site)等(图12-2)。

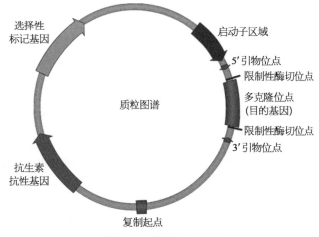

图12-2　质粒的一般结构

（1）复制起点：指质粒上用来结合细菌内的大分子复制机器、启动质粒复制扩增的特定序列。

（2）抗生素抗性基因：可通过抗生素筛选出包含重组质粒的受体大肠埃希菌细胞,常用的有抗氨苄青霉素的β-内酰胺酶基因和抗卡纳霉素的氨基磷酸转移酶基因。

（3）多克隆位点：是一段短的包含有若干限制性核酸酶切位点的序列,将感兴趣的特定基因序列插入到两个酶切位点中间,形成一个重组 DNA 序列。

（4）启动子区域：即募集转录分子、启动其后的目的基因表达的序列。不同的受体细胞中需要不同的启动子序列,常见的在真核细胞中启动基因表达的启动子包括 EF1a、SV40、CMV、U6、TRE、CAG、PGK1 等,可在原核细胞中启动基因表达的启动子包括 T7,Sp6、lac、T3 等。

（5）选择性标记基因：除在细菌中常用的抗生素抗性基因之外,在哺乳动物细胞等系统中常用的选择性标记基因还包括四环素、氯霉素、遗传霉素等。

（6）引物结合位点：通常是 DNA 上一段短的 DNA 序列,可使用与这一段序列完全配对的引物来进行 PCR 扩增反应,扩增出的序列通常用来测序以验证外源基因序列是否正确。

2. 质粒的类型

（1）克隆质粒(cloning plasmids)：主要是用来克隆和在大肠埃希菌中扩增 DNA 片段,一般质粒结构简单,仅仅包含一个抗生素抗性基因、复制起点和多克隆位点。如果目的基因序列需要进行表达研究的话,还需要通过亚克隆的方式将 DNA 片段克隆到特定的表达质粒上。

（2）表达质粒(expression plasmids)：主要用来在目的细胞(如哺乳动物细胞、酵母、植物、细菌)中进行基因表达,以便研究基因产物(RNA 或蛋白质)功能。表达载体必须包含有特定启动子序列、转录终止序列和插入的外源基因序列。

（3）基因敲低质粒(gene knock-down plasmids)：主要用来降低目的细胞中的某个内源基因的表达水平,以便研究其功能。最常用的就是包含有针对某 mRNA 序列的 shRNA 基因敲低质粒。

（4）基因工程质粒(genome engineering plasmids)：目前最常见的是 CRISPR/Cas9 质粒系统,主要用来在体外或体内靶向某一基因序列、实现基因组编辑的目的。

（5）报告基因质粒(reporter plasmids)：主要用来研究基因的某一特定序列元件(如启动子序列、增强子序列等、5′UTR、3′UTR 等)的功能,这类质粒通常包括一个报告基因,如荧光素酶基因(luciferase)和绿色荧光蛋白基因(green fluorescent protein,GFP)。在实验中测定这一报告基因的活性来反映特定实验条件下某一基因序列元件的活性程度。

（6）病毒质粒(viral plasmids)：这类质粒通常含有经过改造的病毒基因序列,可将表达质粒和病毒质粒共同转染到工具细胞中,产生含有目的基因序列的高浓度病毒颗粒。然后再使用这些病毒感染目的细胞、高效率地介导目的序列整合到基因组中,实现目的序列稳定的表达、敲低或敲除。常见的病毒质粒包括慢病毒质粒(lentiviral plasmids)、逆转录病毒质粒(retroviral plasmids)、腺病毒质粒(adenoviral plasmids)和腺相关病毒质粒(adeno-associated virus plasmids)等。

■ （二）工具酶

1. 限制性内切酶　全称限制性内切核酸酶（restriction endonucleases），可识别特定的 DNA 序列并将其切割成两个部分，是重组 DNA 技术的基础。

根据识别序列和切割序列等的不同，将限制性内切酶分为 I、II 和 III 型。I 型限制性内切酶的识别序列是不对称的，由两个部分组成，一部分 3～4 个核苷酸，另一部分 4～5 个核苷酸，中间由 6～8 个核苷酸相隔。I 型酶不在识别序列处进行切割，而是在离识别位点至少 1 kb 处切割未保护的 DNA 序列，因此对分子克隆基本没有用处。III 型酶识别短的不对称 DNA 序列，非特异性切割距离识别位点 3′端 25～28 个核苷酸处的 DNA 序列，因此也对分子克隆用处不大。

对分子克隆来说，最重要的是 II 型限制性内切酶（Type II）。II 型酶在各种不同细菌中广泛存在，可能是由于共同的进化需求，也就是针对噬菌体基因组和其他入侵 DNA 的强大防御机制。大多数 II 型限制性内切酶可特异性识别长度为 4～6 个左右长度的回文对称核苷酸序列，并在识别序列中进行切割（如 Hha I、$Hind$ III、Not I）。其中，有些 II 型酶可识别连续的 DNA 序列（如 $EcoR$ I：5′- G↓AATTC - 3′），有些 II 型酶的识别序列则被一些其他序列隔开形成不连续的识别序列（如 Bgl I：5′- GCCNNNN↓NGGC - 3′，N 代表任 A、T、C、G 任意一种核苷酸）。切割后产生的 DNA 末端有两种类型，一些 II 型酶恰好在识别序列的对称轴处切割，产生的 DNA 片段是平末端序列（如 Sma I：5′- CCC↓GGG - 3′）；而另一些酶的切割位点在对称轴的一侧，从而产生带有突出单链末端的 DNA 片段，称为黏性末端（如 $EcoR$ I：5′- G↓AATTC - 3′）。上述这些 II 型酶的大小都在 200～350 个氨基酸残基。

2. 连接酶　DNA 连接酶的作用是将内切酶"剪开"的不同 DNA 片段再次连接起来，组成一个新的重组 DNA 序列。也即通过催化 DNA 的 5′-磷酸末端与 3′-羟基末端之间形成磷酸二酯键而将断裂的 DNA 完全修复。

实验中常用的 T4 DNA 连接酶主要是大肠埃希菌来源，是将 T4 噬菌体的相应编码基因 gp30 克隆进大肠埃希菌中，从而使其表达 T4 DNA 连接酶。T4 DNA 连接酶包含 487 个氨基酸残基，可催化 DNA、RNA、DNA 和 RNA 之间发生黏性末端或平末端连接反应。

3. DNA 聚合酶与 PCR 技术　即使在整个高度复杂性的基因组中只出现一次目标序列，使用 PCR 技术也可将其通过指数级别的方式快速特异性的扩增出来，产生数百万的目的序列。DNA 聚合酶是 PCR 技术中最重要的酶之一，目前最常用的 DNA 聚合酶是 Taq 酶。关于 PCR 的原理和引物设计等内容参见"第八章　PCR 原理及应用"。

■ （三）受体细胞：大肠埃希菌感受态细胞

将质粒转化到受体细菌细胞中，质粒才能进行复制扩增。将复制扩增后的细菌细胞裂解后，就可得到大量的质粒复制子。最常用大肠埃希菌 K - 12 菌株，包括 DH1、DH5、DH5α、TOP10

等菌株。实验室中使用的大肠埃希菌细胞是经过化学处理的细胞，这种细菌细胞在与质粒孵育后，较易使质粒进入细胞中，并利用细胞内的大分子机器进行复制扩增，这种细胞被形象地称为感受态细胞(competent cells)。

将质粒转化进大肠埃希菌感受态细胞的方法最常用的是化学转化法和电穿孔转化法。化学转化法是将质粒与感受态细胞在 Ca^{2+} 溶液中孵育，通过在细菌细胞膜上制造孔隙、遮蔽 DNA 分子上的负电荷、促进 DNA 与细胞膜的结合及结合复合体的内吞过程而实现转化。电穿孔法则是将细胞和质粒放置在电场中，通过高强度的电场作用使细胞膜表面形成瞬时孔洞，外源质粒通过孔洞进入细胞中实现转化。

■ (四) 抗生素：筛选重组质粒

由于转化效率或连接效率并非 100%，将质粒或连接产物转化进大肠埃希菌细胞后，还需对大肠埃希菌细胞进行药物筛选，通过这些药物来杀死没有转化成功的大肠埃希菌。最常使用的药物是抗生素类药物，如氨苄青霉素、卡纳霉素等。氨苄青霉素在细菌的对数生长期对抗细菌最有效，在静止生长期影响较小，通过抑制转肽酶的活性、抑制大肠埃希菌形成杆状结构等起作用。卡纳霉素对多种细菌具有广谱抗菌作用，可通过抑制细菌蛋白质的合成和增加诱发翻译错误的频率实现抗菌作用。

如果所使用的质粒含有抗生素抗性基因，如抗氨苄青霉素的 β-内酰胺酶和抗卡纳霉素的氨基磷酸转移酶，则单个转化菌落就可以分泌产生足够的 β-内酰胺酶或氨基磷酸转移酶，灭活周围培养基中的抗生素，从而产生一个受保护的区域使转化成功的菌落可以生长。其他常用的抗生素还包括四环素、氯霉素、遗传霉素等。

■ (五) 琼脂糖凝胶电泳

DNA 在琼脂糖或聚丙烯酰胺凝胶中的电泳速率随着 DNA 片段长度的增加而减少，并与电场强度成正比。聚丙烯酰胺凝胶电泳分辨率非常强，可分离 10~3 000 bp 的 DNA 片段。理论上可以分辨出大小仅差一个碱基对的 DNA 分子，但其制胶和操作过程比较烦琐。琼脂糖凝胶比聚丙烯酰胺凝胶分辨率低，但其分离范围更广(50~20 000 bp)，制胶、跑胶过程更简洁，因此是目前 DNA 电泳分析中最常用技术。本章以琼脂糖凝胶为例介绍电泳的常规操作，参见本章"质粒和 PCR 产物的酶切及琼脂糖凝胶电泳"内容。

二、目标 DNA 序列的 PCR 法克隆和酶切法亚克隆

克隆目标 DNA 序列的方法主要有 PCR 法和酶切法两种。在获得某段 DNA 的序列结构信息和时空组织表达信息后，就可以通过设计特异的、带有特定酶切位点序列的 5′ 上游扩增引

物和 3′下游扩增引物将其扩增出来，称为 PCR 克隆法（PCR cloning）。可从基因组 DNA、mRNA 逆转录后得到的 cDNA 文库进行 PCR 克隆；也可将带有目的序列的供体质粒（donor plasmid）作为模板，通过设计引物，将目的序列从这一质粒上扩增出来，再通过酶切法或同源重组的方法将目的序列连接到另一目标受体质粒（recipient plasmid）上。当供体质粒的目的序列两侧和受体质粒的多克隆位点上包含相同的两个酶切位点（有时也会用到单酶切位点），而目的序列中没有这两个酶切位点时，可通过酶切的方式将目的序列从供体质粒上切割下来，再通过凝胶纯化、连接反应将其直接连接到受体质粒上，这种克隆方法称为亚克隆（subcloning）。常常将通过 PCR 方法从供体质粒向目标受体质粒转移目标 DNA 序列的方法称为亚克隆。

■（一）实验材料

1. 实验仪器与耗材　−80℃冰箱，4℃／−20℃冰箱，微量移液器，生物安全柜，1.5 ml EP 管，恒温摇床，37℃细菌培养箱，50℃烘箱，恒温水浴锅，制冰机，记号笔，水平电泳槽，紫外分光光度计，紫外凝胶成像分析系统，微波炉，100 ml 三角烧瓶，制胶架，PCR 扩增仪，紫外割胶仪，刀片。

2. 实验试剂　引物（由生物技术公司合成），高保真 DNA 聚合酶（PrimeSTAR DNA Polymerase，R045A，Takara），pcDNA3.1（＋）质粒（Thermofisher，图 12-3），$BamH$ Ⅰ、Xho Ⅰ限制性内切酶（NEB 或 Takara），PCR 仪，琼脂糖，TBE 缓冲液，DNA marker（NEB 或 Takara），GelGreen（10 000×），6×Loading Buffer。

■（二）目标 DNA 序列的 PCR 法克隆

只要 PCR 扩增中的正向引物和反向引物携带有不同的限制性酶切位点（有时会设计成同一个酶切位点，有时会设计成两个不同的酶切位点），且目的载体的多克隆位点中包含有相同的酶切位点，那么通过酶切反应和连接反应就可将扩增产生的目的片段定向克隆到一个含有匹配末端的载体中，形成一个新的重组质粒。下面以 $BamH$ Ⅰ和 Xho Ⅰ作为连接位点，通过 PCR 法克隆小鼠 $Zeb1$ 基因到 pcDNA3.1（＋）质粒为例来说明扩增引物的设计和 PCR 过程。

（1）设计一对扩增小鼠 Zeb1 全长编码区序列的引物（参见"第八章　PCR 原理及应用"），并在上游引物 5′端加入 $BamH$ Ⅰ酶切识别序列和保护碱基序列，在下游引物 5′端加入 Xho Ⅰ酶切识别序列和保护碱基序列。具体引物序列如图 12-3。

（2）使用高保真 DNA 聚合酶进行 PCR 扩增反应，反应体系如表 12-1。

（3）PCR 反应液进行琼脂糖凝胶电泳，以观察是否扩增出预期大小的产物、是否有其他非特异性条带出现、非特异条带是否与预期大小的产物区分开。如果扩增出预期大小的条带（或即使有其他非特异性的条带扩增出来，但非特异条带大小可以和预期产物大小明显区分开，也就是可以通过割胶回收实验进行回收目的条带），则回到第 2 步，扩大 PCR 反应体系（50 μl 或 100 μl）重新进行 PCR 扩增反应。

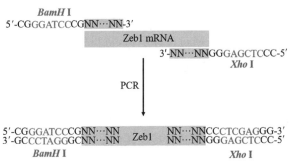

图 12-3 pcDNA3.1 质粒图谱及 Zeb1 基因的扩增引物设计

表 12-1 PCR 扩增反应体系

试　　剂	反应体系(20 μl)
Prime STAR DNA 聚合酶(2×)	10 μl
引物(5 μM 上游引物+5 μM 下游引物)	1 μl
模板 cDNA	2 μl(约 200ng)
H₂O	补加到 20 μl

（4）同时进行 pcDNA3.1(+)质粒的双酶切反应,参见本章"质粒和 PCR 产物的酶切及琼脂糖凝胶电泳"。

（5）将扩大体系后的 PCR 反应液和质粒酶切反应液进行琼脂糖凝胶电泳,电泳后直接在紫外割胶仪照射下快速割取目的条带和目的载体片段分别放入 1.5 ml EP 管中进行凝胶回收实验（参见本章"质粒酶切或 PCR 产物酶切后的纯化和割胶回收"）。回收到的线性化 pcDNA3.1(+)质粒暂时保存在冰上或 4℃冰箱中。

（6）回收后的 PCR 目的条带进行双酶切反应,反应体系参见本章"质粒和 PCR 产物的酶切及琼脂糖凝胶电泳"。

（7）酶切后的 PCR 目的条带直接进行过柱纯化(参见本章"质粒酶切或 PCR 产物酶切后的纯化和割胶回收")。

（8）测定酶切后的线性化质粒和 PCR 目的条带浓度,按照本章"T4 DNA 连接酶介导的质粒和 PCR 产物的连接反应"进行连接反应。

（9）连接后进行大肠埃希菌转化 LB 平板,筛选阳性克隆。

（10）挑取 5~6 管单克隆菌落,过夜摇菌扩增。

（11）裂解菌液,抽提质粒。

（12）用 BamH Ⅰ和 Xho Ⅰ进行双酶切反应,选出连接成功的重组质粒。

（13）将重组成功的质粒送到公司进行测序分析,使用质粒的通用引物或自己设计一段引物进行测序。测序结果出来后通过比对分析即可知道所克隆的目的基因序列是不是完全正确,是不是在操作过程中有突变存在。选出完全正确的质粒进行基因转染等下游实验。

■（三）目标DNA序列的酶切法亚克隆

只要供体质粒的目的序列两侧和受体质粒的多克隆位点上包含相同的两个酶切位点(有时也会用到单酶切位点),且目的序列中没有这两个酶切位点时,就可以通过双酶切的方法进行亚克隆。具体的酶切反应参见本章"质粒和PCR产物的酶切及琼脂糖凝胶电泳"。

三、质粒和PCR产物的酶切及琼脂糖凝胶电泳

当通过PCR扩增出所需要的目的条带后,就需要通过单酶切或双酶切反应将PCR产物和对应质粒切割出黏性或平末端,切割后的质粒和DNA序列通过琼脂糖凝胶电泳分析,再通过割胶回收即可进行接下来的连接反应(图12-4)。

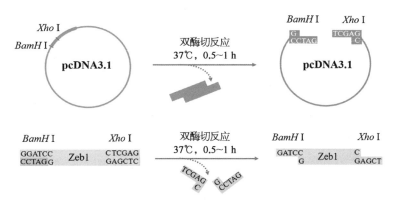

图12-4 pcDNA3.1质粒的酶切及Zeb1基因PCR扩增产物的双酶切

■（一）实验材料

1. 实验仪器与耗材 −80℃冰箱,4℃/−20℃冰箱,微量移液器,生物安全柜,1.5 ml EP管,恒温摇床,37℃细菌培养箱,50℃烘箱,恒温水浴锅,制冰机,记号笔,水平电泳槽,紫外分光光度计,紫外凝胶成像分析系统,微波炉,100 ml三角烧瓶,制胶架。

2. 实验试剂 限制性内切酶 *BamH* Ⅰ和 *Xho* Ⅰ(NEB或Takara),琼脂糖,TBE缓冲液,DNA marker(NEB或Takara),GelGreen,6×Loading Buffer。

■（二）质粒和PCR产物的酶切实验

(1) 一般质粒酶切鉴定均可用10~20 µl反应体系,切割的质粒可多可少,一般鉴定的话只需要500~1 000 ng质粒即可。根据实验要求,可进行单酶切或双酶切反应。酶切反应产物

如需进行下游连接实验,则可以扩大反应体系(如酶切 50 μl 或 100 μl),按所使用的限制性内切酶的用法增加加入的量即可。体系如表 12-2。

表 12-2 双酶切反应体系

试 剂	反应体系(20 μl)
10×Buffer	2 μl
BamH I	1 μl
Xho I	1 μl
质粒(500~1 000 ng),或 PCR 产物	~μl
H$_2$O	补加到 20 μl

(2)配制好以上反应体系后,使用移液器充分混匀,并瞬时离心将所有液体离心到管底。

(3)按照不同内切酶的最适反应温度(如 37℃水浴)反应 0.5~1 h。

(4)充分酶切后,进行琼脂糖凝胶电泳并使用凝胶成像分析系统分析酶切效果。

(三)质粒和 PCR 产物的琼脂糖凝胶电泳

根据酶切反应的数量进行凝胶配制。如 Bio-Rad 提供的制胶梳子有 3 孔、5 孔、8 孔、11 孔、25 孔几种,最常用的是 8 孔和 11 孔的梳子。8 孔梳子制得的凝胶每孔可加入 20~30 μl 样品,11 孔的梳子可以加入 10~15 μl 样品,两种梳子对应的胶槽需要 25~30 ml 的缓冲液。另外,不同条带大小的 DNA 电泳时需要配制不同浓度的琼脂糖凝胶,具体可参见表 12-3 进行选择。下面以 8 孔梳子、1%(w/v)琼脂糖凝胶制备过程为例介绍实验过程。

表 12-3 不同琼脂糖凝胶浓度适合电泳分离的 DNA 长度

琼脂糖凝胶浓度%(w/v)	适合分离的 DNA 片段长度(bp)
0.5	1 000~30 000
0.7	800~12 000
1.0	500~10 000
1.2	400~7 000
1.5	200~3 000
2.0	50~2 000
3.0~4.0	10~1 000

(1)取出制胶板和制胶梳子,清洗干净并用吸水纸擦干,将梳子正确插在制胶板上,梳子齿下缘应与胶槽底面保持 1 mm 左右的间隙。

(2)使用 50 ml 离心管量取 1×TBE(pH 8.3)缓冲液 30 ml 倒入三角烧瓶中,称取 0.3 g 的琼脂糖粉末加入。

（3）将三角烧瓶放入微波炉里加热至琼脂糖全部熔化并刚好沸腾，戴棉手套取出三角烧瓶轻轻摇匀（不要瓶口对着自己或其他人员，不要剧烈摇晃，防止溶液喷出烫伤），摇匀后再次放入微波炉中加热至刚煮沸后拿出，此为 1‰ 琼脂糖凝胶液。

（4）向冷却至 50～60℃（触摸三角烧瓶壁，不烫手即可）的琼脂糖胶液中加入稀释后的 GelGreen 10 μl（GelGreen 原液为 10 000×），可使用 PBS 稀释后使用，如在 950 μl PBS 中加入 50 μl GelGreen 原液，混匀后 4℃ 保存，轻轻摇匀后缓慢倒入制胶槽中。

（5）待凝胶完全凝固后轻轻拨出梳子，将凝胶放入电泳槽中，胶孔一侧朝向负极（黑色电极为负，红色电极为正），凝胶紧贴电泳槽一侧壁。

（6）加样：取 10～20 μl 酶切反应后的溶液与 2 μl 的 6×Loading Buffer 混匀，用微量移液器加入凝胶孔中，注意缓慢匀速，避免孔与孔之间样品污染。每加完一个样品更换新枪头后继续加入下一个反应样品，防止互相污染。最后加入相应的 DNA marker。

（7）电泳：加完样后，盖上电泳槽的盖子（注意电极方向，红色接红色，黑色接黑色），接通电源。100～120 V 电泳 30～40 min。当溴酚蓝条带移动到距凝胶前沿 1～2 cm 时，即可停止电泳。

（8）拍照：在紫外凝胶成像分析系统中观察。如需要进行目的条带的割胶回收分析，可在紫外光下用刀片切下需要回收的目的条带，使用凝胶回收试剂盒进行 DNA 回收（参见本章"质粒酶切或 PCR 产物酶切后的纯化和割胶回收"）。

四、质粒酶切或 PCR 产物酶切后的纯化和割胶回收

质粒或 PCR 产物在经过酶切反应后，就能得到需要的目的序列。但是实际情况中，酶切过程还会产生其他不需要的或长或短的 DNA 序列。如果将酶切反应后的产物直接进行下一步的连接反应，那么这些不需要的 DNA 序列就会干扰正常的目的序列的连接反应，造成连接过程的失败或重组质粒的阳性率偏低等情况出现。因此，常规情况下，质粒酶切产物、PCR 产物和 PCR 酶切产物都需要通过直接过柱纯化或先进行凝胶电泳然后，再进行割胶回收纯化的方法得到唯一的目的片段，纯化后的片段就可以进行连接反应了。

■ **（一）实验材料**

1. 实验仪器与耗材　−80℃ 冰箱，4℃/−20℃ 冰箱，微量移液器，生物安全柜，1.5 ml EP 管，恒温摇床，37℃ 细菌培养箱，50℃ 烘箱，10 cm 细菌培养皿，恒温水浴锅，制冰机，记号笔，水平电泳槽，紫外分光光度计，刀片。

2. 实验试剂　普通 DNA 产物纯化试剂盒（DP204），普通琼脂糖凝胶 DNA 回收试剂盒

（DP209），质粒和 PCR 产物的酶切反应液，琼脂糖，TBE 缓冲液。

■（二）质粒和 PCR 酶切产物的纯化实验

如果质粒酶切时选择的是单一酶切反应，且整个质粒上只有一个这种酶切位点，那么在酶切反应完成后就可以将反应产物直接进行纯化，不需要通过凝胶电泳后再割胶纯化的方式进行；如果质粒是双酶切，且两个酶切位点只有十几到几十个碱基距离，可以将反应产物直接进行纯化，不需要通过凝胶回收的方式。同样，如果通过 PCR 扩增而来的产物条带很特异，且只有目的条带一条、没有其他杂带，那么这个 PCR 产物可以直接进行纯化，不需要通过凝胶电泳后再割胶纯化的方式进行；纯化后的 PCR 产物在经过两个末端的酶切反应后，酶切产物可直接进行纯化，不需要通过凝胶电泳后再割胶回收的方式进行。另外，如果 PCR 扩增而来的产物条带很特异，只有一条目的条带，也可以直接进行酶切反应，反应后的产物直接用试剂盒纯化即可进行下一步的连接反应。下面以"普通 DNA 产物纯化试剂盒（DP204）"为例，说明质粒酶切产物、PCR 扩增产物、PCR 产物酶切反应后的直接纯化操作。

（1）吸附柱平衡：将吸附柱 CB2 放入收集管中，向吸附柱中加入 500 μl 平衡液 BL，12 000 rpm 离心 1 min，倒掉收集管中的废液，将吸附柱 CB2 重新放回收集管中。

（2）估计 PCR 反应液或酶切反应的总体积，向其中加入 5 倍体积的结合液 PB，充分混匀。

（3）将所得溶液加入平衡好的吸附柱 CB2 中，室温放置 2 min，12 000 rpm 离心 30～60 s，倒掉收集管中的废液，将吸附柱 CB2 放入收集管中。

（4）向吸附柱 CB2 中加入 600 μl 漂洗液 PW（使用前需加入一定体积的无水乙醇），12 000 rpm 离心 30～60 s，倒掉收集管中的废液，将吸附柱 CB2 放入收集管中。

（5）再次向吸附柱 CB2 中加入 600 μl 漂洗液 PW，12 000 rpm 离心 30～60 s，倒掉收集管中的废液，将吸附柱 CB2 放入收集管中。

（6）继续 12 000 rpm 离心 2 min，尽量除去漂洗液。将吸附柱 CB2 放入一个干净的 1.5 ml 离心管中（可用剪刀提前剪去管子的盖子），室温放置 2～3 min，彻底地晾干，以防止残留的漂洗液影响下一步的实验。

（7）向吸附柱 CB2 的膜中间位置悬空滴加 30～50 μl 纯水，室温放置 2 min。12 000 rpm 离心 2 min，即为纯化后的质粒或 PCR 产物酶切后的特定 DNA 片段。

（8）使用紫外分光光度计检测浓度和纯度，然后即可进行质粒和 PCR 产物的连接反应。

■（三）质粒酶切产物或 PCR 产物的割胶回收操作

如果酶切时选择的是双酶切反应，且切下来的两个酶切位点中间的废弃片段较长，这时凝胶电泳时就会有两条条带出现（一个是需要回收的大条带，另一个是不需要的小条带），实验中需要将大条带通过割胶回收的方式纯化出来，才能继续下一步的连接反应。同样，如果通过

PCR扩增而来的产物中除特定长度的目的条带以外,还扩增出其他长度不一的杂带,那么PCR产物就需要首先进行凝胶电泳,然后将凝胶中的目的条带割胶回收纯化出来。凝胶回收纯化后的PCR产物在经过两个末端的酶切反应后,可以直接进行"步骤二"的纯化过程,纯化后的产物就可以直接进行连接反应。下面以"普通琼脂糖凝胶DNA回收试剂盒(DP209)"为例,说明质粒酶切产物、PCR扩增产物、PCR产物酶切反应后的直接纯化操作。

(1)吸附柱平衡:将吸附柱CA2放入收集管中,向吸附柱中加入500 μl平衡液BL,12 000 rpm离心1 min,倒掉收集管中的废液,将吸附柱CA2重新放回收集管中。

(2)用刀片将单一的目的DNA条带从琼脂糖凝胶中切下(尽量切除多余部分),放入干净的离心管中,称取重量。

(3)向胶块中加入等倍体积溶液PN(如果凝胶重为0.1 g,其体积可视为100 μl,则加入100 μl PN溶液),50℃水浴放置,其间不断温和地上下翻转离心管,以确保胶块充分溶解。胶块完全溶解后,从水浴锅中拿出,待溶液温度降至室温再进行下一步操作,因为吸附柱在室温时结合DNA的能力较强。对于回收<300 bp的小片段可在加入溶液PN完全溶胶后再加入1/2胶块体积的异丙醇以提高回收率。

(4)将所得溶液加入平衡好的吸附柱CA2中,室温放置2 min,12 000 rpm离心30～60 s,倒掉收集管中的废液,将吸附柱CA2放入收集管中。

(5)向吸附柱CA2中加入600 μl漂洗液PW(使用前需加入一定体积的无水乙醇),12 000 rpm离心30～60 s,倒掉收集管中的废液,将吸附柱CB2放入收集管中。

(6)再次向吸附柱CA2中加入600 μl漂洗液PW,12 000 rpm离心30～60 s,倒掉收集管中的废液,将吸附柱CA2放入收集管中。

(7)继续12 000 rpm离心2 min,尽量除去漂洗液。将吸附柱CA2放入一个干净的1.5 ml离心管中(可用剪刀提前剪去管子的盖子),室温放置2～3 min,彻底晾干,以防止残留的漂洗液影响下一步的实验。

(8)向吸附柱CA2的膜中间位置悬空滴加30～50 μl纯水,室温放置2 min。12 000 rpm离心2 min,即为纯化后的质粒或PCR产物酶切后的特定DNA片段。

(9)使用紫外分光光度计检测浓度和纯度,然后即可进行质粒和PCR产物的连接反应了。

五、T4 DNA连接酶介导的质粒和PCR产物的连接反应

经过特定限制性内切酶切割后的质粒序列和PCR产物可形成完全互补的黏性末端序列。在连接酶的催化下,质粒序列和PCR产物就可以连接在一起,形成一个新的重组质粒(图12-5)。实验室最常用的连接酶是T4 DNA连接酶,一般是从T4噬菌体感染的大肠埃希菌中提取纯化而来。下面以T4 DNA连接酶介导的黏性末端的连接反应来说明常规的实验操作。

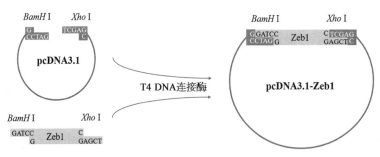

图 12-5　T4 DNA 连接酶介导的质粒和 PCR 产物的连接反应

■ （一）实验材料

1. 实验仪器与耗材　－80℃冰箱,4℃/－20℃冰箱,微量移液器,生物安全柜,1.5 ml EP 管,恒温摇床,37℃细菌培养箱,50℃烘箱,10 cm 细菌培养皿,恒温水浴锅,制冰机,记号笔,玻璃涂布棒,细菌接种环。

2. 实验试剂　T4 DNA 连接酶（M0202,NEB）,PCR 产物,线性化质粒,LB 液体培养基,LB 固体培养基,Amp 母液,Kan 母液,E.coli DH5α 感受态细胞。

■ （二）连接反应

（1）按照表 12-4 所示在 200 μl PCR 管或 1.5 ml EP 管中配置连接反应体系,注意将 T4 DNA 连接酶最后加入。一般按照质粒和 PCR 产物的物质的量（mol）比值为 3∶1 的比例进行连接反应。按照"1 pmol 1 000 bp DNA 为 0.66 μg,1 μg 1 000 bp DNA 的物质的量为 1.52 pmol"的计算公式加入一定体积的质粒和 PCR 产物（也可以利用网络工具进行快速换算,如 Promega 公司的提供的 Biomath Calculators：https://www.promega.com.cn/resources/tools/biomath/等）。

表 12-4　连接反应体系

试　　剂	反应体系(20 μl)
T4 DNA Ligase Buffer（10×）	2 μl
PCR 片段	～μl(0.020 pmol)
线性化质粒	～μl(0.060 pmol)
H$_2$O	补加到 20 μl
T4 DNA 连接酶	1 μl

（2）配制好以上反应体系后,使用移液器充分混匀,并瞬时离心将所有液体离心到管底。

（3）对于黏性末端的连接反应,可将管子放在 16℃水浴锅中过夜进行孵育,或室温反应 10 min 就可。对于平末端的连接反应,16℃水浴锅中孵育 2 h 即可。

（4）反应后，将管子放到 65℃ 水浴锅中，热失活处理 10 min。

（5）失活后的反应管放置于冰上。

（6）全部或只吸取 1～5 μl 的失活后的反应溶液转化 100 μl 大肠埃希菌感受态，轻轻混匀，冰浴 10 min。

（7）向 EP 管中加入 400 μl 不含抗生素的 LB 培养基，37℃ 摇床 220 rpm 振荡培养 20 min。

（8）吸取 100～200 μl 菌液涂在含有氨苄青霉素或卡纳霉素抗性的 LB 平板上，倒置于 37℃ 培养箱中，过夜培养（12～16 h）。

（9）过夜培养后，挑取转化子继续摇菌过夜培养，培养得到的菌液抽提质粒，进行重组质粒的酶切鉴定或测序鉴定（操作参见本章"质粒的转化、扩增、抽提与鉴定"）。

六、质粒的转化、扩增、抽提与鉴定

T4 DNA 连接酶、拓扑异构酶、同源重组酶等方法介导的质粒和 PCR 产物的连接反应完成后，就需要将连接反应液转化进受体大肠埃希菌细胞中，再将大肠埃希菌涂布在含有抗生素的 LB 固体培养板上，这样就可以利用抗生素筛选得到包含有重组质粒的单克隆菌落。挑取包含重组质粒的单克隆菌落放到含有抗生素的 LB 液体培养基进行大量扩增，大量扩增后的单克隆菌液经过细胞裂解、质粒抽提及鉴定步骤后，就得到了实验需要的目的质粒（图 12-6）。这些目的质粒可以通过脂质体介导的真核细胞转染实验、病毒介导的细胞感染实验来研究特定基因或调控序列（如启动子、增强子、5′UTR、3′UTR、内含子等）的敲除、敲入、敲低、激活、序列突变等对细胞的功能影响。

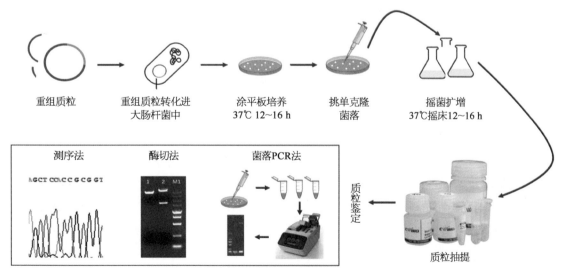

图 12-6　质粒的转化、扩增、抽提与鉴定

■ (一) 实验材料

1. 实验仪器与耗材　低温超速离心机，−80℃冰箱，4℃/−20℃冰箱，微量移液器，生物安全柜，37℃摇床，37℃细菌培养箱，50℃烘箱，恒温水浴锅，制冰机，紫外分光光度计，摇床，记号笔，玻璃涂布棒，细菌接种环，500 ml 三角烧瓶，50 ml 离心管，1.5 ml EP 管，10 cm 细菌培养皿，吸头。

2. 实验试剂　高纯度质粒小提试剂盒（CW0500S，50preps），质粒与 PCR 连接产物反应液，E.coli DH5α 菌株，Amp 母液，Kan 母液，TB 液体培养基，LB 固体培养平板，DMSO，液氮，75％乙醇。

■ (二) 质粒转化与平板筛选

（1）从−80℃冰箱取 1 支 100 μl 感受态细胞放到冰上进行解冻（也可以使用手掌握住管子进行解冻，解冻后的细胞再放到冰上）。

（2）使用无菌枪头吸取全部或部分连接产物加入到感受态中，轻轻指弹混匀，冰上放置15 min。

（3）将管子放在 42℃水浴锅中，静置孵育 90 s。

（4）将热激处理的管子转移到冰上，放置 3 min。

（5）向管中加入 900 μl 不含抗生素的 LB 液体培养基，混匀后 37℃摇床 220 rpm 振荡培养 45 min，使细菌恢复正常生长状态，并表达质粒编码的抗生素抗性基因。

（6）吸取 100 μl 菌液到已 37℃预热 5 min 的含有相应抗生素的 LB 固体培养平板上，用三角玻棒涂匀后倒置 37℃过夜培养（12～16 h）。注意培养时间不要太长，否则很容易在单克隆菌落周围出现小的卫星菌落，这些卫星菌落是一些不需要的杂菌，会影响单克菌落挑取操作。

■ (三) 质粒摇菌扩增

（1）一般培养 12～16 h 后即可观察到明显的转化成功的菌落出现。这时，将长出菌落的培养板、含有相应抗生素的 LB 液体培养基用乙醇消毒后拿进超净台。

（2）标记几支 50 ml 离心管，向其中倒入 10～15 ml LB 液体培养基。

（3）使用 200 μl 吸头挑取一个的单克隆菌落，将枪头直接打到加好培养基的 50 ml 离心管中，每个连接反应转化的培养平板挑取 5～6 个单克隆菌落放到 5～6 支 50 ml 离心管中。注意在挑取单克隆菌落过程中不要碰到其他菌落，一旦碰到就丢弃吸头，换新吸头重新挑取单菌落，严格防止菌落之间的污染。

（4）挑取好 5～6 管后，盖紧管盖，标记好后，放到 37℃摇床 220 rpm 振荡，过夜培养（12～16 h）。

(四) 质粒抽提

商品化试剂盒中,分为质粒小量提取、质粒中量提取、质粒大量提取 3 种类型。这 3 种试剂盒的操作原理完全相同,区别仅在于裂解的菌液总体积和抽提到的质粒总量不同。一般的酶切、测序、小规模的转染实验使用小抽试剂盒即可达到实验所需的量;如果质粒用来进行病毒包装和细胞感染,或实验中需要大量使用质粒,则选取大量提取且可去除内毒素的大提试剂盒进行。下面以"高纯度质粒小提试剂盒(CW0500S,50 preps)"为例,说明常规的质粒抽提操作过程。

(1) 取 1～5 ml 过夜培养的菌液加入离心管中,13 000 rpm 离心 30 s 收集菌体沉淀,尽量吸弃上清液。

(2) 向留有菌体沉淀的离心管中加入 250 μl Buffer P1(确保 P1 中已加入 Rnase A),使用移液器或涡旋振荡器充分混匀,悬浮菌体沉淀。

(3) 向离心管中加入 250 μl Buffer P2,温和地上下颠倒混匀 4～6 次,充分混匀使菌体裂解,此时溶液应变得清亮黏稠。不要剧烈震荡,以免打断基因组 DNA,造成提取的质粒中混有基因组 DNA 片段。

(4) 向离心管中加入 350 μl Buffer N3,立即温和地上下颠倒混匀 8～10 次,充分混匀,此时应出现白色絮状沉淀。13 000 rpm 离心 5 min。

(5) 将步骤 4 中所得上清液转移到已装入收集管的吸附柱中,13 000 rpm 离心 30 s,倒掉收集管中的废液,将吸附柱重新放回收集管中。

(6) 向吸附柱中加入 150 μl Buffer PB,13 000 rpm 离心 30 s。

(7) 向吸附柱中加入 400 μl Buffer PW(确保其中已加入无水乙醇),13 000 rpm 离心 1 min,倒掉收集管中的废液。

(8) 将吸附柱置于一个新的离心管中,向吸附膜的中间部位加入 50～100 μl 的无菌 H_2O,室温放置 2 min。13 000 rpm 离心 1 min,将质粒溶液收集到离心管中,-20℃长期保存。

(五) 质粒的鉴定

一般来说,抽提到的质粒可能包含有目的 DNA 片段,也可能不包含目的 DNA 片段,也有可能包含的目的片段在连接、转化、凝胶电泳及割胶回收等试验过程中出现了序列突变等情况,这时就需要对重组质粒进行鉴定分析,才能确保抽提到的质粒是序列正确无误的重组质粒。常规的鉴定包括下面的 3 种方法。

1. 菌落 PCR 鉴定　用无菌枪头将单个菌落挑至 50～100 μl LB 液体培养基中混匀,吸取 1 μl 作为 PCR 模板。使用一条通用质粒测序引物或设计一条目的基因序列特异性引物进行菌落 PCR 扩增,用空载体和水作为阴性对照。如果能扩增出大小正确的目的 DNA 片段,则说明目的 DNA 序列和质粒连接成功。将连接成功的菌液进行摇菌大量扩增,抽提质粒后送到公司进行测序分析,即可知道目的基因序列是不是完全正确,是否在操作过程中有突变存在。选出完全正确的质粒进行基因转染、病毒包装等下游实验。

2. 酶切鉴定　如果通过双酶切位点能将目的基因序列成功连接到某一载体上,那么可通过同一双酶切反应(也可选择其他酶切位点进行操作)将连接上的目的基因序列从重组质粒上切割下来。如果切割下的序列在琼脂糖凝胶电泳图中的大小位置正确,那就表明抽提到的重组质粒包含有目的基因序列。将对应的重组质粒送到公司进行测序分析,即可知道目的基因序列是否完全正确,是否在操作过程中有突变存在。选出完全正确的质粒进行基因转染、病毒包装等下游实验。

3. DNA 测序鉴定　菌落 PCR 鉴定和酶切鉴定只能表明重组质粒中包含目的基因序列,并不能保证目的基因序列完全正确,因为在连接、转化、凝胶电泳及割胶回收等实验操作过程中会发生序列突变等情况。质粒鉴定中最可靠的鉴定方法是测序鉴定。这时就需要将抽提到的质粒送到公司进行测序分析,可以使用特定质粒的通用引物或自己设计一段引物进行测序。测序结果出来后通过比对分析即可知道目的基因序列是否完全正确,是否在操作过程中有突变存在。选出完全正确的质粒进行基因转染、病毒包装等下游实验。

参考文献

[1] M.R.格林,J.萨姆布鲁克.分子克隆实验指南[M].北京:科学出版社,2017.
[2] B.E.芬内尔,G.J.菲利普斯.质粒生物学[M].北京:化学工业出版社,2009.

第十三章
基因修饰小鼠技术原理

一、基因编辑概述

■ (一) 基因功能研究

基因功能研究主是指在不同时间和空间维度上实现基因功能的失活或重新获得,也即在动植物的不同发育阶段和不同器官层面展开基因功能的研究。基因功能的失活主要有 RNA 干扰和基因敲除。RNA 干扰技术能使基因的表达量实现部分的低表达,而基因敲除技术(knockout)可将生物体(或细胞)中的基因改变成无功能性基因或从基因组上完全删除掉。基因敲除可以进行条件性的定向敲除和全身性基因敲除,也可获得随机突变和定向突变。基因功能获取也称为基因过表达,与基因敲除一样,基因过表达可实现全身性的基因过表达和组织(细胞)特异性的基因过表达。

■ (二) 动物基因编辑技术

小鼠具有繁育较方便、妊娠周期短、饲养成本相对较低且与人在进化上有较高相似度等优点,是最广泛应用的基因研究模型。1980 年生物学家第一次通过显微注射打靶获得转基因的小鼠。动物基因编辑主要包括胚胎干细胞基因打靶和人工核酸酶基因编辑技术,传统的基因打靶利用的是同源重组技术,但效率非常低,只有百万分之一。转基因小鼠的制备主要通过显微注射胚胎干细胞囊胚或受精卵,但其设计和构建方法复杂,只适合 ES 细胞培养体系稳定的物种,同时 ES 细胞的质量也决定生殖系的转移能力。此外,ES 细胞培养费用高,多基因敲除耗时长,这些因素都限制了基因打靶的应用。

目前基因编辑小鼠的制备方式越来越多元化,逆转录病毒感染、精子载体、体细胞移植、转座子介导的基因转座、受体介导的基因转移、Cre/LoxP 系统、类转录激活因子效应物核酸酶(transcriptional activator effector nucleases,TALENs)和锌指核酸内切酶(zinc finger endonucleases,ZFNs)、CRISPR/Cas9 等技术都可对小鼠的基因进行编辑,从而深入研究基因的功能。

外源基因整合进基因组,以及整合的拷贝数对其在小鼠体内的表达有很大的影响。外源基因在基因组的整合还具有随机性,导致外源基因表达的不可控。基因敲除的时间(小鼠发育的阶段)和位置(组织),可能会造成小鼠在胚胎期死亡,无法研究基因的功能。Cre/LoxP 系统可以实现对基因表达的时空性调控,解决这些问题,但其主要依靠传统的基因打靶技术,存在很多限制性。

相比与传统的基因打靶方法,人工核酸酶编辑具有更好的时效性和经济性。这些基因编辑系统是通过核酸酶使目标 DNA 双键断裂,再通过基因修复实现基因的敲除或过表达。ZFN 最早用于基因编辑,TALEN 是第二代核酸内切酶基因编辑系统。ZFN 和 TALEN 依靠 DNA 结合蛋白来靶向特异的 DNA 序列,从而催化 DNA 的断裂。与 ZFN 相比,TALEN 可对复杂基因进行编辑,操作更加简单,特异性更强。第三代核酸酶系统是 CRISPR/Cas9,它是由细菌的获得性免疫转化系统得到的。与 TALEN 相比,CRISPR/Cas9 的制作更加简单,降低了对靶细胞的要求,可作用于大部分的体外培养的细胞和动物。本章主要介绍 Cre/LoxP,TALEN 和 CRISPR/Cas9 系统。

二、Cre/LoxP 系统

小鼠基因条件性敲除是在小鼠的特定发育阶段对特定的小鼠组织的目的基因进行基因敲除操作,使目的基因不再表达。如何实现基因的时空性表达成为小鼠基因编辑的重要问题,Cre/LoxP 系统很好地解决了这个问题,Cre 重组酶可以实现对小鼠基因的时间、空间和时空上的表达调控。1994 年,科学家获得了第一例基于 Cre/LoxP 系统的组织特异性基因敲除小鼠。之后,条件基因敲除技术迅速取代传统的全身性基因敲除方法成为基因功能研究的主流技术。

■ (一) Cre/LoxP 系统的构成

Cre/LoxP 重组系统最先在 P1 噬菌体中发现,主要由位点特异性 Cre 重组酶和 LoxP 序列组成。Cre 重组酶来自噬菌体的 Cre 基因,是整合酶家族的一员。它由 343 个氨基酸组成,分子量为 38 kD,可以识别特定的 LoxP DNA 序列位点。LoxP 位点由 34 bp 碱基组成,包括一个 8 bp 的间隔序列和两个 13 bp 的反向重复序列。LoxP 序列可以位于不同或相同的 DNA 分子上,同一分子上既可同向也可反向,从而使 LoxP 位点间的基因序列被删除或重组。

Cre 重组酶介导 LoxP 位点间进行三种方式的基因重组：① Cre 重组酶删除在基因单链两端方向相同的 LoxP 位点之间的 DNA 序列。② Cre 重组酶反转在基因单链两端方向相反的 LoxP 位点之间的 DNA 序列。③ 若两个 LoxP 位点在不同 DNA 链或染色体上，Cre 重组酶能使目的基因在两条 DNA 链或染色体间发生位置互换。

在转基因小鼠和哺乳类细胞中，主要是利用 Cre/LoxP 系统，设计不同的 LoxP 位点形成基因的特异性重组，Cre 酶能够在特定的时间（动物的特定的发育阶段）和空间（特定的靶组织和细胞）下表达，实现对特定基因的改变。利用此系统构建基因表达载体，可以实现基因敲除、基因易位、基因反转和基因活化等。

■ （二）Cre/LoxP 技术的原理与步骤

Cre/LoxP 系统一般需要两种小鼠进行杂交。第一种小鼠体内有特定的 LoxP 位点，第二种小鼠则含有 Cre 酶，其表达受特定启动子控制。

Cre/LoxP 系统通过同源重组方式将两个 LoxP 位点标记在胚胎干细胞中的特定靶基因序列的两端，再使用显微注射技术将同源重组成功的胚胎干细胞注射到囊胚内形成嵌合体胚胎，最终通过对子代小鼠进行基因型鉴定获得携带有 LoxP 位点的小鼠。图 13-1 中，通过设计胚胎干细胞基因打靶同源臂，进行干细胞的基因打靶，鉴定阳性克隆，将阳性克隆显微注射到囊胚中，将囊胚细胞移植到小鼠的子宫中，发育成转基因的小鼠。同时，将带有特异启动子的 Cre 重组载体注射到小鼠囊胚内，通过鉴定子代小鼠而获得 Cre 工具鼠。

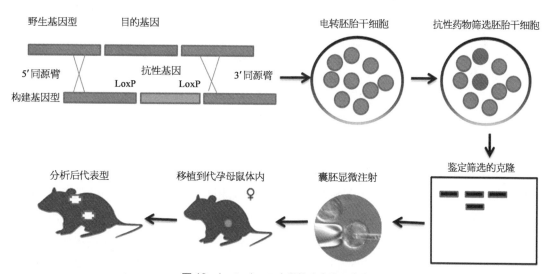

图 13-1　Cre/LoxP 小鼠构建步骤示意图

将 Cre 酶工具鼠与 flox 小鼠交配，通过鉴定子代小鼠就可以得到 LoxP 之间的 DNA 序列被删除掉的突变小鼠。Cre/LoxP 系统不但可以进行基因的删除，还可以实现对基因的特异性激活，在 LoxP 位点之间插入 polyA 序列可以使特定基因处于转录抑制状态。当带有 Cre

酶的动物与这样的动物进行交配时,Cre酶可介导删除polyA,从而实现对基因的激活。根据基因组序列设计LoxP位点,LoxP位点两端有同源的基因组序列,将含有LoxP位点的外源基因通过同源重组的方式在基因组上进行整合。因此,Cre/LoxP系统不但可以实现对外源基因重组进入小鼠的基因组,还可以将小鼠的内源性的基因删除掉。图13-2中,a图表示Cre重组酶识别LoxP位点34个碱基的DNA序列。b图表示利用LoxP和Cre驱动小鼠进行条件突变的育种策略。一只小鼠有组织特异性的Cre基因,另一只小鼠有LoxP等位基因基因Y,Cre重组酶的表达切断了LoxP位点并使基因Y失活。

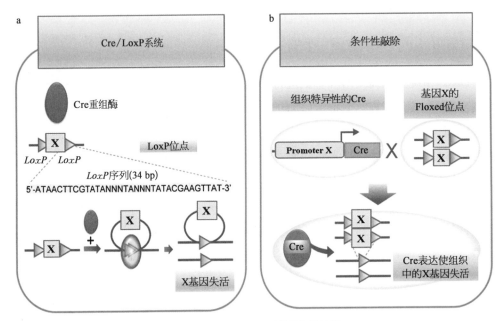

图13-2　Cre-LoxP系统的作用机制

　　除通过小鼠交配实现基因敲除和激活,还可以使用特定的质粒或病毒系统对小鼠的特定组织进行转染和感染。例如,使用四环素或他莫昔芬(图13-3b,c)来调控Cre/LoxP的表达,可实现更好的基因表达的时空和基因拷贝数的调控。图13-3a中,他莫昔芬诱导的雌激素受体融合系统在不含他莫昔芬的情况下,融合蛋白Cre、ER与热休克蛋白HSP90相互作用,存在于细胞质中。他莫昔芬会破坏HSP90与Cre/ER的相互作用。ER与Tam的相互作用使Cre入核。在细胞核中,Cre识别LoxP位点,并使组织X中的基因Y失活。图13-3b和c为表示四环素诱导的(Tet)开关系统。图13-3b在Tet-on系统中,普遍存在或组织特异性表达启动子驱动的rtTA。在缺乏Dox的情况下,失活的rtTA不能与tet结合序列,Cre不能表达。Dox存在时,活化的rtTA与Cre的tet启动子结合并诱导Cre的表达。图13-3c在Tet-off系统在无Dox的情况下,激活的tTA能够结合Cre的tetO7(TRE)序列,诱导Cre的表达。四环素存在时,tTA与Dox相互作用失效。失活的rTA不能与tetO7启动子结合,因此Cre表达被抑制。

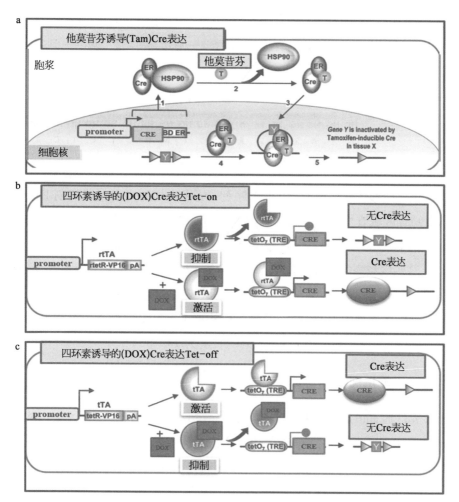

图 13-3 诱导性 Cre-LoxP 突变系统的原理

三、TALEN 系统

(一) TALEN 系统结构

黄单胞菌是一类植物病原性细菌,可产生一种 TALEN 蛋白,这种蛋白质注射到宿主植物细胞内,作为一种调节蛋白分子,使植物细胞中基因的转录改变造成宿主植物病变。

TALEN 是一种能够在 DNA 的特定位点产生双链断裂(double strand breaks,DBS)的嵌合酶。TALEN 系统能够靶向到特定 DNA 位点,同时在此位点进行酶切断裂双链。典型的 TALEN 由一个具有 FokI 核酸内切酶功能的 C 端结构域、一个包含可识别特定 DNA 序列的典型串联 TALEN 重复序列的中央结构域和一个包含核定位信号(nuclear localization signal,NLS)的 N 端结构域组成(图 13-4)。

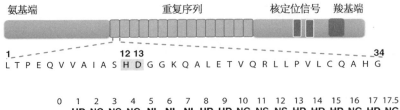

图 13-4 TALEN 识别 DNA 的方式

TALEN 蛋白能够特异性地结合 DNA 序列,FokI 内切酶可以精确切割 DNA。TALEN 蛋白的 DNA 结合区域有相同的特点,即这个区域有 12~30 个高度保守的重复单位,并且每个重复单位还有 33~35 个氨基酸。这些氨基酸序列是特异性的识别 DNA 序列,是 TALEN 的核心区域。这些区域高度保守,除了第 12 位和第 13 位的氨基酸序列能够改变外,其他的氨基酸序列完全相同。这两个氨基酸序列称为可变双氨基酸残基(repeat-variable di-residues,RVD),可以与 DNA 序列的 ATCG 相对应(NK 识别 A,HD 识别 C,NG 识别 T,NN 和 NK 识别 G)。设计 TALEN 时一般选择 DNA 序列的长度为 15~30 bp。

(二) TALEN 的识别

TALEN 元件通常识别的是 14~20 bp 的特异性 DNA 序列。TALEN 蛋白的中间部位有一种特殊的重复序列(RVD),它是 DNA 结合结构域的重要组成部分,是长的重复序列,具有特异性识别并特异性结合 DNA 序列的特性。不同的 RVD 特异性识别 A、T、C、G 四种碱基中的一种,这是 TALEN 识别 DNA 的关键机制。研究发现,天然的 TALEN 有 20 多种不同的 RVD,其中有 4 种 RVD,His/Asp(HD)、Asn/Gly(NG)、Asn/Ile(NI)和 Asn/Asn(NN)占总量的 3/4。其中,NI 识别碱基 A,HD 识别碱基 C,NG 识别碱基 T,NN 识别碱基 G/A。RVD 稳定结构是通过第一个氨基酸与蛋白质骨架结合;从第二位氨基酸开始结合 DNA 序列实现对特定 DNA 碱基序列的识别。此外,研究人员还发现,天然 TALEN 靶标 DNA 序列 5′端保守跟随着一个 T 碱基,故靶序列总是以 T 碱基开始。通过这些结构,我们能够根据试验目的设计 DNA 结合域的重复序列,从而获得具有特异性识别目标靶点的 TALEN。

(三) TALEN 的切割和修复

FokI 核酸内切酶主要以二聚体的形式切割 DNA,是 TALEN 进行 DNA 切割的关键结构。两个 TALEN 以尾巴对尾巴的形式通过 TALE 结合到靶标 DNA 序列上,序列切割作用于非特异性的 FokI 会按照二聚体的方式识别位点间隔区的 DNA,切割使其断裂(图 13-5)。对于双键 DNA 的断裂,机体存在一定的修复机制,包括非同源重组(non-homologous end joining,NHEJ),微同源性介导的末端连接(microhomology-mediated end joining,MMEJ)和同源重组(homologous recombination, HR)(图13-6)。DNA一旦发生断裂对机体会产生很大的伤害,但DNA是双链结构,机体内存在多种断裂DNA修复机制。但是,这些修复机制在修复的同时都可能会带来缺失或引入突变碱基。基因的缺失会引起基因功能的失活,引入突变也会影响基因的活性或造成基因的移码,从而实现基因的敲除。在断裂的基因两端设计同源臂,可将外源基因重组到基因上,实现外源基因的高表达。

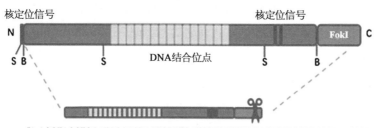

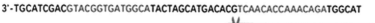

5'-ACGTAGCTGCATGCCACTACCGTATGATCGTACTGTGCAGTTGTGGTTTGTCTACCGTA

3'-TGCATCGACGTACGGTGATGGCATACTAGCATGACACGTCAACACCAAACAGATGGCAT

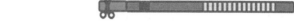

图13-5 TALEN 剪切 DNA 的模式

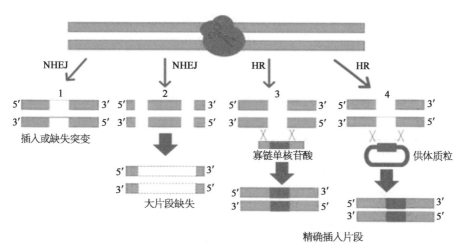

图13-6 基于人工核酸酶的 DNA 定点编辑

TALEN在理论上真正实现了适用于所有物种、任何序列的基因操作的可能。TALEN技术的原理和操作相对比较简单,能适用于大多数物种,且对细胞的要求也不高,可以适用于各种体外培养的细胞,已成为一个有发展前途的基因打靶技术。目前,该基因编辑技术还存在一些问题,要想得到更广泛的应用还需要进一步改进和完善。

四、CRISPR/Cas9 基因编辑系统

（一）CRISPR/Cas9 系统简介

CRISPR 序列于 1987 年发现，是一种串联的重复序列（20～50 bp），CRISPR 位点由前导区（leader）、多个间区（spacer）和多个重复序列（repeat）构成。这种间隔重复序列普遍存在于细菌和古细菌的基因组中，直到 2002 年才被正式命名为 clustered regularly interspaced short palindromic repeats（CRISPR）。

2005 年，研究发现宿主菌的染色体以外的遗传物质与这些间隔重复序列（CRISPR）具有很高的同源性，这些 CRISPR 序列可能参与了细菌的免疫。微生物的适应性免疫系统由短回文重复集群定期（CRISPR）和 CRISPR 相关蛋白（CAS）构成。CRISPR/Cas9 由 CRISPER 序列和 Cas9 核酸酶组成，是细菌和古细菌的一种不断进化的适应性免疫防御机制，它利用两种RNA 的复合物将 Cas9 带到基因组上的靶位点切割，导致基因突变，成为细菌的一种特定抵抗外源基因入侵的防御策略。

CRISPR 为间隔重复序列，首先进行转录变成初级转录产物，再进行编辑变成一个短的CRISPR RNA（crRNAs），其中含有一组保守的重复片段和一个可变的间隔区序列（guide RNA）入侵的互补核酸。crRNAs 与 Cas 蛋白结合形成有效的复合物，通过 RNA 和 DNA 碱基配对的方式识别靶向序列，使得靶序列被特异性酶解，从而防止外来基因在宿主菌内的扩散（图 13-7）。CRISPR 转录产物可以识别 Cas9 核酸酶，实现对特定的 DNA 序列进行切割。

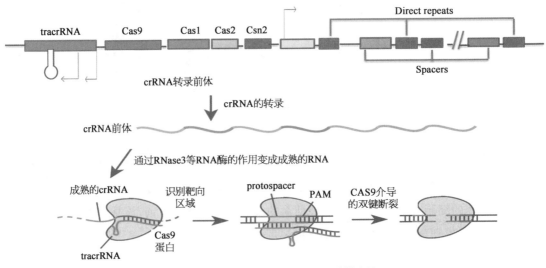

图 13-7 CRISPR/Cas9 切割 DNA 的模式图

CRISPR/Cas9 系统因其便捷性和高效率得到迅速发展,成为转基因研究的主流技术。到目前为止,CRISPR/Cas9 技术已经在大鼠、犬、猪、山羊、猴子和人类胚胎中进行了应用。Cas9/sgRNA 进行的基因编辑不但可以实现对基因的删除,还可以实现基因的插入和基因的修复。

■ **(二) CRISPR/Cas9 的识别和切割 DNA 的机制**

CRISPR/Cas9 系统的工作原理是 crRNA 将 Cas9 复合物靶向到靶标序列,tracrRNA 和 crRNA 结合并与 Cas9 核酸酶形成复合物。由 Cas9 核酸酶切割特定的靶序列,实现特异性的 DNA 双键断裂。tracrRNA 转录产物的主要作用是稳定结构。crRNA 通过碱基配对与 tracrRNA 结合形成 tracrRNA/crRNA 复合物,指导 Cas9 蛋白在目标位点进行酶切,从而剪断 DNA 双链。tracrRNA 和 crRNA 可以形成单链 RNA 导向 RNA(single guide RNA, sgRNA),实现对靶标 DNA 的配对。sgRNA 与靶基因序列互补配对,其结合与特定位点同时还需要邻近的短 DNA 序列,这样的短 DNA 序列称为原型间隔相邻基序(protospacer adjacent motif,PAM)。tracrRNA 和 crRNA 的基础部分连接形成 sgRNA,sgRNA 与靶标 DNA 配对,编程靶向目的序列,唯一的限制是 sgRNA 的结合位点必须与短 PAM 基序相邻。

在 PAM 处人工设计 sgRNA,Cas9 核酸酶在 sgRNA 引导下切割靶序列,导致 DNA 双链断裂。Cas9 对特定的 DNA 序列进行特异性切割时,切割染色体 DNA,产生位点特异性 DNA 双链断裂。细胞内的 DNA 修复机制(HDR,MMEJ,HNHEJ)可以对特定的 DNA 序列进行同源修复或非同源的修复,这种修复机制会带来基因的缺失或移码,从而实现靶基因的失活。

与 ZFN 和 TALEN 相比,Cas9 是利用小分子 RNA 与靶标 DNA 进行配对,靶标位点的 DNA 主要依赖 DNA 和 RNA 序列的配对。CRISPR/Cas9 系统操作相对简单,成本低,效率高,可同时对多个靶点进行操作。系统中因为在同一染色体中有两个不同的靶向 sgRNA 基因座,可以显著提高重组效率,在基因组大片段的基因编辑方面效率显著提高。

CRISPR/Cas9 与两个 sgRNA 共同使用,是操作大基因片段的简单而有效的方法,可以加速动物模型的产生,有利于建立更好的研究疾病模型和寻找疾病治疗的蛋白质靶点。CRISPR/Cas9 系统只需要靶定一个 20 nt 的目的序列的 gRNA,这个系统的目标设计、基因修改可以在 1~2 周内完成,在 2~3 周内可拿到克隆细胞系。CRISPR/Cas9 可同时对同一个细胞的多个靶点进行编辑,使得多个基因的敲除、插入更为简单,效率更高。此外,CRISPR/Cas9 还可切割线性 DNA 或超螺旋 DNA。作为第三代基因编辑核酸酶,已经在疾病研究和临床治疗方面显示了重要的应用前景。现将几种基因编方法 RNAi、Cre/LoxP、TALEN 和 CRISPER/Cas9 的特点总结于表 13-1。

表 13 - 1　不同基因编辑系统的比较

编辑系统	操作难易程度	是否可以实现时空调节	是否改变基因组	用途广泛性	成本	DNA 剪切特点
RNA 干扰	比较简单	否	否	窄	低	无
Cre/LoxP	非常复杂	是	是	窄	非常高	删除或倒转
TALEN	复杂	否	是	较广泛	高	DNA 切割效率比较低
CRISPER/Cas9	简单	否	是	非常广泛	低	DNA 切割效率最高

上述内容介绍了常见的小鼠基因操作原理,在具体实验前还需要做很多知识准备。最关键的是掌握基本的分子生物学技术,掌握构建质粒、转染、鉴定等方法。同时,利用 PCR 技术扩增目的基因序列。得到所需要的 DNA 序列后要进行 DNA 和质粒的酶切操作,再利用 T4 DNA 连接酶进行目的质粒和插入 DNA 片段的连接。将连接体系进行大肠埃希菌转化,通过一定的筛选方法(如加入抗生素)进行阳性转化子的筛选和鉴定。最后将阳性转化子进行扩增,质粒的抽提,酶切鉴定,质粒测序鉴定。

质粒构建好之后,即可进行胚胎干细胞或动物囊胚的显微注射,该步需要专业技术人员进行,也可在国内研发类公司和研究单位购买到需要的转基因动物模型。构建好的动物模型一般要在无特定病原体的 SPF 环境中进行培养和繁殖。对繁殖的后代需提取 DNA 再进行 PCR 实验,鉴定得到阳性的子代小鼠。通过研究阳性小鼠的表型变化获得某一基因序列的特定生理病理功能。

值得强调的是,任何技术都有两面性,基因编辑技术同样存在潜在的脱靶或错误编辑的可能性。随着技术的深入发展和工具库的扩充,以及科学家对基因编辑过程细节的研究,基因编辑技术必将展现出良好的临床应用前景。

参考文献

[1] Lander, Eric, S. The Heroes of CRISPR[J]. Cell, 2016, 164(1-2): 18-28.
[2] Ledford H. The unsung heroes of CRISPR[J]. Nature, 2016, 535(7612): 342-344.
[3] Doudna J A. The promise and challenge of therapeutic genome editing[J]. Nature, 2020, 578(7794): 229-236.

第十四章
中药有效成分提取分离及干燥技术

中药成分复杂,主要有生物碱、萜类、糖苷、黄酮、香豆素、糖、鞣质、氨基酸、蛋白质等,也还有纤维素、叶绿素、蜡、油脂、树脂等成分。中药的现代研究与开发,首先要解决的问题是如何从复杂的中药中提取分离出有效成分。

一、中药成分的提取方法

(一) 溶剂提取法

1. 基本原理和溶剂选取原则　溶剂法的基本工作原理是溶剂穿透药材的细胞膜,溶解可溶性物质,形成细胞内外溶质的浓度差,使溶质渗出细胞膜,从而达到提取目的。选择溶剂的基本原则是根据"相似者相溶"原理,最大限度地提取所需要的化学成分。同时,优良提取溶剂还应具备沸点适中、安全低毒、价廉易得等特点。

2. 常用溶剂

(1) 亲水性有机溶剂:主要包括甲醇、乙醇和丙酮。甲醇、乙醇是最常用的提取溶剂,它们既能与水以任意比例混合,又能与大多数亲脂性有机溶剂混合,穿透药材细胞的能力较强,能溶解大多数中药成分。

(2) 亲脂性有机溶剂:主要包括三氯甲烷、乙酸乙酯、石油醚、苯等。可根据成分的溶解性要求,将固体药材用适宜的亲脂性溶剂进行提取,如石油醚可用于种子类药材的脱脂或提取挥发油、游离的甾体及萜类化合物;乙酸乙酯可提取出游离生物碱、有机酸、黄酮及香豆素等化合物;三氯甲烷通常用于生物碱的提取;正丁醇通常用于皂苷类成分的提取。

(3) 水:可以提取常见的水溶性成分(鞣质、多糖、某些苷类、活性蛋白质、氨基酸等),也可以选用特定浓度的酸水溶液、碱水溶液来分别提取生物碱或黄酮、香豆素等酚酸类成分。

常用的提取溶剂按极性由弱到强的顺序如下：石油醚＜四氯化碳＜苯＜二氯甲烷＜三氯甲烷＜乙醚＜乙酸乙酯＜正丁醇＜丙酮＜乙醇＜甲醇＜水。

3. 具体操作方法

(1) 煎煮法：该法操作简便，是将中药粗粉加水加热煮沸提取。中药中的大部分成分可通过煎煮法被提取，但不适宜含挥发性成分及受热易破坏的成分的提取。含多糖类较高的中药煎煮后药液黏度较大，不适于采用该法。

(2) 浸渍法：将中药粗粉置于适宜的密闭容器中，加入溶剂浸渍一定时间，反复数次，合并浸渍液，减压浓缩即可。该法一般不加热，适于遇热易被破坏或含挥发性成分的中药提取，也适用于淀粉或黏液质含量较高的中药的提取。但提取时间长、效率不高，通常用乙醇做溶剂，在浸渍过程中应密闭防止溶剂挥发损失。

(3) 渗漉法：将药材粗粉装入渗漉装置中，溶剂连续地从渗漉器的上部加入，渗漉液不断地从其下部流出，从而浸出药材中有效成分的一种方法。该法以水或不同浓度醇为溶剂进行提取。由于是动态提取，可随时保持细胞内外较大的浓度差，因此提取效率一般高于浸渍法，对受热易破坏的成分比较实用。该法适用于贵重药材、毒性药材及高浓度制剂，但对新鲜的及易膨胀的药材、无组织结构的药材不宜选用。

(4) 回流提取法：以乙醇等有机溶剂为提取溶剂，在回流装置中加热进行。第一次回流一定时间后滤出提取液，然后加入新鲜溶剂重新回流，如此反复数次，合并提取液，减压回收溶剂。该法提取效率高于渗漉法，但由于浸提液在蒸发锅中受热时间较长，故受热易被破坏的药材成分的提取不宜应用。

▪ (二) 水蒸气蒸馏法

水蒸气蒸馏法主要用于提取中药中的挥发油，或其他能随水蒸气蒸馏而不被破坏的难溶于水的成分，可利用油水分离器或有机溶剂萃取操作将这类成分从馏出液中分离。操作方式主要有共水蒸馏(原料与水接触)、隔水蒸馏(原料置于筛板上，与水不直接接触)、水蒸气蒸馏(在提取系统中通入热水蒸气对原料进行加热提取)等。

▪ (三) 超临界流体提取法

超临界流体提取法又称超临界流体萃取(supercritical fluid extraction, SCFE)，是一种集提取和分离于一体的技术，近20年来在中药多种成分类型的提取分离中有一定的应用，尤其是脂溶性成分(如挥发油、木脂素等)应用效果更理想。

1. 应用特点　超临界流体是处于临界温度(Tc)和临界压力(Pc)以上又具有液体和气体的双重特性的流体，它的密度与液体相似、黏度与气体相近，扩散系数比液体大100倍。超临界流体提取是利用超临界流体在 Tc 与 Pc 附近具有的特殊性能进行的一种提取分离技术。

超临界流体萃取中药成分的主要优点包括：① 可以在接近室温下进行提取，防止某些对热不稳定的成分被破坏。② 萃取过程中几乎不用有机溶剂，萃取物中无有机溶剂残留。③ 提取效率高，节约能耗。

2. 常用的超临界流体　实际应用较多的超临界流体是 CO_2。CO_2 的临界温度（$Tc=31.4℃$）接近室温，临界压力（$Pc=7.37\ Mpa$）相对较低，易于操作。CO_2 超临界流体对物质溶解作用有一定选择性，主要与物质的极性、沸点、分子量关系密切。极性较小的化合物如酯、醚、内酯和含氧化合物易萃取，化合物极性基团多则萃取较难。

■（四）其他方法

某些具有升华性质的中药化学成分，可用升华法直接从中药中提取出来，某些对热不稳定成分又可溶于水时，可用组织破碎提取法，某些成分在新鲜原料中含量较高或新鲜原料富含肉质可用压榨法。此外，近年来超声提取法、微波提取法也常被用于中药化学成分的提取。

二、中药有效成分的分离方法

中药有效成分的分离是根据不同的目的与要求，针对中药不同组分采用不同的方法进行分离与结构表征，进而全方位阐述中药的药效物质基础。

■（一）酸碱法

酸碱法是针对单体成分的溶解度与酸碱度有关的性质，在溶液中加入适量酸或碱，调节pH 至一定范围，使单体成分溶解或析出的一种分离方法。如利用一定浓度的酸水溶液溶解难溶于水的生物碱性成分，从而与非碱性难溶于水的成分分离；或用一定浓度的碱水溶液溶解酚酸类成分，从而与非酸性难溶于水的成分分离。具体应用时，可将总提取物溶于亲脂性有机溶剂（三氯甲烷、乙酸乙酯等），用酸水、碱水分别萃取，将总提取物分成酸性、碱性、中性 3 个部位；也可将总提取物溶于水或以水分散，调节 pH 后用有机溶剂萃取。如此所得碱性或酸性部位中存在着碱度或酸度不同的成分，可进一步应用 pH 梯度萃取法分离这些成分。应用酸碱溶剂法时要注意酸性或碱性的强度、加热温度和加热时间等，避免在剧烈条件下使某些化合物的结构发生变化。

■（二）萃取法

萃取法是利用混合物中各组成成分在两相溶剂中分配系数不同而达到分离的方法。混合物中各成分在两相中分配系数相差越大，则分离效果越高。分离极性较大的成分时，一般选用正丁醇-水两相组合；分离中等极性成分时，一般选用乙酸乙酯-水两相组合；分离小极性成分时，一般选用三氯甲烷-水两相组合。基于该原理的系统溶剂萃取法常用于中药化学成分的初步分离,一般先将混合物溶于水或以水分散,依次以石油醚、三氯甲烷、乙酸乙酯、正丁醇萃取,然后分别减压回收各有机层溶媒,则得到相应极性的中药成分。将萃取后的水层减压浓缩至干,残留物用甲醇或乙醇处理,又可得到醇可溶部分及醇不溶部分,这样可将总提取物依据极性不同分成若干个提取部位,达到初步分离的目的。

■ (三) 沉淀法

沉淀法是基于某些中药化学成分能与特定试剂生成沉淀,或加入某些试剂后可降低某些成分在溶液中的溶解度而使其自溶液中析出的一种方法。如果目标成分被沉淀,则这种沉淀反应必须是可逆的;如果是不需要的成分,则可将生成的沉淀滤过除去,以达到除杂的目的。根据沉淀过程中应用的溶剂类型不同和具体操作的原理不同,沉淀法又分为专属试剂沉淀法、分级沉淀法等。

1. 专属试剂沉淀法 利用某些试剂选择性地沉淀某类型成分,即为专属试剂沉淀法。如雷氏铵盐试剂能沉淀季铵碱类,可用于季铵碱与其他生物碱类成分的分离;胆甾醇试剂能与甾体皂苷形成稳定沉淀,从而可使其与三萜皂苷分离。另外,明胶能沉淀鞣质类成分,可用于分离或除去鞣质。

2. 分级沉淀法 在混合组分的溶液中逐步加入定量的与该溶液能互溶的溶剂,通过梯度改变混合组分溶液中某些成分的溶解度,使其逐步从溶液中析出的方法称为分级沉淀法。如在含有糖类或蛋白质的水溶液中,分次加入乙醇,使含醇量逐步提高,可逐渐沉淀出分子量由大到小的蛋白质、多糖、多肽等;在含皂苷的乙醇溶液中分次加入定量的乙醚或乙醚-丙酮混合液,可使皂苷类成分依据极性的差异分级沉淀出来。

(1) 水提醇沉法:在浓缩的中药水提液中加入数倍量的乙醇稀释,沉淀除去多糖、蛋白质等水溶性杂质。基本原理是:利用中药中的大多数成分如生物碱盐、苷类、有机酸类、氨基酸、多糖等易溶于水和醇的特性,用水提出,并将其提取液浓缩,加入适当的乙醇反复数次沉降,除去其不溶物质,最后得到澄明液体。乙醇含量达到 $50\%\sim60\%$ 时,可以沉淀淀粉等物质;乙醇含量达到 75% 时,可以沉淀蛋白质等物质;乙醇含量达到 80% 时,可以沉淀蛋白质、多糖、无机盐等物质(图 14-1)。

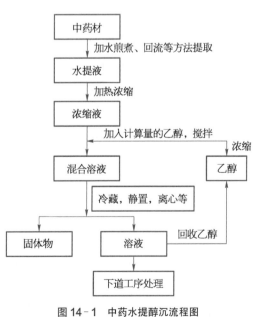

图 14-1 中药水提醇沉流程图

（2）醇提水沉法：是用适宜浓度的乙醇提取药材成分，回收乙醇后，用水除去提取液中杂质的方法。其基本原理与操作大致与水提醇沉法相同，不同之处是乙醇提取可减少黏液质、淀粉、蛋白质等杂质的浸出，同时在乙醇中溶解度大而在水中溶解度小的杂质则可沉淀除去。乙醇浓度在 90％以上时，可以提取中药材中的挥发油、树脂等成分；乙醇浓度在 70％～80％时可以提取中药中的生物碱及部分生物碱成分；乙醇浓度在 60％～70％时，可以提取中药材中的苷类成分；乙醇浓度在 45％时可以提取中药材中的鞣类成分；乙醇浓度在 20％～35％时可以提取中药材中的水溶性成分。

■（四）盐析法

盐析法是在含有某些高分子物质的溶液中加入易溶于水的无机盐（最常用的是氯化钠），使其溶解度降低沉淀析出，而与其他成分分离的一种方法。该方法主要适用于蛋白质的分离纯化，有些成分如原白头翁素、麻黄碱、苦参碱等水溶性较大，在分离时亦常先在水提液中加入一定量的食盐，再用有机溶剂提取中药成分。

■（五）透析法

透析法是以外加压力或化学位差为推动力，利用天然或人工合成的高分子膜对混合物溶液中的化学成分进行富集和分级纯化。小分子化合物能透过高分子膜而大分子化合物被膜截留，因此可以达到分离。不同类型和规格的膜能够截留的分子大小有区别，选用适当规格的膜可实现对中药提取液中多糖类、多肽类、蛋白质类的截留分离。

■（六）色谱法

色谱法是中药化学成分分离中最常应用方法，具有分离效能高、操作快速简便的特点。通过选用不同色谱材料或将各种色谱技术组合应用，可达到对各类型中药成分的分离和精制。常用于中药有效成分分离的色谱方法包括吸附柱色谱法、分配柱色谱法、凝胶柱色谱法、离子交换柱色谱法、大孔吸附树脂柱色谱法。

三、中药复方有效成分的提取分离

■（一）中药复方整方提取常用的模式

1. 水提取模式　是最符合中药复方传统用药形式的提取模式，煎煮提取能将中药中大部分成分溶出，且操作方便，工艺简单，溶剂安全易得。但该提取法对于亲脂性的有效成分或挥发油等则不适用，可在需要时单独对这几类成分进行提取。水提取后结合醇沉淀处理或大孔吸附树脂纯化，以除去水溶性杂质（如无明确活性的蛋白质、多糖等）。

2. 醇提取模式　醇提取模式（常用乙醇）应用也较广泛，且提取温度低于煎煮法，对热敏感成分的影响相对降低，是比较理想的提取模式。醇提取法中水溶性杂质相对含量较低，有利于后续纯化。但其中也会引入亲脂性杂质，可结合水沉处理除去（如叶绿素的去除等）。实际应用中有时先用醇提取，再以水对药渣进行二次提取，可得到未被醇提取出来的多糖等极性较大的成分。此外，还可以按照极性由小到大的顺序，采用有机溶剂系统提取，在提取过程中就可以完成有效部位的初步分离。

■ （二）中药复方有效成分分离的基本模式

1. 基于化合物类型的模式　即将复方中所有药味中含有的一类化合物（总黄酮、总生物碱等）按照各类型成分的特殊性质集合分离，如利用生物碱的碱性以酸性水溶液从提取物中分离出来，或利用挥发性直接把挥发油部分提取分离得到，或利用碱提取酸沉操作将总内酯类成分分离得到等。这种分离模式得到的每一个部位中的化学成分类型相同、性质相近，便于在后续单体成分的分离中选择合适的分离方法。

2. 基于化合物极性的模式　即将复方中所有药味中的化合物按照极性差异进行部位的分离。如将总提取物以大孔吸附树脂色谱洗脱纯化，按不同洗脱部位分段收集，即可得极性依次变化的各洗脱部位。结合药理学研究确定有效部位后，可针对该部位进一步开展单位分离工作。也可选用极性由小到大的溶液体系，采用系统溶剂萃取操作进行有效部位的分离。或利用沉淀原理，根据溶解性差异或相关化学沉淀反应原理，将总提取物按极性（或溶解性）分成不同部位。

四、中药提取液的浓缩方法

■ （一）常压蒸发

常压蒸发是指提取液在一个大气压下进行蒸发的方法。以水为溶剂的提取液多采用敞口倾倒式夹层蒸发锅；若是乙醇等有机溶剂的提取液，应采用蒸馏装置。水提取液进行常压浓缩时，热敏性有效成分破坏较多，故最好不采用；常压浓缩时温度较高，浓缩时间较长，易挥发性成分无法回收。

■ （二）减压蒸发

减压蒸发是在密闭的容器内，抽真空降低内部压力，使提取液的沸点降低而进行蒸发的方法，又称减压浓缩。该法可以防止或减少热敏性物质的分解；增大传热温度差，强化蒸发操作，并能不断地排除溶剂蒸汽,有利于蒸发顺利进行。同时沸点降低,可利用低压蒸汽或废气加热。对于以水为溶剂提取的药液,目前多采用减压蒸发进行浓缩。

■ (三) 薄膜蒸发

薄膜蒸发是使提取液在蒸发时形成薄膜,增加汽化表面进行蒸发的方法,又称薄膜浓缩。其特点是蒸发速度快、受热时间短,不受提取液静压和过热影响,成分不易破坏,可在常压或减压下连续操作。膜式蒸发器适用于蒸发处理热敏性成分物料。

■ (四) 冷冻浓缩法

冷冻浓缩法是依靠从溶液到冰晶的相际传递,避免芳香物质等因加热挥发或变性所造成的损失和小分子溶质被过滤造成的损失,适用于含有热敏性成分及含有易挥发性芳香物质的物品,得到的产品优于蒸发法和膜浓缩法。

五、中药提取液干燥方法及冷冻干燥技术

■ (一) 中药提取液干燥方法

1. 常压干燥 在一个大气压条件下的干燥,常用烘箱和烘房进行。

2. 减压干燥法 是在密闭容器中抽真空后进行干燥的方法。适用于热敏性物料,或高温下易氧化的物料。

3. 喷雾干燥法 是将液态物料浓缩至适宜的密度后,使雾化成细小雾滴,与一定流速的热气流进行热交换,使水分迅速蒸发,物料干燥成粉末状或颗粒状的方法。特别适用于热敏性物料。

4. 冷冻干燥法 是将被干燥液体物料冷冻成固体,在低温减压条件下利用冰的升华性能,使物料低温脱水而达到干燥目的的一种方法,又称升华干燥。其特点是物料在高度真空及低温条件下干燥,故对某些极不耐热物品的干燥很适合。干燥制品多孔疏松,易于溶解,含水量低,有利于药品长期保存。

■ (二) 冷冻干燥技术

冷冻干燥(freeze-drying)全称为真空冷冻干燥(vacuum freeze-drying),是将湿物料或溶液在较低的温度(−50~−10℃)下冻结呈固态,然后在适当的温度和真空(1.3~13 Pa)下使其中的水分不经液态直接升华成气态,再用真空系统的捕水器(水汽凝结器)将水蒸气冷凝,最终使物料脱水的干燥技术。因为利用升华达到去水的目的,故又称为升华干燥(sublimation)。

冷冻干燥技术最初应用于生物标本的制作,之后该技术被引入细菌学和血清学领域,是目前研究含有生物活性物质的生物制品的最理想方法。

1. 冷冻干燥技术的原理　水有固相、液相、气相三种态相。根据热力学的相平衡理论,随着压力降低,水的冰点变化不大,而沸点却越来越低,向冰点靠近,当压力降到一定的真空度时,水的沸点和冰点重合,冰就可以不经液态而直接汽化为气体,这一过程称为升华。真空冷冻干燥,就是在水的三相点以下,即在低温低压条件下,使物料中冻结的水分升华而脱去。

图14-2中A、B、C三条曲线分别表示冰和水蒸气、冰和水、水和水蒸气两相共存时其压力和温度之间的关系,分别称为升华线、熔化线、蒸发线。此三条曲线将图面积分成三个区域,分别称为固相区、液相区和气相区。三曲线的交点O,为固、液、气三相共存的状态,称为三相点,其温度为0.01℃,压力为0.611 kPa。由图可知,凡是三相点O以上的压力和温度下,物质可由固相变为液相,最后变为气相;而在三相点以下的压力和温度下,物质可由固相不经液相直接变为气相,气相遇冷后仍变为固相,这个过程即为升华。冰晶的晶体直接升华(蒸发)成为气体,制品中留下大量枝状空隙,致使冻干后的固体物质包含无数的微小空隙,在使用时,水很容易地渗透到这些微小的孔隙中,迅速、完全地再溶解(复水性好)。在冰晶体升华干燥过程中,物质的重要组分被保留并成行,因此干品的形状和冷冻态的湿物体形状一致。同时,干燥过程是在低温条件下进行,药物受破坏的程度及其挥发性组分的损失最小。整个冻结干燥工艺过程结束后,还需要对干燥制品进行防氧化处理,密封防潮,避光保存。

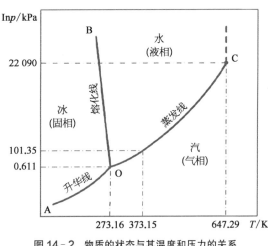

图14-2　物质的状态与其温度和压力的关系

2. 真空冷冻干燥过程　即预冻阶段、升华干燥(或称第一阶段干燥)、解析干燥(或称第二阶段干燥)。

(1)预冻阶段:将需要冷冻干燥的样品配制浓缩成一定浓度的液体,并将装入托盘的样品放入冻干箱内进行预冻,预冻的温度必须低于物料的共晶点8~10℃,共晶点是其内部不同成分同时冻结的温度,为下阶段的升华做好准备。物料的冻结过程是放热过程,需要有充分时间使全部物品冻结,从低于共熔点温度算起,预冻时间2~3 h或更长时间。

(2)升华干燥:是冷冻干燥的主要过程,其目的是将物料中的冰通过升华逸出。在升华过程中,冻结温度不能超过物料的共晶点温度,已干燥层的温度不能超过物料的崩解温度(collapse temperature)。通常升化干燥阶段冷凝器温度为-60℃,至少比物料温度低20℃。物料在干燥过程中,温度达到某一数值会失去刚性,发生类似崩溃的现象,失去了疏松多乱的性质,使干燥产品发黏、比重增加、颜色加深,发生这种变化的温度称为崩解温度。需合理选择保护剂,使崩解温度尽可能高一些,如高于该产品的共熔点温度。

(3) 解析干燥:物料中所有的冰晶升华干燥后,物料内留下许多空穴,但物料的基质内还留有残余的未冻结水分在10%左右,解析干燥就是要把残余的未冻结水分降低,使其达到2%左右,最终得到干燥物料。在解析阶段物料内不存在冻结区,物料温度可迅速上升到最高许可温度,并在该温度下一直维持到冻干结束。

3. 共熔点(共晶点) 需要冻干的物品,一般是预先配制成水溶液或悬浊液,故它的冰点(freezing point)与水不同。在某一温度范围内凝结,当冷却时开始析出晶体的温度称为溶液的冰点。溶液全部凝结的温度称为凝固点(solidifying point)。凝固点是融化的开始点(即熔点),也就是溶质和溶媒共同熔化的点,又称共熔点(eutectic point)或共晶点,是物品在抽真空前必须冷却到的温度点。否则物品在抽真空时将会产生气泡,物品若没有冻实,则抽真空时物品沸腾并溢出。一般预冻温度应低于共熔点温度10~20℃。共熔点的数值从0℃到−50℃不等,与物品的品种、保护剂的种类和浓度有关。如冬虫夏草为−15℃,山药为−20℃,甘油水(丙三醇)为−46.5℃,甘露醇(30℃,溶解度1 mol/L)为−2.24℃。

正规的共熔点测量法是将一对白金电极浸入液体产品中,并在产品中插入温度计,将其冷却到−40℃以下,然后将冻结产品慢慢升温。用惠斯顿电桥来测量其电阻,当发生电阻突然降低时,这时的温度即为共熔点。电桥要用交流电供电,因为直流电会发生电解作用,整个过程由仪表记录(图14-3)。

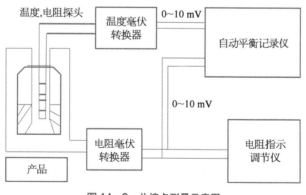

图 14-3 共熔点测量示意图

4. 真空冷冻干燥技术的特点

(1) 真空冷冻干燥技术是在压力低于水的三相点压力0.611 kPa以下进行的,相应的相平衡温度低,物料在干燥时的温度也很低,且处于高度缺氧状态,这种方法适用于极为热敏的物料。

(2) 在低温下干燥,物质中的一些挥发性成分损失很小,适合一些化学产品、含挥发油的中药干燥。

（3）冷冻干燥能排出物品中$95\%\sim99\%$水分，使微生物的生长和酶的作用无法进行，干燥后的物品能长期保存而不变质。

（4）冷冻干燥一般是在真空状态下进行，氧气极少，因此一些易氧化的物质得到最大程度的保护。

（5）由于物料在升华脱水前先冻结，形成稳定的固体骨架，所有水分升华后，固体骨架基本保持不变。干制品不失原有的固体结构，保持原有形状，且多孔结构的制品具有非常理想的速溶性和快速复水性。

（6）由于物料中水分在预冻以后以冰晶的形态存在，原来溶于水的无机盐之类的溶解物质被均匀地分配在物料之中。升华时，溶解物质就地析出，避免了一般干燥法中因物料内部水分向表面迁移，所携带的无机盐在表面析出而造成表面硬化现象。

5. 冻干保护剂　在冷冻干燥过程中，有些液体制品能单独进行冷冻干燥，但也有液体制品进行冷冻干燥往往不易成功。为了使某些制品能成功地进行冷冻干燥，改善冻干品的溶解性和稳定性，需要在制品中加入一些附加物质，称为冻干保护剂。也有些制品活性物质浓度极小、干物质（有机体在$60\sim90℃$的恒温下，充分干燥，余下的有机物的重量，是衡量植物有机物积累、营养成分多寡的一个重要指标）含量极少，在冷冻干燥时已经干燥的物质会被升华的气流带走。为了改善浓度，增加干物质含量，需要加入填充物质，使固态物质的浓度在$4\%\sim25\%$，这些填充物是蔗糖、乳糖脱脂、蛋白质及水解物、葡聚糖、山梨醇等。有些制品活性物质特别脆弱，在冷冻干燥时由于物理或化学原因会受到危害，因此需加入一些保护剂或防冻剂，以减少冷冻干燥中的损害，如加入甘油、右旋糖酐（葡聚糖）等。最常见的冻干保护剂为葡萄糖、乳糖和甘露醇。

参考文献

[1] 钱应璞.冷冻干燥制药工程与技术[M].北京：化学工业出版社,2007.
[2] 关枫.中药有效成分提取分离300例[M].北京：人民卫生出版社,2016.
[3] 侯小萍,康永.中药及其复方血清药理学研究的方法学分析与评价[J].国际中医中药杂志,2009(2)：171 - 173.
[4] 刘成海.中药复方体外药理研究思考[J].中药新药与临床药理,2000,21(1)：53 - 56.

第三部分

专题研究方法

第十五章
细胞凋亡检测常用方法

一、细胞凋亡的概念

细胞凋亡（cell apoptosis）是细胞对环境的生理性、病理性刺激信号、环境条件的变化等产生的应答，是一种自主、有序的死亡过程。凋亡以核固缩、细胞皱缩、细胞膜起泡和DNA片段化为特征，其过程分为三个阶段：凋亡起始阶段、凋亡小体形成阶段、凋亡小体逐渐被邻近的细胞或体内吞噬细胞所吞噬和其物质被消化的阶段。它在生物体的进化、内环境的稳定和多个系统的发育中起着重要的作用，具有重要的生物学意义及复杂的分子生物学机制。

凋亡是多基因严格控制的过程，这些基因在种属之间非常保守，如 Bcl-2 家族、Caspase家族、细胞色素 C（Cytochrome C）等。随着分子生物学技术的发展，对多种细胞凋亡的过程有了进一步的认识，但是迄今为止凋亡过程确切机制尚不完全清楚。而凋亡过程的紊乱可能与许多疾病的发生有直接或间接的关系。如肿瘤、自身免疫性疾病等。

二、常用的检测方法

■（一）形态学检测

凋亡细胞的体积变小、变形，细胞膜完整但出现发泡现象，细胞凋亡晚期可见凋亡小体。贴壁细胞可出现皱缩、变圆、脱落的现象。

1. 光学显微镜观察　有凋亡细胞的染色质浓缩、边缘化，核膜裂解、染色质分割成块状和凋亡小体等典型的凋亡形态。常用姬姆萨染色（Giemsa，也称天青-伊红染色）、瑞氏染色（也称伊红-亚甲蓝染色）等。

（1）试剂配制

姆姆萨染液：姆姆萨染料 0.8 g，加入 50 ml 甲醇，加温至 58℃，搅拌约 2 h 待染料彻底溶解后，缓慢加入 50 ml 甘油，充分摇匀，置 37℃ 温箱中保温 8～12 h。置棕色瓶中密封保存，即为 Giemsa 原液，一般在 12～24 h 后即可使用。临用时，取 1 ml Giemsa 原液与 10 ml PBS 混合，即为工作液。

瑞氏染液：瑞氏染料 1 g，甲醇 600 ml。

（2）操作步骤：接种细胞到 12 孔板；37℃，5% CO_2 培养箱培养 24 h；对照组细胞加入 PBS，实验组细胞中加入相应的诱导凋亡试剂。药物作用 24 h 后弃去上清液，PBS 小心浸洗 2 次，甲醇固定 15 min；去固定液，PBS 洗 2 遍，加姆姆萨染色或瑞氏染色液，染色 5 min；清水冲洗；倒置显微镜下观察拍照。

（3）注意事项：姆姆萨染色或瑞氏染色液均有成品可购买；缓冲液的 pH 对染色效果影响较大；如果染色较浅可进行复染。

2. 荧光显微镜或激光共聚焦显微镜观察　常用的 DNA 特异性染料有双苯并咪唑（Hoechst）、4′,6′-二脒基-2-苯基吲哚（DAPI）和碘化丙啶（PI）。Hoechst 是与 DNA 特异结合的活性染料，储存液用蒸馏水配成 1 mg/ml 的浓度，使用时用 PBS 稀释，终浓度为 10 μg/ml；DAPI 为半通透性，用于常规固定细胞的染色，储存液用蒸馏水配成 1 mg/ml 的浓度，使用终浓度一般为 10 μg/ml；PI 不能透过完整的细胞膜，但在凋亡中晚期的细胞和死细胞能够透过细胞膜而将细胞核染红。

（1）操作步骤：准备细胞爬片和 12 孔板；接种细胞到 12 孔板（含有爬片）；37℃，5% CO_2 培养箱培养过夜，使细胞融合度约为 70%；对照组细胞加入 PBS，实验组细胞中加入诱导凋亡的试剂或药物，药物作用 24 h；弃去上清液，用 PBS 小心清洗 2 次，加入 0.5 ml 固定液，固定 15 min；去固定液，PBS 洗 2 遍，加 Hoechst 染料（终浓度为 10 μg/ml）染色 10 min；滴 1 滴抗荧光淬灭封片液于载玻片上，盖上贴有细胞的爬片，让细胞接触封片液，尽量避免气泡；荧光显微镜观察拍照。激发波长 350 nm 左右，发射波长 460 nm 左右。

（2）结果分析：细胞凋亡过程中细胞核染色质的形态学改变分为 3 期：Ⅰ期的细胞核呈波纹状（rippled）或呈折缝样（creased），部分染色质出现浓缩状态；Ⅱa 期细胞核的染色质高度凝聚、边缘化；Ⅱb 期的细胞核裂解为碎块，产生凋亡小体（图 15-1）。

（3）注意事项：荧光显微镜下观察细胞时，由于荧光易淬灭，观察时要尽量快。

3. 电子投射显微镜　在透射电镜下，凋亡细胞体积变小。凋亡Ⅰ期（pro-apoptosis nuclei），染色质高度盘绕，出现许多空泡结构；Ⅱa 期细胞核的染色质高度凝聚、边缘化；凋亡晚期出现核解体，产生凋亡小体。

注意事项：无法定量（电镜一个视野仅能观察一两个细胞）；实验步骤烦琐（固定、切片到拍照）；并非所有实验室都能配备电镜，具有局限性。

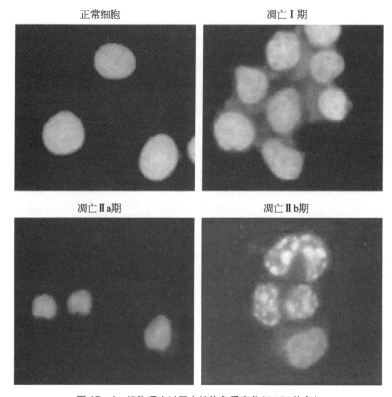

正常细胞　　　　　　　　凋亡 I 期

凋亡 II a期　　　　　　　凋亡 II b期

图15‑1　细胞凋亡过程中核染色质变化(DAPI 染色)

■ (二) 流式方法检测

磷脂酰丝氨酸(Phosphatidylserine,PS)位于正常细胞膜的内侧,但在细胞凋亡的早期,PS可从细胞膜的内侧翻转到细胞膜的表面,暴露在细胞外环境中。Annexin V 是一种 Ca^{2+} 依赖磷脂结合蛋白,对 PS 具有高度亲和力。将荧光标记(FITC、PE 或 biotin)的 Annexin V 作为探针,利用荧光显微镜或流式细胞仪可检测细胞凋亡的发生。Annexin V 联合 PI 法更加省时,结果更为可靠,是目前常用的检测细胞凋亡的方法。详见第十一章"流式细胞术的应用"。

■ (三) 凋亡相关基因的蛋白质免疫印迹、RT‑PCR 及分光光度法检测

1. 蛋白质免疫印迹方法(以 Caspase‑3 为例)　Caspase 家族在介导细胞凋亡的过程中起着非常重要的作用,其中 Caspase‑3 为关键的执行分子,它在凋亡信号传导的许多途径中发挥功能。Caspase‑3 正常以酶原(32 kD)的形式存在于胞浆中,在凋亡的早期阶段它被激活,活化的 Caspase‑3 由两个大亚基(17 kD)和两个小亚基(12 kD)组成,裂解相应的胞浆胞核底物,最终导致细胞凋亡。但在细胞凋亡的晚期和死亡细胞,Caspase‑3 的活性明显下降。分析 Pro‑caspase‑3 的活性,以及活化的 Caspase‑3 对底物多聚(ADP‑核糖)聚合酶(PARP)等的裂解,用相应抗体检测活化 Caspase‑3 和其底物 PARP 的表达量。

（1）操作步骤：

1）对于培养板（皿/瓶）中的细胞，弃除培养基。预冷 PBS 洗涤 2 次，加入 RIPA 裂解液（具体配方见第九章）。加入裂解液体积以正好覆盖细胞层为佳，如 6 孔培养板：每个孔中加 100 μl，每个 10 cm 培养皿加 400 μl。冰上孵育 30 min 后，收集细胞。

2）4℃，15 000 g，离心 15 min，取上清液，上清液即为蛋白质样品。

3）之后可按照第九章介绍的蛋白质免疫印迹步骤进行实验。

（2）注意事项：除 Caspase - 3 之外，Bcl - 2，Bcl - xl，Bak，Bax，Cytochrome C，Caspase - 8 和 Caspase - 9 等凋亡相关蛋白质的表达也可通过蛋白质免疫印迹实验检测。

2. RT - PCR 方法（以 Bcl - 2/Bax 为例）　可使用 RT - PCR 方法检测以上凋亡相关基因 mRNA 表达，作为参考。传统采用半定量 RT - PCR（调内参，跑胶）方法，以 Bcl - 2 和 Bax 灰度值相比进行分析。现在一般采用实时荧光定量 PCR，以 $2^{-\triangle\triangle Ct}$ 方法分析（相关内容请参阅第八章"实时荧光定量 PCR 的原理和应用"）。以相应样品对应的 Bcl - 2 与 Bax 的 $2^{-\triangle\triangle Ct}$ 值直接相比，即可得出 Bcl - 2/Bax 的比值，再进行统计学分析即可。

3. 分光光度计分析　活化的 Caspase - 3 能够特异切割 DEVD - X 底物，水解 D - X 肽键。根据这一特点，设计出化学发光或荧光物质偶联的短肽 Ac - DEVD - pNA（化学发光）或 Ac - DEVD - AMC（荧光）。在共价偶联时，pNA 或 AMC 不能显色或者被激发荧光，短肽被水解后释放出 pNA 或 AMC，自由的 pNA 或 AMC 才能显色或被激发发射荧光。根据释放的 pNA 或 AMC 荧光强度的大小，可以测定 Caspase - 3 的活性，从而反映 Caspase - 3 被活化的程度。

（1）操作步骤（以 pNA 含量测定为例）

1）配制 0 μM、10 μM、20 μM、50 μM、100 μM 和 200 μM 几个梯度的 pNA，测定其在 405 nm 的吸光度，制定 pNA 标准曲线。

2）吸取细胞培养液，用胰酶消化贴壁细胞，并收集至备用的细胞培养液中。

3）100 g，4℃离心 5 min 收集细胞，小心吸除上清液，同时确保尽量没有细胞被吸除，PBS 洗涤 1 次。

4）吸尽 PBS 后，按照每 200 万细胞加入 200 μl 裂解液的比例加入裂解液，重悬细胞沉淀，冰浴裂解 15 min。

5）4℃，13 000 g，离心 10～15 min。

6）把上清液转移到冰浴预冷的离心管中。

7）立即测定 Caspase - 3 的酶活性，将细胞裂解液加入 Ac - DEVD - pNA（2 mM）后混匀，37℃孵育 60～120 min（如果颜色变化不明显，可以适当延长孵育时间，甚至可以孵育过夜）。

8）样品的 A405 扣除空白对照的 A405，即为样品中 Caspase - 3 催化产生的 pNA 产生的吸光度。通过获得的 pNA 标准曲线的对比就可以计算出样品中催化产生了多少量的 pNA。

（2）注意事项：底物 DEVD‐pNA 需注意避光保存。

■（四）DNA 片段检测

在细胞凋亡的后期，Caspase 会激活 Caspase‐Activated Dnase(CAD)，切割核小体之间的 DNA，形成以 $180\sim200$ bp 为单位的 DNA 片段，经琼脂糖电泳后形成 DNA ladder。

1. 操作步骤

（1）收集细胞(1×10^7 个细胞)，离心沉淀，弃上清液。

（2）加入细胞裂解液，裂解细胞。

（3）13 000 g，离心 5 min，收集上清液到 1.5 ml 离心管。

（4）加 1% SDS 和 RnaseA(5 mg/ml)，56℃，孵育 2 h。

（5）蛋白酶 K(2.5 mg/ml)37℃，孵育 2 h。

（6）加入 1/10 体积 3 M 醋酸钠(pH 5.2)和 2.5 倍体积的冷无水乙醇沉淀 DNA，4℃ 过夜。

（7）13 000 g，离心 15 min，保留沉淀 DNA。

（8）最后将沉淀溶解在 TE buffer 中，加 DNA Loading Buffer。

（9）制备 1.2% 琼脂糖凝胶，跑 DNA 电泳，拍照。

2. 注意事项　电泳时一定要注意换用新鲜配制的电泳液，DNA 凝胶也要用新鲜配制的电泳液配制并新鲜配制后使用。电泳时为获取最佳的电泳效果使 ladder 充分分开，电泳速度宜适当慢一些，凝胶宜适当长一些，而加样孔宜更加扁平一些。选取适当较薄的梳齿，往往会获得更好的 ladder 电泳效果。

■（五）TUNEL 检测

细胞凋亡中，染色体 DNA 双链断裂或单链断裂而产生大量的黏性 $3'$‐OH 末端，可在脱氧核糖核苷酸末端转移酶(TdT)的作用下，将脱氧核糖核苷酸和荧光素、过氧化物酶、碱性磷酸酶或生物素形成的衍生物标记到 DNA 的 $3'$‐末端，从而可进行凋亡细胞的检测，这类方法称为脱氧核糖核苷酸末端转移酶介导的缺口末端标记法（terminal-deoxynucleotidyl transferase mediated nick end labeling，TUNEL)(图 15‐2)。由于正常的或正在增殖的细胞几乎没有 DNA 的断裂，因而没有 $3'$‐OH 形成，细胞很少能够被染色。TUNEL 法可对完整的单个凋亡细胞核或凋亡小体进行原位染色，能准确地反映细胞凋亡最典型的生物化学和形态特征，可用于石蜡包埋组织切片、冰冻切片、培养的细胞和从组织中分离细胞的细胞凋亡测定。

1. 实验步骤(以生物素标记检测为例)

（1）标本预处理

1）石蜡切片预处理：切片脱蜡至水，PBS 洗 5 min，加入蛋白酶 K 溶液室温 15 min，纯水洗 4 次，每次 2 min，然后按下述步骤进行。

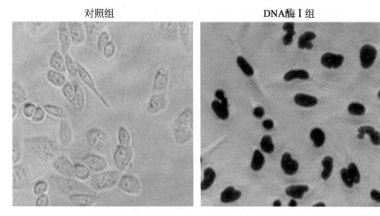

图 15-2 TUNEL 法检测细胞凋亡

2) 冰冻切片预处理:4%多聚甲醛固定 10 min,PBS 洗 2 次,每次 5 min,置乙醇:乙酸 (2:1)溶液中,于-20℃处理 5 min,PBS 洗 2 次,每次 5 min,然后按下述步骤进行。

3) 培养的细胞预处理:PBS 洗涤细胞 1 次,4%多聚甲醛固定细胞 30 min。用 PBS 洗涤 1 次,加入含 0.3% Triton X-100 的 PBS,室温孵育 5 min,然后按下述步骤进行。

(2) PBS 配制的 0.3% H_2O_2 溶液中室温孵育 20 min,以灭活内源的过氧化物酶,随后用 PBS 洗涤 3 次。

(3) 配制生物素标记液(试剂盒中都有),在样品上加 50 μl 生物素标记液,37℃避光孵育 60 min。

(4) 用 PBS 洗涤 1 次,滴加 0.1~0.3 ml 标记反应终止液,室温孵育 10 min。

(5) 用 PBS 洗涤 3 次,配制 Streptavidin-HRP 工作液和 DAB 显色液。

(6) 在样品上加 50 μl Streptavidin-HRP 工作液,室温孵育 30 min。

(7) 用 PBS 洗涤 3 次,滴加 0.2~0.5 ml DAB 显色液,室温孵育 5~30 min 或根据显色情况孵育适当时间。

(8) 用 PBS 洗涤 3 次,直接进行观察,或用 95%乙醇脱水 5 min,再用 100%乙醇脱水 2 次,每次约 3 min,再用二甲苯透明 2 次,每次 5 min,随后封片观察。

2. 注意事项 一定要设立阳性和阴性细胞对照。阳性对照可使用 DNA 酶Ⅰ部分降解的标本,阴性对照不加 TdT 酶,其余步骤与实验组相同。

■ (六) 线粒体膜电位检测细胞凋亡

线粒体在细胞凋亡的过程中起着枢纽作用,多种细胞凋亡刺激因子均可诱导不同的细胞发生凋亡,而线粒体跨膜电位(Δψm)的下降,被认为是细胞凋亡级联反应过程中最早发生的事件,它发生在细胞核凋亡特征(染色质浓缩、DNA 断裂)出现之前,一旦线粒体跨膜电位崩溃,则细胞凋亡不可逆转。线粒体跨膜电位的存在,使一些亲脂性阳离子荧光染料如 Rhodamine

123、DiOC6、JC-1、TMRM 等可结合到线粒体基质,其荧光的增强或减弱说明线粒体内膜电负性的增高或降低。染液终浓度为 Rhodamine 123(1 mM),DiOC6(25 nM),JC-1(1 mM)和 TMRM(100 nM)。

1. 操作步骤(以 JC-1 染色为例,图 15-3)

(1) 对于六孔板的一个孔,吸除培养液,根据具体实验如有必要可以用 PBS 洗涤细胞 1 次,加入 1 ml 细胞培养液。细胞培养液中可以含有血清和酚红。

(2) 加入 1 ml JC-1 染色工作液,充分混匀。

(3) 细胞培养箱中 37℃ 孵育 20 min。

(4) 37℃ 孵育结束后,吸除上清液,用染色缓冲液洗涤 2 次。

(5) 加入 2 ml 细胞培养液,培养液中可以含有血清和酚红。

(6) 荧光显微镜或激光共聚焦显微镜下观察。

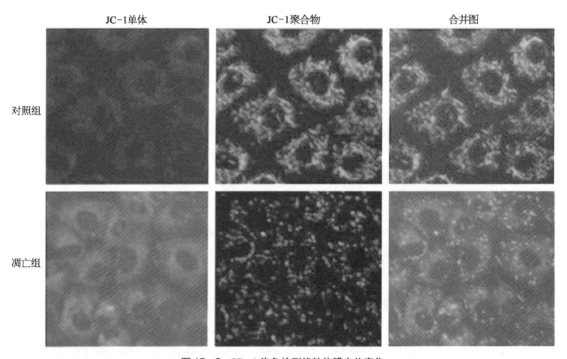

图 15-3　JC-1 染色检测线粒体膜电位变化

2. 注意事项　始终保持平衡染液中 pH 的一致性,因为 pH 的变化将影响膜电位;与染料达到平衡的细胞悬液中如果含有蛋白质,他们将与部分染料结合,降低染料的浓度,引起假去极化。

3. JC-1 特点　在线粒体膜电位较高时,JC-1 聚集在线粒体的基质(matrix)中形成聚合物(J-aggregates),可产生红色荧光;在线粒体膜电位较低时,JC-1 不能聚集在线粒体的基质中,此时 JC-1 为单体(monomer),可产生绿色荧光。这样就可以非常方便地通过荧光颜色的转变来检测线粒体膜电位的变化。常用红绿荧光的相对比例来衡量线粒体去极化的比例。

参考文献

[1] Tang KK，Liu XY，Wang ZY，et al. Trehalose alleviates cadmium-induced brain damage by ameliorating oxidative stress，autophagy inhibition，and apoptosis[J]. Metallomics，2019，11(12)：2043 - 2051.

[2] 梁策,高慧,张腾.补肾调冲方对卵巢早衰大鼠性激素水平和卵巢 Bcl - 2/Bax 表达的影响[J].中国实验方剂学杂志,2016,22(19)：100 - 104.

[3] Wu W，Zhao D，Shah SZA，et al. OPA1 overexpression ameliorates mitochondrial cristae remodeling，mitochondrial dysfunction，and neuronal apoptosis in prion diseases[J].Cell Death Dis，2019，10(10)：710.

第十六章
细胞自噬检测方法

༺⟳༻

一、细胞自噬概述

■ (一) 自噬的分类

自噬(autophagy)一词由比利时科学家克里斯汀·德·迪夫(Christian de Duve)于1963年提出,是真核生物体内高度保守的生物学过程,是细胞维持内环境稳态的一种内在平衡机制。细胞收到自噬起始信号后,先形成由脂质构成的双层膜结构,并将受损的细胞器或错误折叠蛋白质等待降解的底物包裹进去,再与溶酶体发生融合,进而将其降解(图16-1)。根据底物进入自噬体的途径特点,自噬分为巨自噬(macroautophagy)、微自噬(microautophagy)、分子伴侣介导的自噬(chaperone-mediated autophagy,CMA),通常所说的自噬即巨自噬。① 巨自噬:细胞质被隔离形成所谓自噬体的双层膜小泡后,将完整的自噬体与溶酶体、液泡融合并降解其内容物。② 微自噬:通过溶酶体膜内陷、前伸,需降解的细胞质在溶酶体表面直接被吞噬。③ 分子伴侣介导的自噬:不涉及类似前两型的膜重排,胞浆内蛋白质借助可溶性蛋白质直接易位穿过溶酶体界膜。

根据自噬对待降解底物选择性的差异,可将其分为非选择性自噬和选择性自噬。若细胞处于营养缺乏的状态,此时自噬体包裹细胞质组分并降解没有严格底物选择性,这种非选择性的自噬被认为是经典的自噬途径(canonical autophagy)。随着研究的深入,发现细胞倾向于有选择性地通过自噬降解底物。在特定情况下,自噬可专一地降解某类大分子或细胞器,

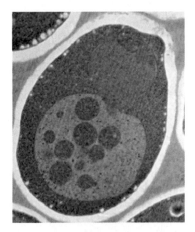

图16-1 电镜下细胞自噬体结构

(图片来源:http://www.ohsumilab.aro.iri.titech.ac.jp/avid.html)

作用于特异性底物以去除错误折叠蛋白质、受损细胞器或蛋白质聚集体等,这样的过程称为选择性自噬。如利用选择性自噬的方式识别胞内细菌的过程称为细菌自噬或异源自噬(xenophagy)。

■（二）自噬发生过程与意义

自噬的发生过程大致分为 4 步:隔离膜(isolation membrane)或吞噬泡(phagophore)的形成及延伸(即自噬前体);自噬体(autophagosome)的形成;自噬体和溶酶体(lysosome)融合后形成自噬溶酶体(autolysosome);最后在溶酶体水解酶(lysosomal hydrolase)的作用下,待降解物质被分解成可被再次利用的小分子物质,以维护细胞自身代谢稳定及某些细胞器更新(图 16-2)。

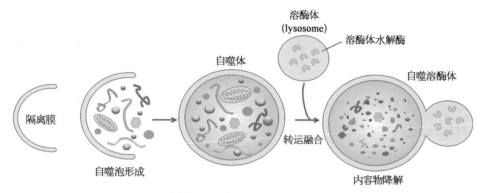

图 16-2　自噬发生过程示意图

自噬过程受一系列自噬相关基因(autophagy-related genes,ATG)形成的蛋白质复合物调控。至少涉及 4 种复合物:① 自噬相关基因 1(Atg1)/unc-51-like 激酶 1(ULK1)复合物,受腺苷酸活化蛋白激酶(AMPK)哺乳动物细胞的雷帕霉素靶标复合物(mTOR)通路调节。② Atg6(Beclin-1)/Ⅲ型磷脂酰肌醇三磷酸激酶(class Ⅲ PI3K)复合物,通过 c-Jun 氨基端激酶(JNK)等进行调控。③ 跨膜 Atg 9/空泡膜蛋白 1(VMP1)复合物。④ 泛素样蛋白复合物(Atg12 和 Atg8/LC3)。调控自噬的信号通路包括依赖 mTOR 的通路(如 PI3K/Akt/mTOR 通路,AMPK/mTOR 通路)和非依赖 mTOR 的通路,目前研究主要集中在依赖 mTOR 的通路。

自噬广泛参与各种生理和病理过程,以维持细胞内稳态。① 应对外源性刺激,自身降解重新获得生长所需营养物质。② 细胞自我更新,降解胞内衰老蛋白质和细胞器后重新合成蛋白质和细胞器。③ 防御性清除胞内受损大分子物质,维持细胞正常功能。④ 属于Ⅱ型程序性死亡。除维持生理状态下机体的稳态功能外,研究表明自噬失调可能与肿瘤、感染、神经退行性变等疾病相关。随着病原-宿主互作机制研究的深入,发现自噬不仅可通过非选择性自噬降解细胞内的各种成分,而且可通过选择性自噬如异源自噬清除入侵的病原微生物,并调控感染诱导的天然免疫及适应性免疫应答。

二、自噬的检测方法

根据自噬过程中自噬结构的变化特点，自噬的分析方法有以下两大类。一是利用透射电子显微镜直接观察处于不同阶段的自噬结构；二是通过免疫染色或相关技术检测各级自噬结构的分子标志物。随着研究的深入，对自噬的检测方法提出了更高的要求，如自噬功能障碍包括自噬体形成和降解障碍。全面评估自噬不仅包括自噬体的检测，还包括动态观察整个自噬性降解的过程是否顺畅（即自噬流分析）。另外，可通过药物或基因干预技术来人为地调控自噬，以观察其在体内体外模型中的作用，如自噬抑制或激活剂、自噬相关基因的敲除及沉默等，也是自噬分析的重要内容。

■（一）电镜下观察自噬性结构——自噬检测的金标准

1. 自噬的形态学特征　透射电子显微镜（transmission electron microscope，TEM）是观察自噬现象最直接、最经典的方法。自噬是动态持续的过程，依次形成特殊的结构：自噬前体、自噬体、自噬内涵体、自噬溶酶体（图 16-3）。

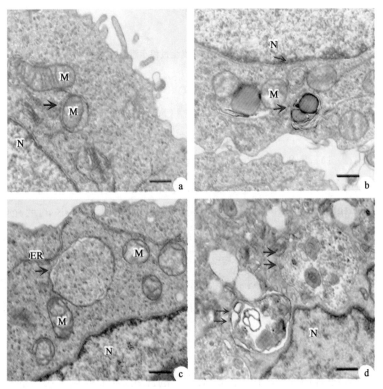

图 16-3　典型的自噬体和自噬溶酶体结构

a~c. 自噬体（箭）；d. 自噬溶酶体（双箭）。M：线粒体，N：细胞核，ER：内质网，标尺＝500 nm
［图片来源：王自彬，王静，王玲，等.自噬小体的超微结构分析［J］.南京医科大学学报（自然科学版），2016，36（4）：426-429］

（1）自噬前体特征：新月状或杯状，双层或多层膜，有包绕胞浆成分的趋势。

（2）自噬体特征：双层膜或多层膜的液泡状结构，内含形态完整的未消化的胞浆成分或细胞器（如线粒体、内质网片段），并未与溶酶体融合。

（3）自噬内涵体特征：通过自噬体和（或）自噬泡内所表达的小的内部囊泡识别出来，这些内部囊泡通过与多泡核内体融合交付到内腔。

（4）自噬溶酶体特征：通常仅有一个限制膜，包含细胞质和（或）降解水平不等的细胞器。一般来说，降解的物质电子密度会增加，形成黑色颗粒状或不定型的聚集。

在实际操作时，如没有特殊的标记比较难区分自噬体、自噬内涵体和自噬溶酶体等不同结构。可根据其内容物的结构完整情况大致用初始自噬囊泡（Avi）和降解自噬囊泡（Avd）来表示，其中 Avi 内含的胞浆物质结构完整，Avd 内容物则被不同程度降解（图 16－4）。

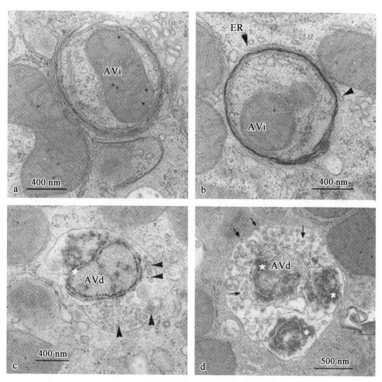

图 16－4　初始自噬囊泡（Avi）和降解自噬囊泡（Avd）

（图片来源：http://www.gznovabio.com/upLoad/image/20170509/14943020011989011.jpg）

2. 样品取材与固定的注意事项　进行自噬检测时需注意分析样本的选择，对不同样本采取相应处理方式是自噬研究中 TEM 检测成功的关键。

（1）取材前准备工作：由于戊二醛固定液影响抗原性，若在动物实验研究中还需进行免疫学实验，则建议每组另单独准备动物进行电镜观察。对于未进行灌流固定的动物优先进行电镜标本的取材，以免组织自溶而影响超微结构的观察。取材时，相同人员平行操作，可分别平行取每一组相同序号的动物。一般每组动物至少取 3 份标本,避免个体差异,增加结论的可靠性。

1) 固定液的选择:固定的作用是在分子水平上使细胞保持存活状态的超微结构,减少细胞死亡后的变化。一般细胞固定液为 2.5% 戊二醛(glutaraldehyde solution),组织固定液为 4% 戊二醛,灌流固定选用 3% 多聚甲醛、1% 戊二醛。固定液的 pH 在 7.2~7.4,与被固定的组织酸碱度基本一致。若不一致,则会改变蛋白质等大分子物质的结构和性质,影响细胞质的化学成分、膜的大分子排列及酶的生物活性。

2) 实验器械、标本固定容器的准备:组织需充分与固定液接触,则固定效果较好;容器最好为底面积比较大的小瓶;对取材用器材及试剂,进行清洁及预冷,写好取材的标签。

(2) 取材

1) 组织标本的取材原则:取材遵循快、小、轻、准、冷五原则。

快:组织在断血 1 min 内浸入固定液。必须目标明确动作迅速,时间过长,会出现细胞内溶酶体膜破裂,组织自溶。

小:没有方向的组织一般取材尺寸为 1 mm×1 mm×1 mm,有方向的组织以 1 mm×1 mm×3 mm 为宜,3 mm 为长轴的方向。固定液的穿透能力只有 0.5 mm,若样品过大会使内部固定不良;但若样品过小时观察的目标将受到局限。

轻:取材刀片须锋利,操作应始终保持动作轻柔。只做直线切割,避免对组织的挤压及拉锯,以免引起组织结构的人工损伤性变化。

准:部位准确可靠,根据研究目的考虑定位和定向的问题。

冷:为了降低水解酶的活性,尽量在低温下操作、保存、送样。所用容器和器械应预冷,取好的标本放在 4℃ 冰箱保存。送样时最好放到冰盒里,但应注意在小瓶与冰之间隔开,以免固定液结冰,破坏细胞结构。

2) 取材具体操作:① 将动物急性处死(或麻醉),暴露出所需器官,剪取一小块组织,放入预冷的 4% 戊二醛固定液中。② 取出快速转移至冰盒上,滴 1 滴预冷的固定液,用双面刀片将材料切成 1 mm 宽、2~3 mm 长的小条,对于没有定向要求的标本再将其切成约 1 mm³ 左右小块。③ 将组织块逐一放入装有戊二醛溶液的小玻璃瓶中。放入 4℃ 冰箱,固定 2~4 h。④ 从戊二醛中取出组织,经 PBS 缓冲液漂洗后,转移至 1% 锇酸(osmium tetroxide)中后固定,4℃,2~3 h。梯度丙酮(分别 50%、70%、90%、100%)逐级脱水。⑤ 无水丙酮 3 次脱水后,渗透液按(无水丙酮∶环氧树脂)2∶1、1∶1、1∶2 的比例逐步渗透,最后为纯环氧树脂渗透包埋,烘箱聚合(37℃ 12 h,45℃ 12 h,60℃ 48 h)。⑥ 超薄切片机切片,厚 50~70 nm,醋酸双氧铀-柠檬酸铅双重染色,制片成功后,透射电镜观察并拍照。

3) 培养细胞的取材固定:收集细胞的数量因细胞体积的大小而定,一般($2×10^6$)~($5×10^6$)即可。收集悬浮细胞时,将含有细胞的培养液转移入离心管离心。贴壁细胞先将细胞从培养瓶(皿)上轻轻刮下来或用胰酶消化下来，收集到离心管中离心。为了获得更理想的超微结构，可在离心前加入等量的 2.5％戊二醛，再进行离心。不同细胞离心转速和时间不同，应查阅文献进行确定。弃上清液后沿管壁缓慢加入固定液，在 4℃冰箱内静置固定 1～2 h，然后送样。若固定后，在送样时又散开，且再次离心不易成团，可以弃固定液，加入小滴 10％牛血清白蛋白，再离心成团，再弃上清液加固定液送样。

（3）注意事项

1）普通透射电镜切片在制备过程中的处理可影响膜脂质成分，切片上的自噬体并非都是两层膜结构。有时可能仅有一层膜，也可能是多层膜，有时膜结构因为脂质被提取而无法辨认。因此，是否存在双层界膜不能作为识别自噬体的依据。

2）避免将其他细胞器与自噬体混淆。细胞内存在多种膜结构的细胞器，在生理和病理状态时表现不同，极易与自噬体相混淆。粗面内质网有时会包绕线粒体等细胞器，容易误认为自噬体。其嵴脊有时在电镜切片上可形成杯状或环状结构，酷似自噬体。可根据内质网上有核糖体结构而自噬体膜上无核糖体鉴别。另外，线粒体也是含双层界膜的细胞器，肿胀或含有沉淀物的线粒体外观与自噬体形态相似。但线粒体两层界膜间距一般较小且均一，线粒体内膜折叠形成嵴，而自噬体内膜不会折叠。

3）电镜观察仅能证明自噬性结构的存在，难以反映自噬活性的强弱。切片上的电子密度低或空泡有时会被误认为自噬囊泡。目前发展出免疫金电镜技术来对电镜结果进行定量分析，以图像分析软件自动测量所有自噬囊泡的面积。在结合其他检测方法的基础上，如细胞胞浆中被自噬性囊泡所占据的总面积增加，则可说明自噬机制的上调。

■ （二）基于自噬体标记蛋白 LC3 的检测方法

1. 利用蛋白质免疫印迹检测 LC3-Ⅱ蛋白的水平或 LC3-Ⅱ/Ⅰ比值的变化评价自噬形成 自噬过程由一系列自噬相关蛋白质（Atg 蛋白）介导完成。自噬体膜上标志性蛋白质——微管相关蛋白 1 的轻链 3（microtubule-associated protein 1 light chain 3，LC3），是酵母菌自噬基因（Atg8）在哺乳动物中的同源物，被认为是自噬体典型的标志蛋白质。LC3 是泛素样蛋白，在合成后其 C 端即被 Atg4 蛋白酶切割变成-Ⅰ，LC3-Ⅰ散在分布于胞浆内，其分子量为 18 kD。当自噬形成时，LC3-Ⅰ酶解转化成为膜型 LC3，其分子量为 16 kD，和磷脂酰乙醇胺（PE）偶联形成 LC3-Ⅱ并定位于自噬体内膜和外膜。与其他一些定位于自噬性结构膜上的 Atg 蛋白不同，LC3-Ⅱ始终稳定地保留在自噬体膜上直到与溶酶体融合（图 16-5）。

自噬发生后，通过蛋白质免疫印迹可检测到两个条带的蛋白质。LC3-Ⅱ与 PE 结合后实际分子量大于 LC3-Ⅰ，但由于其疏水性较强，在 SDS-PAGE 电泳的泳动速度要快于 LC3-Ⅰ。在实际检测中，LC3-Ⅰ与 LC3-Ⅱ分别位于 16 kD、14 kD 部位。由于 LC3-Ⅱ与自噬小体/自噬溶酶体的数量呈正相关，因此被广泛应用于定量细胞自噬的活性。在哺乳动物细胞

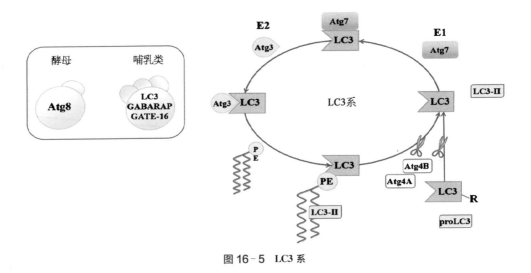

图 16-5　LC3 系

中，自噬时一般 LC3 蛋白总表达水平并无上调，而是一部分 LC3-Ⅰ转变成了 LC3-Ⅱ。理论上自噬时表现为 LC3-Ⅰ的减少和 LC3-Ⅱ的增加，通过 LC3-Ⅱ与 LC3-Ⅰ含量和比值即可反映自噬水平。但由于两者对抗体结合能力存在差异，导致检测敏感性不同（LC3-Ⅱ检测敏感性高于 LC3-Ⅰ）。实际结果中，LC3-Ⅰ的减少往往并不与 LC3-Ⅱ的增加同步。因此有学者认为单纯比较 LC3-Ⅱ蛋白的水平可能更合适。而比较 LC3-Ⅱ的水平，也仅能反映自噬体的数量，表达的多少并不意味着自噬活性的强弱。当细胞自噬活性很强、自噬体降解速度很快时，可能检测不出 LC3-Ⅱ蛋白的表达，或仅有很弱的表达，这种情况下的结果解释为自噬活性减弱就不合适。

　　还需注意：① LC3 在哺乳动物细胞中可表现为 4 种亚型，分别为 LC3A、LC3B、LC3B2 和 LC3C，这些亚型在不同的组织分布，可能需要运用不同的抗血清或抗体区分这些亚型。② 虽然 LC3-Ⅰ或 LC3-Ⅱ含量水平的评估对于揭示自噬是必要的，但前者到后者的转变是细胞形态的特殊性，两者关系并不总是很清晰。LC3-Ⅱ的积累可通过阻断自噬体-溶酶体融合这个步骤获得。

　　2. 细胞免疫荧光示踪自噬形成　LC3-Ⅰ在胞浆内弥散分布，LC3-Ⅱ聚集于自噬体膜上，可通过免疫荧光方法示踪 LC3 的表达。利用转染技术，LC3 与绿色荧光蛋白（GFP）结合成 LC3-GFP 可显示与 LC3 相同的过程。基础状态下，LC3-GFP 融合蛋白弥散在胞浆中；自噬诱导后，LC3-GFP 融合蛋白转位至自噬体膜，在荧光显微镜下形成多个明亮的绿色荧光斑点。理论上，观察到点状聚集的数目即为自噬体的数量，根据点状聚集的密集程度可评价自噬活性的高低。但这种方法仅从总体上大致反映自噬的增加或减少。GFP-LC3 融合蛋白表达增加（绿色斑点增多）并不一定与诱导自噬有关，也可能与自噬溶酶体降解受阻有关（图 16-6）。

　　由于在正常细胞中也会观察到少量的点状聚集，需要制定标准来界定细胞内有多少点状聚集算是发生了自噬。采用计算机软件采集点状聚集信号进行分析，以细胞群中平均每个细

对照组　　　　　　　　　　Rapamycin处理组　　　　　　　　Rapamycin+3-MA处理组

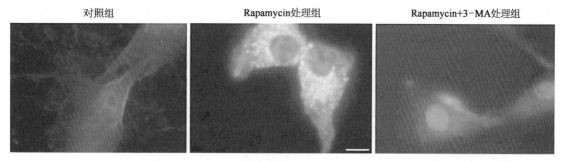

图 16-6　细胞自噬诱导后 GFP-LC3 表达

[图片来源：Daniel J. Klionsky, Fabio C. Abdalla, Hagai Abeliovich, et al. Guidelines for the use and interpretation of assays for monitoring autophagy[J]. Autophagy, 2012, 8：4，445-544. 图示为 U87 细胞分别以 PBS, Rapamycin (200 nM)，Rapamycin 与 3-MA (2 mM) 共处理 24 h, GFP-LC3(绿色)在细胞中的表达情况, DAPI 染细胞核为蓝色]

胞所含的点状聚集数目或点状聚集的总面积作为定量指标，但该方法存在一定的假阳性。内源性 LC3 有时会同时表达促聚集蛋白质，而当转染(特别是瞬时转染体系)的 GFP-LC3 基因表达量太高时可能造成非特异性聚集。可同时构建一个 LC3 蛋白 C 端甘氨酸突变的 GFP-LC3 转染体作为阴性对照，因为该 C 端突变的 LC3 蛋白不能够与 PE 结合，因此可有效地消除非特异性聚集的影响。另需注意：检测整个细胞群的 LC3 时，也包括没有被转染的细胞。如果转染率太低，有必要运用其他方法，如运用荧光显微镜检测单细胞自噬。

（三）检测"自噬流"分析自噬性降解过程

上述基于 LC3 的自噬体数量、LC3 表达量的检测是将观察到的自噬体增加、减少或 LC3 表达水平的高低对应于自噬活性的强弱。而自噬是动态变化的过程，自噬体是整个自噬过程中的一个中间结构。自噬功能障碍可表现在自噬通路的不同阶段，自噬体形成的上游通路受阻(如隔离膜的集结和延伸步骤)时出现自噬体数量减少(生成减少)；自噬体形成的下游通路受阻时，自噬体数量可能增加(降解减少)。自噬体的积聚状态可因为自噬的激活或是自噬体形成后的自噬通路受阻。相应地，自噬体数量的减少可能是因为自噬活性减弱，也可能是自噬性降解增强。要说明细胞自噬活性的强弱，必须观察整个自噬的过程，即通过自噬流(autophagic flux)分析来进一步说明自噬活性。自噬流涵盖自噬体的形成、自噬性底物向溶酶体的运送以及在溶酶体内降解的整个过程。对此过程进行监测，比单纯自噬体检测更能反映自噬活性。

1. 长寿命蛋白质降解研究　长寿命蛋白质是自噬降解的主要底物之一，检测长寿命蛋白质在细胞内的变化可反映自噬流的变化。方法如下：细胞在含有同位素标记氨基酸(如^{14}C-或^{3}H-标记缬氨酸或亮氨酸)的培养基中生长一段时间(数小时至数天)，细胞在此期间合成的蛋白质都将被同位素标记。之后换成不含同位素的培养基，使被标记的短寿命蛋白质通过蛋白酶体途径降解。在诱导自噬后，长寿命蛋白质降解所产生的氨基酸大部分分泌至培养基中，而未降解的长寿命蛋白质则定位于细胞中。因此，分析培养基中的核素含量和细胞沉淀中的核素含量比值变化即可反映细胞中的长寿命蛋白质降解率。通过检测培养上清液中释放的自噬性降解产物的放射性活度即可反映细胞自噬性降解的能力和自噬流的变化特点。

该法存在敏感性高和特异性低的特点,容易将自噬依赖性长寿命蛋白质降解和非自噬依赖性长寿命蛋白质降解相混淆,如同时加入自噬抑制剂作为对比,更能特异性地反映自噬引起的蛋白质降解。如果长寿命蛋白质的降解产物不能及时有效地排除到细胞外,而是持续滞留于细胞中或被细胞循环利用,亦会引起实验结果的偏差,影响结果的准确性和可靠性。

2. p62蛋白结合LC3-Ⅰ向LC3-Ⅱ转化实验分析自噬流 p62(sequestosome 1,SQSTM1,死骨片)蛋白是选择性自噬受体,可作为将要被自噬降解的小泡受体,也可作为要被清除的泛素化蛋白聚集物受体。p62蛋白可结合泛素,也可与LC3结合,从而靶向自噬体并促进泛素化蛋白的清除。当自噬流被阻断时,细胞中p62含量增加;当自噬流活化时,p62蛋白含量下降。外源性过表达p62会导致p62蛋白异常聚集,形成蛋白聚集体—p62小体(p62 body)。因此检测内源性p62含量变化较为适宜。自噬流被抑制亦会引起内源性p62蛋白溶解性降低,造成细胞内p62异常聚集和含量增加。p62的降解还与泛素-蛋白酶体系统功能相关,该系统被抑制时会引起p62蛋白的异常聚集和增加。

实际应用时,常用蛋白质免疫印迹技术同时检测细胞中可溶性p62蛋白、不可溶p62蛋白、细胞质分布型的LC3B-Ⅰ蛋白和自噬结构膜结合型的LC3B-Ⅱ蛋白(图16-7)。如果总蛋白质中可溶性p62蛋白减少、不可溶的p62蛋白无明显变化,同时可见LC3B-Ⅰ蛋白向LC3B-Ⅱ蛋白转化量增多,即表明细胞自噬流处于活化状态;如果总蛋白质中可溶性p62蛋白减少、不可溶性的p62蛋白明显增加,那么无论LC3B蛋白含量、亚型和比例如何变化,均表明细胞自噬流被阻断;如果总蛋白质中可溶性p62蛋白降低、不可溶的p62蛋白无显著变化,同时没有发现明显的LC3B-Ⅰ向LC3B-Ⅱ转化,也不能说明自噬流被活化。但p62蛋白的含量改变相对于自噬流的变化存在一定的滞后性。研究发现,当自噬流被活化或抑制时,细胞中LC3B蛋白的含量变化较为迅速,延长一定时间才能发现p62蛋白含量变化。偶尔也可见到p62与LC3B蛋白同步改变。

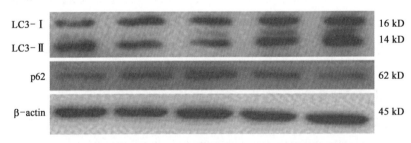

图16-7 蛋白质免疫印迹检测细胞LC3蛋白与p62蛋白表达

[图片来源:Jing Li,Jian Zhou,Dan Zhang, et al. Bone marrow-derived mesenchymal stem cells enhance autophagy via PI3K/AKT signalling to reduce the severity of ischaemia/reperfusion-induced lung injury[J]. J Cell Mol Med, 2015,19(10):2341-2351.]

此外,免疫荧光或组织化学染色亦可用于 p62 蛋白分析。免疫染色主要分析细胞质中弥散型和聚集型的 p62 蛋白分布与含量。同时采用蛋白质免疫印迹和免疫染色分析细胞中 p62 蛋白变化,并结合 LC3-Ⅰ 向 LC3-Ⅱ 蛋白转化分析,则将更为准确和合理。

3. 使用自噬工具药物检测 LC3 蛋白转化　在检测 LC3 蛋白实验中,设计使用自噬晚期抑制剂,检测 LC3B-Ⅰ 向 LC3-Ⅱ 转化是自噬流检测的金指标。如加入溶酶体抑制剂以抑制自噬体的降解,通过比较抑制剂存在与否情况下 LC3-Ⅱ 蛋白表达的差别可反映自噬性降解情况。加入溶酶体抑制剂后,LC3-Ⅱ 蛋白表达明显增强,说明整个自噬和自噬性降解过程正常,增强表达的那部分 LC3 蛋白反映的是被溶酶体降解的自噬体。在加入处理因素前后的变化即反映自噬活性,如处理因素加入后此差别增加,则代表自噬的增强,反之亦然。

4. mRFP-GFP-LC3 双荧光自噬指示体系　自噬诱导后,GFP-LC3 融合蛋白锚定于自噬体膜上并与自噬体一起与溶酶体融合。GFP 荧光蛋白是酸敏感性蛋白,不易被溶酶体酶降解,但溶酶体内的酸性环境可导致 GFP 荧光信号的淬灭。红色荧光蛋白 mRFP 则对酸性环境具有很好的耐受性,是稳定的荧光表达基团。借助于两种荧光蛋白的这种差异,可构建 mRFP-GFP-LC3 串联体双荧光自噬指示体系(图 16-8)。

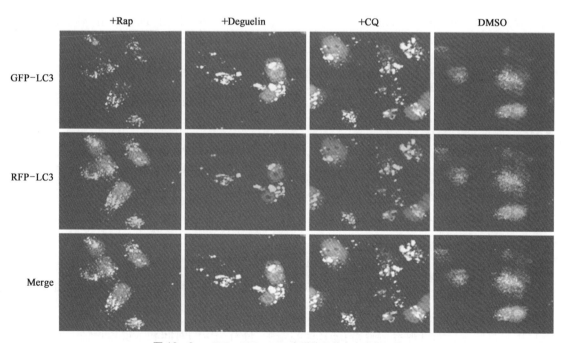

图 16-8　mRFP-GFP-LC3 串联体双荧光自噬指示体系

(图片来源:https://www.mdpi.com/ijms/ijms-18-00370/article_deploy/html/images/ijms-18-00370-g003.png)

当自噬体与溶酶体融合形成自噬溶酶体,由于溶酶体的酸性环境导致 GFP 淬灭。GFP 的减弱可指示自噬溶酶体形成的顺利程度,GFP 越少,则从自噬体到自噬溶酶体阶段流通得越顺畅;反之,若融合被抑制,自噬溶酶体进程受阻,而 mRFP 则稳定表达。在自噬诱导后,可观察到自噬体和自噬溶酶体分别成黄色和红色标记。如果自噬流增加,两种颜色的点状聚集均增加;如果自噬体向自噬溶酶体成熟步骤受阻,黄色点状聚集增加,红色不增加。这种设计实现了自噬体向溶酶体转化步骤的监控,但不能反映降解过程,溶酶体酶的活力和酸化程度也会影响到荧光信号的检测。

自噬流检测是评价细胞自噬是否行使正常功能的重要途径,但检测过程中往往存在技术稳定性差、检测手段单一、缺乏良好对照等情况。任何一种方法都有其局限性,若要客观评价细胞自噬流状态最好联合使用多种方法综合评定。此外,足够的实验重复次数、适当的实验对照也是正确检测自噬流的关键。

■ (四) 自噬的实验性调控

通过实验性激活或抑制自噬,观察细胞行为或效应分子的变化,包括药物处理、自噬基因敲除、沉默或过表达。常用的抑制自噬及诱导自噬的药物及机制如表 16-1 所示。

表 16-1　常用的自噬抑制剂和自噬激活剂

	试　剂	作 用 原 理
自噬抑制剂	3-甲基腺嘌呤(3-methyladenine,3-MA)	抑制 Class Ⅲ PI3K,抑制自噬体形成
	长春花碱(vinblastine)、诺考达唑(nocodazole)、巴佛洛霉素 A1(bafilomycin A1)	抑制自噬体与溶酶体的融合
	巴佛洛霉素 A1 (bafilomycin A1)、氯化铵(ammonium chloride)、氯喹(chloroquine)	提高/中和溶酶体 pH
	E64d、抑肽素 A(pepstatin A)	抑制溶酶体蛋白酶活性
自噬激活剂	营养缺乏(特别是氨基酸缺乏)	
	雷帕霉素(rapamycin)、Torin1、Torkinib(PP242)	mTOR 抑制剂
	锂(lithum)	抑制肌醇单磷酸酶及糖原合成酶激酶-3β
	ABT737	BH3 类似物,竞争性破坏 Beclin-1 与 Bcl-2 或 Bcl-XL 间的相互作用
	海藻糖(trehalose)	促进自噬流

在自噬流观察中,采用雷帕霉素刺激和饥饿培养是最为常规的自噬流活化方法,但两者在GFP-LC3 的蛋白质免疫印迹检测中却可观察到截然不同的结果。当使用雷帕霉素处理细胞或饥饿诱导自噬活化后,LC3-Ⅱ蛋白均发生降解。雷帕霉素属于温和的自噬活化方式,使用蛋白质免疫印迹检测可观察到游离 GFP 标签条带,具有一定的时间和浓度依赖性。在进行细胞饥饿培养后,细胞需要大量内源性蛋白质提供生存所需养分,导致溶酶体中 pH 急剧下降,GFP 蛋白随即被降解,因此无法观察到游离 GFP 标签条带。但无论使用雷帕霉素还是饥饿处理细胞,使用 LC3B 抗体均能够观察到内源性 LC3B-Ⅱ的表达增加。

通过 RNAi 干扰 Atg3、Atg5、Atg7 及 Beclin-1 等自噬相关基因的表达后,细胞表现为自噬功能缺失。与工具药相比,通过基因沉默或敲除技术来抑制自噬具有相对强的特异性。一些蛋白质在很低的表达量时仍然可以介导自噬发生,因此,成功基因沉默后的细胞不但不表达被抑制的蛋白质,而且在自噬诱导剂处理后也不发生自噬。还有学者通过构建显性负突变体,使一些自噬相关蛋白质失去功能,从而也可抑制自噬的发生。

■ (五) 动物体内实验自噬分析

自噬在活体动物内是动态变化的。若无诱导因素或条件存在,生物体仅维持基础自噬,且持续时间极为短暂,在体监测非常困难。目前动物的自噬分析方法主要包括以下三大类。

1. 加入诱导因素 给予饥饿、缺氧或雷帕霉素等处理,诱导动物组织或细胞发生自噬;或给予3-MA处理抑制细胞自噬体形成;或给予氯喹处理提高自噬体pH,以抑制自噬体与溶酶体的融合,再结合荧光显微镜或激光共聚焦显微镜进行观察,通过计数自噬体或自噬溶酶体等的数量监测自噬。也可于取材制片后采用电子显微镜观察自噬结构的形态和数量变化,可结合免疫染色,标记LC3、p62和Beclin-1(BECN1)等自噬相关蛋白质,开展免疫电镜研究,进行定性或定量分析。

2. 应用GFP-LC3转基因小鼠等模式动物实时监测自噬流的变化情况 该方法需要动物活体成像或激光共聚焦显微镜等设备的支持。仅仅使用活体动物进行在体研究还不足以反映自噬流的活化或抑制情况,还必须结合其他方法,如电子显微镜、蛋白质免疫印迹或其他免疫染色的结果共同判断。若各种检测方法的结果趋于一致,才能表明自噬的在体变化。

3. 构建自噬相关基因敲除的模式动物 目前,ATG3、ATG4B、ATG4C、ATG5、ATG7、ATG12、ATG13、自噬相关基因16样蛋白1(autophagy related 16 like 1,ATG16L1)、unc-51样自噬激活激酶1(unc-51 like autophagy activating kinase 1,ULK1)、RB1诱导卷曲螺旋蛋白1(RB1-inducible coiled-coil 1,RB1CC1)、p62、BECN1等许多基因敲除小鼠均已被成功构建,且上述基因在自噬中发挥的功能也已部分被阐明。上述自噬相关基因敲入或敲除模式动物的建立为自噬的在体和体外研究提供了有益工具,同时也促进了体外研究结果的在体验证。

三、细胞自噬检测方法小结

在自噬研究中,首先须分清形态学和功能学检测的不同,避免将某一特定生理条件下检测到的自噬现象(或自噬的缺失)归于自噬功能的改变。其次,要清楚大部分自噬检测方法反映的是自噬在某一特定"空间点"的变化,而自噬是不断变化的动态过程,用静态方法得出的结论存在一定的局限和偏倚。目前对于自噬在某些生物学过程中所发挥的作用一直没有定论,如在自噬与肿瘤的研究中,自噬是促进、还是抑制肿瘤,不同的研究有不同结论,可能是因为自噬检测方法的局限性。任何一种方法单独应用均不能作为自噬的依据,特别是不能仅根据自噬体的增多、减少或自噬相关蛋白质表达的高低就得出自噬增强或减弱的结论。

在选择自噬研究方法及结果解释时需考虑以下问题：① 联合不同检测原理的方法，借助不同的检测技术，避免单一技术的局限性；② 形态和功能并举，以形态学检测为基础，注重整个自噬通路的变化；③ 体内体外结果互相验证；④ 避免将形态学的结果盲目地解释为功能的变化，避免将体外的结果盲目地理解为体内的情形，以求准确全面地反映自噬在各种生物学过程中的作用。

参考文献

[1] Daniel J. Klionsky, Fabio C. Abdalla, Hagai Abeliovich, et al. Guidelines for the use and interpretation of assays for monitoring autophagy[J]. Autophagy, 2012, 8：4, 445 - 544.

[2] 吕晓希, 胡卓伟. 自噬流的检测方法[J]. 药学学报, 2016, 51(1)：45 - 51.

[3] 杨霞, 陈琦, 包玉龙, 等. 自噬检测方法的研究进展[J]. 畜牧与饲料科学, 2017, 38(7)：98 - 101.

[4] 余州, 王彤, 宋雅娟, 等. 细胞自噬的研究方法进展[J]. 细胞与分子免疫学杂志, 2019, 35(9)：849 - 853.

第十七章
外泌体研究方法

一、外泌体概述

细胞依靠其特有的通讯方式参与众多机体反应。近年来研究人员发现了一种细胞通讯的全新载体—细胞外囊泡(extracellular vesicles，EV)，其为一种膜性小泡，主要包括外泌体、微泡和凋亡小体。外泌体通过将其携带的物质在细胞间进行传递介导细胞间的信息交流，参与多种重要的生理病理过程。

（一）外泌体的定义与组成

外泌体(exosome)是一种具有双层膜结构的囊性小泡，直径为 30～150 nm，由细胞内溶酶体微粒通过内陷形成"双凹蝶形"或"杯状"的多囊泡体，经外膜与细胞膜融合后释放到胞外基质，可由肿瘤细胞、肥大细胞和树突状细胞等多种细胞分泌，并广泛分布于血液、唾液和乳汁等多种体液中。外泌体内含有 DNA、RNA、蛋白质等重要的生物活性分子，在脂质双分子层的包裹下保持其稳定的生物学活性。

（二）外泌体的功能

外泌体最初被认为是细胞排泄废物的一种囊泡外泌形式，用于运载细胞成熟过程中产生的垃圾。2007 年，Valadi 等发现人体的肥大细胞可以捕获鼠肥大细胞分泌的外泌体，其携带的信使 RNA(messenger RNA，mRNA)在进入胞浆后可以被翻译成蛋白质。此外，外泌体所转移的微小 RNA(microRNA，miRNA)同样具有生物活性，在进入靶细胞后可以靶向调节细胞中 mRNA 的水平。此后大量的研究发现外泌体可参与到机体免疫应答、细胞分化、肿瘤增殖及侵袭等多方面，其作用方式主要包括：① 不同细胞表面受体与配体相连接；② 靶向受体细胞的细胞膜上相关位点；③ 与靶细胞融合，将其携带的生物活性物质传递给靶细胞，进而影响靶细胞的生物学功能。

二、外泌体的常用提取方法

根据外泌体的物理、化学及生物学性质等,目前已开发有超速离心法、密度梯度离心法、聚乙二醇(polyethylene glycol,PEG)沉淀法、超滤法、免疫磁珠法、排阻色谱法等分离提取技术。然而,这些方法提取外泌体的效率、纯度及均质性等方面均存在一定缺陷,有待于进一步改进。

■ (一) 超速离心法

超速离心法是根据生物大分子和亚细胞物质在液体介质中沉降速度不同而形成不同的区带,或它们的密度不同而停留在液体介质中不同的位置将其分离。

1. 实验原理 通过低速离心、高速离心交替进行使外泌体悬浮于离心管中特定位置,从而达到外泌体分离、浓缩和提纯的目的。

2. 主要材料和设备 $1\times PBS$,无菌离心管,0.22 μm 过滤器;超速离心机,台式低温高速离心机,$-80℃$ 冰箱。

3. 操作流程 以提取细胞培养上清液中的外泌体为例。

(1) 收集 50 ml 细胞培养上清液,置于无菌离心管中。

(2) 4℃,300 g 离心 10 min。

(3) 4℃,2 000 g 离心 20 min,吸取上清液转移至另一无菌离心管。

(4) 4℃,10 000 g 离心 30 min,将上清液转移至同样规格的无菌离心管。

(5) 4℃,100 000 g 离心 70 min。

(6) 去除上清液,用 2 ml $1\times PBS$ 重悬沉淀。

(7) 使用 0.22 μm 滤器过滤悬液,4℃,100 000 g 离心 1 h。

(8) 1 ml $1\times PBS$ 洗涤沉淀,4℃,100 000 g 离心 1 h。

(9) 100 μl $1\times PBS$ 重悬沉淀,$-80℃$ 条件下可保存 1 年。

4. 优缺点 最常用的外泌体纯化手段,被认为是分离外泌体的"金标准"。操作简单,获得的外泌体较多,费用低。但操作较费时,回收率不稳定,纯度较低,可能存在污染的风险。重复离心操作可能对外泌体造成损害,影响其活性。

5. 注意事项

(1) 超速离心时,所有离心管内液体应至少为总体积的 3/4。若不足,使用 PBS 进行调整。

(2) 离心前离心管必须配平,未配平则使用 PBS 进行调整。

(3) 使用移液管取出上清液时,应在沉淀上方留下 2 mm 液体。

(4) 37℃ 孵育沉淀物可促进其溶解,随后轻轻上下吹打混匀后吸取样品。

（5）使用 0.22 μm 滤器过滤悬液可消除样品上残留的污染物，这在提取血清中外泌体时尤为重要。

（二）密度梯度离心法

密度梯度离心法是将样品加在惰性梯度介质中进行离心沉降或沉降平衡，在一定的离心力下把颗粒分配到梯度中某些特定位置上，形成不同区带的分离方法。

1. 实验原理　在超速离心力作用下，使溶液形成从低到高连续分布的密度阶层。通过密度梯度离心，使样品中的外泌体沉降在某一个密度范围内。

2. 主要材料和设备　1×PBS，无菌离心管，OptiPrep™碘克沙醇溶液，60％（w/v）；超速离心机，－80℃冰箱。

3. 操作流程　以提取细胞培养上清液中的外泌体为例。

（1）收集 50 ml 细胞培养上清液，4℃，500 g 离心 10 min，吸取上清液。

（2）4℃，5 000 g 离心 10 min，吸取上清液。

（3）4℃，10 000 g 离心 1 h，取沉淀即为粗纯化的外泌体，加入 1.5 ml 1×PBS 重悬。

（4）制备不连续梯度的碘克沙醇溶液。

（5）将配制好的碘克沙醇溶液 3 ml 40％（w/v）、3 ml 20％（w/v）、3 ml 10％（w/v）和 2.5 ml 5％（w/v）依次加入管中。

（6）将外泌体溶液加至梯度顶部，4℃，100 000 g 离心 18 h。

（7）将离心后的液体由上而下进行分馏，按照 1 ml/管，分成 13 管。

（8）4℃，100 000 g 离心 1 h，取沉淀。

（9）回收外泌体层，用 2 ml 1×PBS 重悬，4℃，100 000 g 离心 2.5 h，取沉淀。

（10）用 100 μl 1×PBS 重悬沉淀，－80℃条件下可保存 1 年。

4. 优缺点　分离效果较好，可获得纯度较高的外泌体。外泌体结构和功能保持较好。但前期工作量大，需要配制梯度介质溶液。得到的外泌体量不多，操作复杂，不易掌握，较费时。

5. 注意事项

（1）离心效果仅取决于样品颗粒的浮力密度差，与样品颗粒大小和形状无关。

（2）常用于大小和形状相近而密度差异较大的物质分离。

（3）严格控制离心时间，若时间过长，可能导致所有样品全部到达离心管底部；而时间不足时，样品未能分离开来。

（三）PEG 沉淀法

PEG 沉淀法是在一定盐浓度条件下，向溶液加入亲水性极强的聚乙二醇引起大分子溶质凝聚沉淀的方法。

1. 实验原理　PEG 有较强的脱水作用,能与疏水性蛋白质和脂类分子结合共沉淀。向具有一定浓度的盐溶液中加入 PEG,PEG 的极性基团分子对水有极强的亲和力,可以竞争性结合游离水分子,从而使外泌体的溶解度降低。通过低速离心快速地富集外泌体,随后进行小体积超速离心对外泌体进行纯化(图 17-1)。

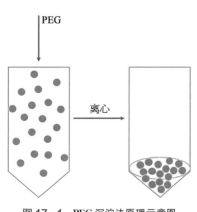

图 17-1　PEG 沉淀法原理示意图

2. 主要材料和设备　PEG 6000 粉末,NaCl,1×PBS,超纯水,0.45 μm 滤器,无菌离心管;低温台式离心机,超速离心机,-80℃冰箱。

3. 操作流程　以提取细胞培养上清液中的外泌体为例。

(1) 将 16 g PEG 6000、5.18 g NaCl 溶于 100 ml 超纯水,配制成 16%(w/v)的 PEG 6000 储备液,用 0.45 μm 滤器滤过后备用。

(2) 收集 100 ml 细胞培养上清液,置于无菌离心管中。

(3) 4℃,2 000 g 离心 10 min,10 000 g 离心 30 min,除去细胞碎片。

(4) 将上清液转移至另一无菌离心管,加入等体积的 16%(w/v)的 PEG 6000 储备液混合,上下颠倒混匀,置于 4℃冰箱过夜(12 h 以上)。

(5) 4℃,10 000 g 离心 60 min,弃去上清液。

(6) 用 1 ml 1×PBS 重悬沉淀,4℃,120 000 g 离心 90 min。

(7) 用 100 μl 1×PBS 重悬沉淀,-80℃条件下可保存 1 年。

4. 优缺点　操作简单,所需设备少,能获得大量的外泌体,可供蛋白质组学研究及 RNA 测序。对外泌体损害小,活性几乎不受影响。但所获外泌体纯度较低,颗粒大小不均,产生难以去除的聚合物,在发表论文时易受质疑。

5. 注意事项

(1) 在分离部分高黏度生物样品中外泌体前,建议使用 1×PBS 进行适度稀释。

(2) 由于血清/血浆等样本表面常携带>220 nm 脂类颗粒,因此,在分离此类样品中外泌体时,建议使用 0.22 μm 滤器对外泌体重悬液进行过滤,以消除残留在样品上的污染物。

(四) 超滤法

超滤法是利用半透膜的微孔结构,在一定外界压力的推动下,实现对物质的选择性分离、回收的膜分离方法。

1. 实验原理　主要取决于溶质和溶剂中悬浮物的大小或分子量,利用一种压力活性膜或超速离心,使溶剂中比膜孔大的物质由于分子筛作用被截留,而水分子和小的溶质颗粒透过薄膜的分离过程(图 17-2)。

2. 主要材料和设备 蛋白酶 K，1×PBS，无菌离心管，注射器，中空纤维超滤膜；低温台式离心机，−80℃冰箱。

3. 操作流程 以提取细胞培养上清液中的外泌体为例。

（1）收集 20 ml 细胞培养上清液，置于无菌离心管中。

（2）4℃，2 000 g 离心 10 min，取上清液。

（3）将上清液转移至另一无菌离心管，加入 100 μl 蛋白酶 K。

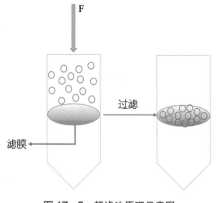

图 17-2 超滤法原理示意图

（4）颠倒混匀后，置 37℃静置 30～60 min。

（5）将上述样品装入含有 200 nm 大孔径中空纤维超滤膜的 20 ml 注射器内。

（6）按压注射器活塞，使滤液流速控制在每秒 2～3 滴。

（7）将收集的滤液转移至含 50 nm 大孔径中空纤维超滤膜的 3 ml 注射器内。

（8）轻轻按压注射器活塞，彻底排空残余液体。

（9）取出过滤器磁盘，磁盘上的微粒即为外泌体。

（10）用 200 μl 1×PBS 重悬磁盘上的微粒，−80℃条件下可保存 1 年。

4. 优缺点 样品预处理过程简单，省时，所需设备少。回收率较高，且不影响外泌体的生物学活性。但试剂成本高，回收的外泌体纯度不高，易变形或破碎。外泌体可能会阻塞过滤孔，导致膜的寿命减低，分离效率降低；外泌体膜之间可能发生相互黏附，导致分离量降低。

5. 注意事项 建议使用 0.22 μm 滤器对待提取样本进行预处理，排除＞220 nm 的微泡。但无法去除 150～220 nm 的滤泡，需进一步纯化。

（五）免疫磁珠法

在磁珠表面包被具免疫反应性的抗体进行抗原抗体反应，在细胞表面形成玫瑰花结，将这些结合了磁珠的细胞置于强大的磁场下，便会与其他未被结合的细胞分离，而磁珠脱离磁场后磁性立即消失，这样就可以筛选或去除所标记的细胞，从而达到选择细胞的目的。

1. 实验原理 外泌体表面具有特异性标志物，与连接在磁珠上的特异性单抗结合后，在外磁场中，通过抗体与磁珠相连的外泌体被吸附而滞留在磁场中，而不具有特异性标志物的物质不能与磁珠上的单抗结合，无法在磁场中停留，从而达到分离的目的。

2. 主要材料和设备 1×PBS，包被特异性抗体的磁珠，磁力架，无菌离心管；低温台式离心机，摇床。

3. 操作流程 以提取细胞培养上清液中的外泌体为例。

（1）收集 20 ml 细胞培养上清液，置于无菌离心管中。

（2）4℃，2 000 g 离心 10 min，同一条件下再次离心，取上清液备用。

（3）使用 1×PBS 清洗磁珠 5 次。

（4）将清洗后的磁珠用磁力架进行分离。

（5）将备用的上清液加入磁珠中，轻轻混匀。

（6）4℃，将上述混合液置于摇床轻轻混匀 24 h。

（7）使用磁力架收集磁珠，随后用 1×PBS 清洗磁珠至少 3 次。

（8）使用 10 ml 1×PBS 清洗磁珠 1 次。

（9）用 100 μl 1×PBS 重悬磁珠，备用。

4. 优缺点　操作简单，特异性高，能获得形态完整的外泌体，但回收效率低。pH 和盐浓度会影响外泌体的生物学活性，不便后续实验，而获得的外泌体仅仅是标志物阳性的亚群。磁珠价格高昂，成本较高。

5. 注意事项

（1）基于较大的接触面积和良好的扩散性，免疫磁珠法分离能较有效地捕获特定的外泌体亚群。

（2）磁珠上包被的特异性单抗对外泌体亚群的分选起着决定性作用。

■（六）排阻色谱法

排阻色谱法是一种根据试样分子的尺寸进行分离的色谱技术。又称为凝胶色谱法、分子排阻色谱法、尺寸排阻色谱法等，是液相色谱的一种。

1. 实验原理　色谱柱以凝胶为填料，凝胶含有许多尺寸不同的孔穴或立体网状物质，其孔穴大小与被分离试样大小相当，仅允许直径小于孔穴的组分通过。将试样加入色谱柱后，样品中的大分子不能进入凝胶孔穴，只能沿凝胶间的空隙通过色谱柱，最先被洗脱下来；中等大小的组分可以部分进入凝胶孔穴中，在色谱柱中滞留，较慢地从柱中洗脱下来；小分子组分可进入凝胶中地大部分孔穴，受到的滞留作用最强，更慢地被洗脱下来。而样品中溶剂分子量最小，可进入凝胶的全部孔穴，最后流出，以此实现大小不同组分的完全分离。由于外泌体粒径较蛋白质和脂类物质大，能快速通过色谱柱，从而与其他杂质分离（图 17-3）。

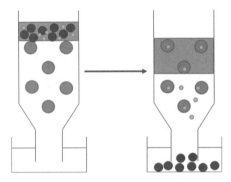

图 17-3　排阻色谱法原理简易示意图

2. 主要材料和设备　1×PBS，无菌离心管，包含 2%琼脂糖的凝胶色谱柱；纳米颗粒分析仪，分光光度仪，低温台式离心机。

3. 操作流程　以提取血清中的外泌体为例。

（1）吸取 1 ml 血清，置于无菌离心管中。

（2）4℃，1 500 g 离心 20 min，取上清液置于新的无菌离心管。

（3）4℃，3 000 g 离心 15 min，取上清液置于新的无菌离心管。

（4）4℃，3 000 g 离心 20 min，取 550 μl 血清置于新的无菌离心管，待用。

（5）旋开凝胶色谱柱的出口，用 1×PBS 冲洗。

（6）将上述已处理好的血清样品加入凝胶色谱柱中。

（7）旋开凝胶色谱柱的出口，收集 500 μl 的馏分。

（8）分别使用纳米颗粒分析仪和分光光度仪对馏分中的外泌体和蛋白质进行测定。

（9）包含外泌体的馏分可进行后续分析、测定。

4. 优缺点　操作简单、方便，重现性好，获得的外泌体纯度高，富集效率好。不受剪切力的影响，能保证外泌体的完整性和生物活性。由于未添加其他化学试剂，对后续研究几乎无影响。但对上样量要求较高，一般要求控制在 500 μl 以内，否则会降低分离效率。样品中蛋白质和脂类等组分会对凝胶色谱柱造成严重的污染，使其无法多次重复使用，使用寿命降低。

5. 注意事项

（1）适用于分离分子大小相差较大的组分，对分子大小相近组分的分离效果不太理想。

（2）分离效能主要取决于柱高、加样量、凝胶孔径大小及凝胶质量等因素。

（3）收集多个含外泌体的馏分可提高回收效率，但会降低外泌体的纯度。

三、外泌体的鉴定

现有的外泌体分离提取技术均无法完全去除蛋白质、脂类分子等物质，可对后续实验产生干扰。因此，必须鉴定分离所得物质是否为外泌体。2018 年，国际细胞外囊泡协会（International Society for Extracellular Vesicles，ISEV）在其会刊上明确指出，"目前不存在具有高回收率、高特异性特点的外泌体分离方法"。ISEV 提议，对于提取获得的外泌体，需要通过以下手段进行确认：① 透射电镜（transmission electron microscope，TEM）进行形态学鉴定；② 免疫印迹技术测定蛋白标志物；③ 纳米颗粒跟踪分析（nanoparticle tracking analysis，NTA）测定外泌体的粒径分布。本篇将就上述 3 种鉴定方法进行介绍。

■（一）透射电镜技术

把经加速和聚集的电子束投射到非常薄的样品上，电子与样品中的原子碰撞而改变方向，从而产生立体角散射。散射角的大小与样品的密度、厚度相关，可形成明暗不同的影像，影像将在放大、聚焦后在成像器件（如荧光屏、胶片、以及感光耦合组件）上显示出来，形成可供肉眼观察的电子显微图像。

1. 样品制备 在透射电镜技术中,样品制备是至关重要的环节之一,目前最常用的样品制备方法有负染色技术和超薄切片技术。由于超薄切片技术中的脱水、包埋等过程可能破坏外泌体的完整性,因此负染色技术得到更为广泛的推崇和应用。

(1)负染色技术:又称阴性染色术,是指通过重金属盐在样品四周堆积加强样品外周的电子密度,结果在图像中背景是黑暗的,样品呈"透明"光亮区,从而衬托出样品的形态和大小。

1)主要材料和设备:磷钨酸钠,1%戊二醛溶液,1×PBS,二级纯水,含碳支持膜的铜网。

2)操作流程:① 用 50 µl 1×PBS 重悬提取的外泌体沉淀物;② 取 5 µl 重悬液加在含碳支持膜的铜网上,在干燥的环境中充分吸附 20 min;③ 滴加磷钨酸钠负染色剂;④ 用干净的镊子夹住网格置于 1×PBS 下清洗;⑤ 将网格转移至 50 µl 的戊二醛溶液中放置 5 min;⑥ 将网格转移至 100 µl 的二级纯水中静置 2 min,重复 7 次。

3)优缺点:操作简单,用时少,比较容易确认外泌体的存在。该法在非自然状态下成像,不能观察到外泌体的脂质双分子层,图像多变。

(2)超薄切片技术:应用超薄切片机制备可供透射电镜观察所用超薄切片的技术,包括取材、固定、脱水、浸透、包埋聚合、切片及染色等步骤。

1)主要材料和设备:2.5%戊二醛溶液,1%锇酸溶液,乙醇,丙酮,环氧树脂,0.1%柠檬酸铅,1×PBS;超薄切片机。

2)操作流程:① 取材;② 2.5%戊二醛溶液固定 2 h;③ 1×PBS 漂洗,1%锇酸溶液固定 1 h;④ 1×PBS 漂洗,乙醇脱水,丙酮脱水;⑤ 环氧树脂浸透,包埋聚合;⑥ 修块,超薄切片机切成厚度为 10～100 nm 的薄片;⑦ 使用 0.1%柠檬酸铅进行染色。

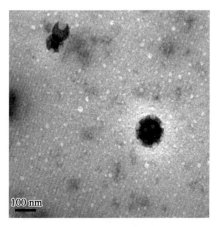

图 17-4 外泌体电镜图

3)优缺点:具有高对比度,可见外泌体的脂质双分子层。但操作复杂,耗时;无法测量外泌体直径。

2. 注意事项

(1)需根据实际情况选择合适的放大倍数。

(2)样品制备是决定电镜图像质量好坏的关键步骤。

(3)形态观察具有主观性,对实验人员形态识别能力的要求较高。

3. 透射电镜在外泌体鉴定中的应用 利用透射电镜进行外泌体形态观察,结果显示囊泡直径为 30～100 nm,呈盘状(图 17-4)。

■ (二)免疫印迹技术

免疫印迹技术又称蛋白质免疫印迹(Western blot,WB)技术,详见第九章。研究表明,某些蛋白质在来源不同的外泌体表面均有表达,由此,可通过免疫印迹技术对外泌体进行识别。

目前,已发现表达于外泌体表面的多种特异蛋白质可用于区分外泌体与其他物质,包括 CD63、CD9、CD81、B7 - 2 及网格蛋白(clathrin)等,其中以 CD63 应用最为广泛。

■ (三)纳米颗粒跟踪分析技术

纳米颗粒跟踪分析技术是近年来新兴的纳米级别测量技术之一,利用光散射和布朗运动的特性获得液体悬浮液中的样本粒度分布,对 10~2 000 nm 范围内颗粒进行实时动态检测。

1. 基本原理　激光光束穿过样本室并沿光束散射光的路径穿过悬浮液中的颗粒,使用光学显微镜收集纳米颗粒的散射光信号,通过仪器内置的高速相机捕捉布朗运动下移动颗粒的影像,对每个颗粒的布朗运动进行追踪和分析,计算出其流体力学直径和浓度。

2. 纳米颗粒跟踪分析技术在外泌体鉴定中的应用　目前纳米颗粒跟踪分析技术已逐渐成为外泌体鉴定的三大标准之一。检测流程可概括为:将提取到的外泌体用 PBS 稀释至 10^6/ml,用 1 ml 注射器注入纳米颗粒跟踪分析仪,激光光束穿过样本室悬浮液中的外泌体,通过显微镜实现外泌体的可视化,捕捉其布朗运动,从而计算出其流体力学直径和浓度。该技术具有极高的分辨率,甚至可分辨出粒径相对差异在 1∶1.5 的纳米颗粒,这一特性对外泌体的鉴定极为重要。此外,分析仪所具备的溶液状态,可保护外泌体的结构和功能,且让外泌体在更为接近其自然状态下进行检测,可保证数据的有效性。同时,纳米颗粒跟踪分析技术还能对荧光样品进行分析。在复杂背景下,可用荧光抗体标记外泌体表面的蛋白质标志物 CD63、CD9、CD81 等,应用分析仪的荧光测量功能实现对外泌体的鉴定。

四、外泌体的研究策略

对外泌体进行研究需明确:外泌体的本质是一个介质,供体细胞对受体细胞的功能影响是通过外泌体来发挥作用。要选定研究对象,一般来说是两种不同细胞或是同一种细胞的两种不同状态,如癌细胞与正常细胞、功能状态细胞与非激活状态细胞。而研究的关键点在于参与外泌体功能的生物分子的选取,如 miRNAs、lncRNA、circRNA、细胞因子等。为了直观地了解上述研究策略,本篇选取外泌体 miRNAs 在肿瘤中的研究为例进行简要的介绍(图 17 - 5)。

■ (一)差异筛选与数据分析

通常选取肿瘤细胞及其对应的正常上皮细胞,抽提细胞培养上清液中外泌体并利用电镜观察分离得到的外泌体形态,NTA 分析其大小,免疫印迹技术检测蛋白质标志物,以鉴定分离到的是否为外泌体。随后,利用 miRNA 芯片对来源不同的外泌体 miRNA 进行检测和聚类分析,发现差异表达的 miRNA,并应用生物信息学和系统生物学方法和技术进行 miRNA 靶基因预测、miRNA 碱基编辑分析及 miRNA 调控网络构建等。

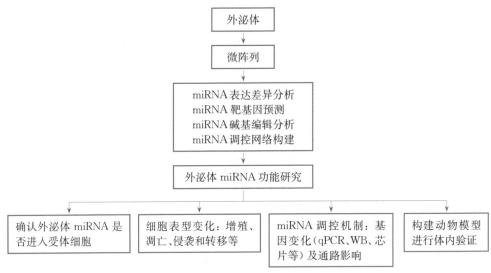

图 17-5 外泌体 miRNA 研究策略

■ (二) 功能研究

差异筛选和生物信息分析完成后,需要进一步探究所获得的差异 miRNA 的功能和调控机制,外泌体 miRNA 功能研究主要分为功能获得和功能缺失。其基本研究思路如下。

1. 确认外泌体 miRNA 是否进入受体细胞 通过化学合成带荧光标记的 miRNA 模拟物,将其转染进供体细胞,随后收集供体细胞分泌的外泌体,加入受体细胞培养体系中,数小时后通过荧光显微镜或流式细胞仪检查受体细胞是否存在荧光信号,依次判断供体细胞分泌的外泌体 miRNA 是否进入受体细胞。

2. miRNA 对受体细胞表型的影响 在受体细胞中过表达或抑制 miRNA 表达及将外泌体与受体细胞共同孵育后,检测对受体细胞生物学功能的影响。主要包括细胞增殖检测、细胞凋亡检测、细胞侵袭和转移检测(划痕实验、Transwell 小室法等)几个方面。

3. miRNA 调控机制研究 包括:① 靶基因变化及通路影响;② 靶基因对受体细胞表型的影响。可采用实时荧光定量 PCR、免疫印迹技术、生物芯片进行检测。

4. 体内验证 构建动物模型,对外泌体 miRNA 功能进行体内水平验证。

参考文献

[1] Tai YL, Chen KC, Hsieh JT, et al. Exosomes in cancer development and clinical applications[J]. Cancer Sci, 2018, 109(8): 2364-2374.

[2] Monguió-Tortajada M, Morón-Font M, Gámez-Valero A, et al. Extracellular-vesicle isolation from different biological fluids by size-exclusion chromatography[J]. Curr Protoc Stem Cell Biol, 2019, 49(1): e82.

[3] Coumans F A W, Brisson A R, Buzas E I, et al. Methodological guidelines to study extracellular vesicles [J]. Circ Res, 2017, 120(10): 1632-1648.

［4］Li P，Kaslan M，Lee S H，et al. Progress in exosome isolation techniques［J］. Theranostics，2017，7(3)：789－804.

［5］Shao H，Im H，Castro CM，et al. New technologies for analysis of extracellular vesicles［J］. Chem Rev，2018，118(4)：1917－1950.

第十八章
骨代谢生物学研究方法

一、骨代谢概述

骨骼是机体最大的器官,人体 206 块骨骼的互相连接构成了人体的骨架。骨组织由骨系细胞和细胞间质构成,细胞间质包括无机质和有机质两种成分。无机质大部分是骨盐,其中95%为磷酸钙盐等形成的羟基磷灰石。有机质大部分是骨胶原,占到骨组织有机质的 90%,其中约 98%为Ⅰ型胶原,Ⅰ型胶原主要构成矿物质沉积和结晶的支架,羟基磷灰石在支架的网状结构中沉积。

骨代谢是骨组织自身不断更新,保持生命活力的基本过程。骨骼从出生、成长到衰老,陈旧骨清除与新骨形成持续不间断地进行着,骨代谢活动保证陈旧骨的更新,决定了骨的密度、骨的微结构、骨基质的矿化质量、骨胶原结构等。适当的营养和正常的内分泌腺功能保证了骨骼生长和发育的正常进行,一旦骨代谢过程发生异常,必将导致骨代谢性疾病如骨量丢失,骨微结构破坏。多种疾病与骨代谢异常关系密切,如骨质疏松症、肿瘤骨转移等。

二、骨组织细胞学和分子生物学

骨代谢过程有赖于三大类细胞的活动。位于骨表面或骨髓的成骨细胞、破骨细胞,以及位于骨陷窝内的骨细胞,组成了骨组织细胞。骨组织不断地进行着骨重建(bone remodeling),包括旧骨的分解吸收与新骨的形成。破骨细胞贴附在旧骨区域,分泌酸性物质溶解矿物质,分泌蛋白酶消化骨基质,形成骨吸收陷窝,随后破骨细胞还可以迁移至另一部位开始新的骨吸收活动。与此同时,成骨细胞移行至被吸收部位,分泌骨基质,骨基质矿化而形成新骨。骨吸收与骨形成过程的动态平衡,有助于陈旧骨的更新,是保持骨骼原有的几何形态、组分及结构的关键,一旦这种平衡被打破,就会发生骨代谢异常,从而引发一系列骨代谢疾病(图 18-1)。

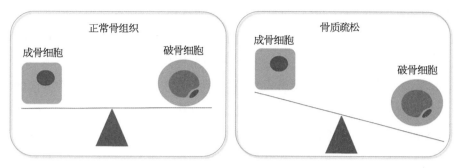

图 18-1　骨吸收与骨形成的动态平衡

■ （一）成骨细胞及其起源

　　成骨细胞是骨形成的主要功能细胞，负责分泌骨基质和促进骨基质的矿化。成熟的成骨细胞是位于骨表面的单层细胞，富含线粒体和高尔基复合体，其直径为 20～30 μm。成骨细胞起源于多功能的骨髓基质间充质干细胞，其分化成熟分为前成骨细胞、成骨细胞、骨细胞和骨衬里细胞 4 个阶段。

■ （二）成骨细胞分化的调控因素

　　间充质干细胞是分布于骨髓、脐带血、脂肪组织和胎盘组织等的多功能细胞，具有多向分化潜力，包括成骨、成软骨、成脂肪和肌肉等。其中，成骨分化是由多种细胞因子、信号通路调控，包括 Wnts、甲状旁腺激素（parathyroid hormone，PTH）、骨形态发生蛋白（bone morphogenetic protein，BMP）、转化生长因子-β（transforming growth factor-β，TGF-β）等。

　　1. Wnt 信号系统　研究发现经典 Wnt 信号通路与成骨分化和骨形成密切相关，是由配体蛋白质 Wnt 和膜蛋白受体结合激发的一组多下游通道的信号转导途径。Wnt 是遗传学领域的首字母缩写，代表"Wingless/Integrated"。Wnt 是分泌性糖蛋白，分子量为 39～46 kD，是 F-跨膜卷曲蛋白受体家族（FZD）的配体。Wnt 通过 β-连环蛋白（β-catenin）作用来激活核内基因转录的 Wnt 信号通路，成骨细胞外 Wnt 因子与膜受体卷曲蛋白（Frizzled，Fz）家族的 7 次跨膜受体和 LRP5 及 LRP6 传导信号至 β-catenin，然后进入细胞核内与 T 细胞转录因子（T cell-specific transcription factor，TCF）/淋巴增强因子（lymphoid enhancing factor，LEF）共同结合形成复合体，激活下游靶基因的转录，促进成骨细胞的分化。β-catenin 的条件性敲除则会导致膜内成骨和软骨内成骨时以成软骨为主，而非成骨。

　　2. PTH 信号系统　甲状旁腺激素（PTH）由 84 个氨基酸组成，是一种具有合成代谢和分解代谢双重作用的 G 蛋白偶联受体信号蛋白，由甲状旁腺主细胞和嗜酸性粒细胞合成、分泌。PTH 是维持机体钙平衡的重要激素之一，通过作用于肾和骨的特异性受体调节钙磷的动态平衡。

PTH 有 PTH1 和 PTH2 两种亚型。PTH1 主要存在于肾脏和骨组织中,当 PTH 与成骨细胞上的 PTH1R 受体结合后,可激活细胞内信号通路的活化,包括 cAMP/PKA(protein kinase A)和 PKC(protein kinase C)信号通路,从而发挥其生物作用。

PTH 氨基端 1~34 片段[hPTH(1~34)],具有全分子 PTH 与受体结合的能力及生物活性,其第 1、第 2 位氨基酸是生物学活性所必须。2002 年 11 月 hPTH(1-34)被美国 FDA 批准为具有骨形成作用治疗骨质疏松症的新药正式上市。实验证实,PTH 刺激骨形成的机制是增加成骨细胞的数量和活性,增加骨重建率,从而显著改善骨小梁厚度、骨量、骨微结构。已有证据表明,hPTH(1-34)可迅速促进骨形成,该药物被推荐的患者群体为骨质疏松性骨折者和严重的骨质疏松症患者。

3. BMP 信号系统　骨形态发生蛋白(BMP)又称骨形成蛋白,在骨组织中表达,是一种多功能生长因子,属于 TGF-β 超家族。BMP 在发育方面起着重要作用,如控制骨骼发育、牙齿发育等基本的骨组织发育过程。BMPs 在骨组织中表达,BMP 家族各成员具有不同的成骨活性,以 BMP-2、BMP-4、BMP-7 诱导成骨分化的作用较强,其中又以 BMP-2 作用最强,当条件性敲除小鼠 BMP 配体,在骨组织中则表现为骨骼缺陷。

4. TGF-β 信号系统　转化生长因子-β(TGF-β)信号通路是多功能细胞因子的大家族,包括至少 30 种相关的配体分子,参与调控多种不同类型细胞的增殖、迁移和分化。在骨骼中,随着浓度和作用环境的变化,TGF-β 可以正性或负性影响骨形成。TGF-β 受体分为 TβR-Ⅰ、TβR-Ⅱ、TβR-Ⅲ 3 个亚型,在 TGF-β 诱导的信号转导中,TGF-β 首先直接与受体 TβR-Ⅱ 结合形成复合物,随后被 TβR-Ⅰ 识别并结合形成 TβR-Ⅱ-TGF-β-TβR-Ⅰ 三聚体复合物,再诱导转录激活因子 Smad2 和 Smad3 的激活,Smad3 的表达会增强骨基质蛋白质的水平、碱性磷酸酶(ALP)活性和矿化作用,从而增加骨形成。

5. Runx2 转录因子　Runt 相关转录因子(runt-related transcription factor,Runx)作为细胞信号传导的一类重要的转录因子,在发育、细胞增殖分化和凋亡中起着关键作用。在哺乳动物中,Runx 分子结构含有氨基酸组成相同的 DNA 结合区。Runx 家族主要有 Runx1、Runx2 和 Runx3,其中 Runx2 蛋白为成骨细胞特异性转录因子,激活启动众多参与成骨分化的信号转导通路,调控成骨细胞分化和骨组织的形成。Runx2 的启动可激活多种成骨细胞特异性基因的表达,包括Ⅰ型胶原(COL-1)、ALP 等。研究表明,Runx2 亚型Ⅰ和亚型Ⅱ分别在成骨细胞早期增殖过程和成熟过程中起作用。

■ (三) 破骨细胞及其起源

破骨细胞(osteoclasts,OC)是行使骨吸收功能的细胞,来源于单核细胞或巨噬细胞。体积非常大,常含有 2~50 个紧密堆积的细胞核,一个破骨细胞可以溶解 100 个成骨细胞形成的基质。破骨细胞有与其功能相适应的细胞形态、骨架,在细胞的底部伸出毛样突起物,称为褶皱缘(ruffed border),可收缩肌动蛋白环将褶皱区包围起来,使得破骨细胞贴附在骨表面。破骨细胞内富含与骨组织矿盐酸性溶解和有机质降解有关的酶,包括抗酒石酸酸性磷酸酶(TRAP)、基质金属蛋白酶-9(MMP-9)和组织蛋白酶K(cathepsin K)。破骨细胞的骨溶解分子机制是先将液泡H^+-ATP酶[vacuolar(H^+)-ATPases,V-ATPases]定位到褶皱缘,分泌H^+形成HCl,溶解羟基磷灰石晶体,随后由胞吐活动分泌多种溶解酶,溶解骨基质,形成骨组织的吸收。

■（四）破骨细胞分化的调控因素

单核细胞被一系列细胞因子和信号通路有序地激活、介导与调控,逐步地发育、分化、融合形成多核巨细胞,而这种多核巨细胞则为具有骨吸收活性的成熟破骨细胞。破骨细胞分化成熟过程中有3个关键因子：细胞核因子κB受体活化因子(receptor activator of NF-κB,RANK)、细胞核因子κB受体活化因子配体(receptor activator of NF-κB Ligand,RANKL)、骨保护素(osteoprotegerin,OPG),它们均为肿瘤坏死因子(tumor necrosis factors,TNFs)配体和受体家族成员,这3个因子形成的OPG/RANK/RANKL系统介导破骨细胞分化过程中最重要的细胞间信号传递以及骨形成和骨吸收平衡的调控(图18-2)。

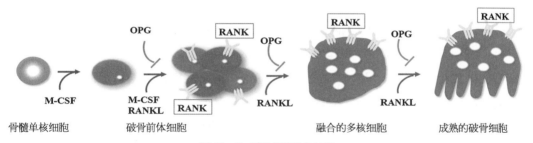

图18-2 破骨细胞分化过程

1. 细胞核因子κB受体活化因子(receptor activator of NF-κB,RANK) RANK表达于单核-巨噬细胞系表面,在破骨前体细胞表面高度表达,在树突状细胞表面也有表达。RANK为Ⅰ型跨膜蛋白,即一次跨膜,N端在细胞膜外侧,中间为跨膜区,C端在细胞膜内侧。RANK的C端胞内区没有内源性激酶活性去磷酸化并激活下游的信号分子,需要胞外的N端与三聚体RANKL结合后引发自身的三聚化,并招募下游的肿瘤坏死因子受体相关因子(TNF receptor-associated factors,TRAFs),TRAFs作为转接蛋白可招募蛋白激酶来磷酸化并激活下游的NF-κB途径,调控破骨细胞的生成。

RANK的胞内结构域可以与TRAF1、TRAF2、TRAF3、TRAF5和TRAF6结合。其中,TRAF6转接蛋白在介导破骨细胞分化和功能中起着最为重要的作用,TRAF6基因被敲除的老鼠表现出完全没有破骨细胞或破骨细胞无活性。研究证实,RANK/TRAF信号除了通过NF-κB这个关键途径外,还可通过激活MAPK通路、PI3K/Akt通路和CN/NFAT等通路介导,最终启动和调控基因的转录来调节破骨细胞的分化并实现其功能。各通路也并非单独起作用,而是错综复杂地交织在一起,彼此互相影响,形成一个完整的调节网络。

2. 细胞核因子 κB 受体活化因子配体(receptor activator of NF‑κB Ligand,RANKL)　RANKL 可由多种类型细胞所表达,包括成骨细胞、骨细胞、骨髓间充质干细胞、软骨细胞和 T 细胞、B 细胞等。RANKL 为 RANK 的配体,由上述细胞分泌,三聚化后与破骨前体细胞表面的 RANK 进行结合,通过 RANK 将信号传导至细胞内而发挥作用。RANKL 同时也是 OPG 的配体。

3. 骨保护素(osteoprotegerin,OPG)　OPG 主要表达于成骨细胞与骨髓间充质干细胞,是一种分泌型的可溶性糖蛋白,是肿瘤坏死因子受体超家族成员。与其他成员不同的是,肿瘤坏死因子受体超家族成员通常位于质膜上,但 OPG 缺乏跨膜结构域,它以单体形式合成并以同型二聚体形式分泌,像细胞因子一样起作用。OPG 可作为诱饵受体与 RANKL 结合,而阻止 RANKL 与 RANK 的结合,进而抑制 RANKL、促进破骨细胞分化并引起骨吸收的能力。OPG 为 RANK 的竞争性抑制剂,阻止 RANKL 作用于 RANK 活化破骨细胞,诱导破骨细胞凋亡,最终抑制骨吸收,参与骨密度的调节。

4. 巨噬集落刺激因子类(macrophage colony-stimulating factors,M‑CSF)　M‑CSF 由成骨细胞、基质细胞和 T 淋巴细胞合成分泌,是一种同型二聚体糖蛋白,与破骨细胞表面的 M‑CSF 受体结合后将信号传导到细胞内。M‑CSF 与 RANKL 共同调节破骨细胞增殖、分化及成熟。M‑CSF 可促进 RANKL 与破骨细胞表面的 RANK 相结合,提高 RANK 对 RANKL 的敏感性,促进破骨细胞分化。M‑CSF 还参与 RANK 在破骨细胞的表达,促进 RANK 在破骨前体细胞膜上表达,进而使表达 RANK 的破骨细胞与 RANKL 结合并产生效应。

5. OPG/RANKL/RANK 系统　在破骨细胞分化成熟的过程中,OPG/RANKL/RANK 系统起着分化调控枢纽的作用,是调节破骨细胞分化成熟的关键信号途径,大部分细胞因子都直接或间接地通过 OPG/RANKL/RANK 系统来发挥作用,当然其中还涉及成骨细胞、破骨细胞、骨髓间充质干细胞等细胞之间更为复杂的细胞间通讯。RANKL 被认为是破骨细胞增殖分化和活化所必需的关键调控因子,OPG 是一种可以与 RANK 结合的假性受体,可以抑制破骨细胞的形成和成熟破骨细胞的活性,其作用机制是通过与 RANKL 竞争性地结合 RANK,来抑制破骨细胞生成和活性。许多细胞因子在促进表达 RANKL 的同时也增加了 OPG 的表达,以防止破骨细胞分化成熟失控而导致骨代谢疾病的发生。目前人/鼠源 OPG/RANKL/RANK 的晶体结构已经被解析,为靶向 RANKL 的骨代谢性疾病治疗药物提供了重要信息。

除上述几个关键因子外,还有肿瘤坏死因子(tumor necrosis factor,TNF),转化生长因子家族(transforming grow factors,TGFs),白细胞介素类(interleukins,ILs),1,25‑二羟维生素 D3[1,25‑$(OH)_2D_3$],雌激素(estrogen),前列腺素(prostaglandin,PGE),甲状旁腺激素(PTH),降钙素(calcitonin,CT)等也在破骨细胞分化的过程中起到着调节作用。

三、骨代谢细胞生物学研究方法

■（一）成骨细胞生物学研究方法

成骨细胞的分化和成熟可分为细胞增殖、基质成熟、基质矿化 3 个阶段，检测成骨细胞主要是针对这 3 个阶段。在细胞增殖过程中一些特定基质蛋白如前胶原蛋白 I，TGF-β 和纤粘蛋白（fibronectin）可以被检测到；基质成熟阶段特征是碱性磷酸酶（ALP）的大量表达；在基质矿化阶段，骨钙素（osteocalcin，OC）和骨桥蛋白（osteopontin，OPN）等基因开始表达，形成的钙结节能够被茜素红（alizarin red）染色等观测。骨钙素又称骨 R-羟基谷氨酸蛋白（R-hydroxy glutamic acid protein，GLa 蛋白），是由 49 个氨基酸组成的多肽，由成骨细胞在成熟期合成，其主要功能是维持骨的正常矿化速率，是反映骨转换的重要指标。骨桥蛋白是约含有 32 000 个多肽糖基化的骨磷酸蛋白，存在于中轴骨和细胞外液、血浆、尿液及乳汁中。成骨细胞产生的基质分子主要是 I 型胶原（collagen-I，COL-I），故 COL-I 也是成骨细胞的标记物之一，在分化成熟整个阶段都可被检测到。

1. ALP 活性检测鉴定　ALP 几乎存在于各个组织，以骨骼和肾脏中含量较多。ALP 促进成骨细胞成熟、钙化，定量检测可以反映成骨细胞的分化水平。ALP 是成骨细胞成熟的早期标志，通常在第 4 天开始表达，在 7～14 天表达较高。ALP 活性可通过如下方法定量检测。

（1）为了诱导成骨分化，配制含 10 nM 地塞米松、10 mM 甘油磷酸和 50 μg/ml 抗坏血酸的 DMEM 骨分化培养液。

（2）成骨细胞用上述培养液诱导进入成骨过程。10 天后去除培养基并用 PBS 进行洗涤，随后用被动裂解液裂解细胞。

（3）按照 Lowry 法，在 pH 为 10.3 的情况下，以 p-硝基酚磷酸盐为底物，在 405 nm 波长下检测吸光度，计算出 ALP 活性。

（4）用 BCA 蛋白质分析试剂测定细胞裂解液中的蛋白质浓度。上述 ALP 活性再根据细胞裂解液中的蛋白质浓度标准化定量分析。

2. ALP 染色

（1）成骨细胞成骨诱导方法如上所述，培养 10 天后用 4% 多聚甲醛固定 15 min，PBS 洗涤 3 次。

（2）配制 BCIP/NBT 染色工作液。5-溴-4-氯-3-吲哚基-磷酸盐（5-bromo-4-chloro-3'-indolyphosphate p-toluidine，BCIP）和硝基四氮唑蓝（nitro-blue tetrazolium chloride，NBT）是碱性磷酸酯酶的常用底物，其显色机制是在 ALP 的催化下，BCIP 会被水解产生强反

应性的产物,该产物会与 NBT 发生反应,形成不溶性的深蓝色至蓝紫色的 NBT - formazan。

(3) 在洗涤后的细胞中加入适量 BCIP/NBT 染色工作液,确保能充分覆盖住样品,室温避光孵育 30 min,可根据染色情况酌情增减染色时间。

(4) 去除 BCIP/NBT 染色工作液,H_2O 洗涤 1～2 次即可终止显色反应,晾干随后拍照。

3. 茜素红(alizarin red)染色 成骨细胞具有体外矿化的功能特征,经过成骨诱导后,一般在 14～21 天后成骨细胞可以形成肉眼可见的钙化结节,该结节可以通过茜素红法染色鉴定。

(1) 成骨细胞成骨诱导方法如上所述,培养 21 天后用 4% 多聚甲醛固定 15 min,PBS 洗涤 3 次。

(2) 加入 0.1% 茜素红(pH 8.3)溶液,确保能充分覆盖住样品,室温避光孵育 30 min,可根据染色情况酌情增减染色时间。

(3) 蒸馏水冲洗染色液,晾干后显微镜下进行矿化结节观察,茜素红染色钙结节呈橘红色。

4. Von Kossa 染色法

(1) 成骨细胞成骨诱导方法如上所述,培养 21 天后用 4% 多聚甲醛固定 15 min,H_2O 洗涤 3 次。

(2) 加入 5% 硝酸银溶液,确保能充分覆盖住样品,将培养板开盖在紫外灯下照射 1 h。

(3) 去除硝酸银溶液,H_2O 冲洗 3 次。

(4) 加入 5% 硫代硫酸钠溶液 1 ml 中和残留的硝酸银溶液,去除后,H_2O 冲洗 3 次并在室温下晾干。显微镜下进行矿化结节观察,Von Kossa 染色钙结节中间呈黑色,周边呈褐色。

5. RT - PCR 检测 OPN、OC、COL - Ⅰ 等成骨标志性因子可以通过 RT - PCR 检测。成骨细胞成骨诱导方法如上所述,RT - PCR 方法详见第八章。

■ (二) 破骨细胞生物学研究方法

破骨细胞具有体积大且形态不规则、细胞内有多个细胞核、多个伪足和突起的形态学特征,也具有蚀骨等功能,故破骨细胞的生物学研究方法主要包括形态学和功能学两个部分。

1. 形态学鉴定

(1) 抗酒石酸酸性磷酸酶(TRAP)染色:TRAP 是破骨细胞的重要标志性酶,广泛用于鉴定破骨细胞。骨髓中的单核-巨噬细胞是破骨细胞的前体,经过培养后分化为破骨细胞。常规方法为收集未贴壁的骨髓单核细胞,在含有 M - CSF 的培养液中过夜使其贴壁,贴壁的细胞即为破骨细胞前体细胞,该细胞再通过 M - CSF/RANKL 可以诱导破骨细胞的形成,通常培养形成破骨细胞需要的时间为 5～6 天。

染色步骤:破骨细胞培养完成后,去除培养基、PBS 洗涤 3 次后,加入 4% 多聚甲醛室温固定 10 min,随后加入 TRAP 染色液,确保能充分覆盖住样品,室温避光孵育 30 min,可根据染色情况酌情增减染色时间(图 18 - 3)。

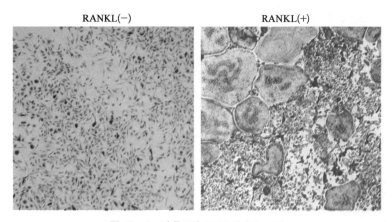

图 18‑3 破骨细胞 TRAP 染色(×40)

(2) 鬼笔环肽(Phalloidin)染色:成熟的破骨细胞在矿化基质上形成一个富含肌动蛋白(F‑actin)的结构,即一种特异的细胞骨架,这种骨架允许破骨细胞在细胞与骨之间建立一种封闭的微环境,在该环境下可以通过质子转运的方式降解骨基质,对该特异性细胞骨架最常用的染色方式就是鬼笔环肽染色。

染色步骤:破骨细胞培养完成后,去除培养基、PBS 洗涤 3 次后,加入 4% 多聚甲醛固定 10 min,随后加入 Rhodamine phalloidin 染色液,确保能充分覆盖住样品,室温避光孵育 30 min,可根据染色情况酌情增减染色时间,在对 F‑actin 染色后通常再用 DAPI 复染破骨细胞细胞核(图 18‑4)。

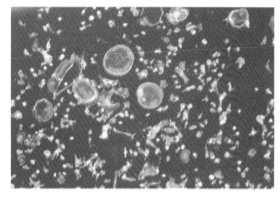

图 18‑4 破骨细胞鬼笔环肽染色(×200)

(3) 抗酒石酸酸性三磷腺苷酶(TrATP)染色:TrATP 是破骨细胞发挥骨吸收功能的关键酶,与质子泵功能有关,也是鉴定破骨细胞的重要手段之一。

染色步骤:破骨细胞培养完成后,去除培养基、PBS 洗涤 3 次后,加入 4% 多聚甲醛固定 10 min,随后加入由 Tris‑马来酸缓冲液、硫酸镁、硝酸铅及酒石酸钾钠配制的染色液,确保能充分覆盖住样品,室温避光孵育 30 min,可根据染色情况酌情增减染色时间。

2. 功能学鉴定

(1) RT‑PCR 检测:TRAP、cathepsin K(CtsK)、MMP‑9、NFATc1 等破骨细胞调控因子及标志性因子可以通过 RT‑PCR 检测。

(2) 骨吸收陷窝观察:骨质吸收是破骨细胞的重要特征,在象牙片或牛骨片上形成骨吸收陷窝是体外鉴定破骨细胞骨吸收功能的最可靠指标。骨吸收陷窝法操作步骤如下。

1) 分离破骨细胞前体细胞进行培养直到破骨细胞刚刚开始形成。

2）采用硬组织切片，将牛股骨的骨片切成 100 μM 厚度，骨片用超声清洗 3 次，每次 5 min，再用 75％乙醇浸泡 30 min 消毒，随后在紫外灯下晾干。

3）牛骨片置于培养皿，刚刚形成的破骨细胞缓慢播种到牛骨片上，置 37％培养箱培养 24 h 后，去除培养液，加入 1 M 的氨水孵育 30 min。

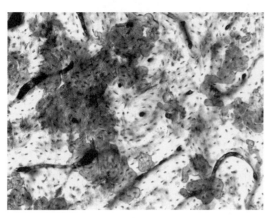

图 18‑5 骨吸收陷窝的显微镜拍摄（×200）

4）用超声波清洗骨片去除多余细胞，固定后，分别用 2.5％谷醛和 0.5％ 苯甲酰胺蓝染色，室温孵育 30 s，可根据染色情况酌情增减染色时间。

5）用蒸馏水清洗骨片，骨片晾干后压平，用二甲苯/树脂封片。

6）用电镜、光镜或者共聚焦显微镜观察到骨吸收陷窝，通常随机选择三个视野分析陷窝面积（图 18‑5）。

四、骨代谢组织生物学研究方法

▇ （一）Micro‑CT 实验技术

1. Micro‑CT 简介　微计算机断层扫描技术（micro computed tomography，Micro‑CT）又称为显微CT。它是采用与普通临床CT不同的微焦点X线球管、图像放大器、二维探测器，对活体小动物或各种软硬组织进行扫描成像分析的技术。Micro‑CT 分辨率极高，可以达到微米（μm）级别。micro‑CT 最初的设计是应用于探测材料中的结构缺陷和金属中的应力缺陷，如今已经成为评价骨形态和骨微结构的"金标准"，是研究骨代谢组织生物学的重要研究方法（图 18‑6）。

2. Micro‑CT 实验步骤　不同型号的 Micro‑CT 操作方法不尽相同但总体类似，步骤简述如下。

（1）实验方案的设定：标本目标部位、扫描协议的选择和过滤器的选择与设定。

（2）实验标本的准备：标本大小剪裁、选择合适的样品杯、定位与固定。

（3）预热与扫描：Micro‑CT 开机预热后，选择合适的扫描程序及扫描区域进行扫描。

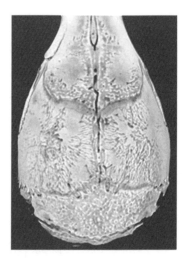

图 18‑6 小鼠颅盖骨 Micro‑CT 三维重建图

（4）重建：对采集过程中捕获的系列二维投影进行计算，生成三维重建体积。

（5）测量与分析：图像及数据的后处理，得到如骨皮质、骨松质等表征骨骼生长和发育水平的参数。

3. Micro-CT 计量学参数及其骨代谢研究中的意义

（1）骨密度（bone mineral density，BMD）：表示选定区域骨组织中骨矿物密度的多少，单位为 g/cm^3。

（2）骨表面积（bone surface，BS）：通过移动立方体算法对骨组织进行三角测量计算得出的骨组织表面积，单位为 mm^2。

（3）组织体积（tissue volume，TV）：指设定观察区域的总体积，单位为 mm^3。

（4）骨体积（bone volume，BV）：指设定观察区域中被定义为骨组织的体积，单位为 mm^3。

（5）骨表面积骨体积比（BS/BV）和骨表面积组织体积比（BS/TV）：BS/BV 表示单位体积骨组织的面积大小，单位为 1/mm；BS/TV 为骨表面积密度，可以间接反映骨量多少，单位为 1/mm。

（6）骨体积分数（BV/TV）：BV/TV 表示骨组织体积与组织体积比值，单位为％，该指标为骨皮质和骨松质骨量评价的常用指标，该比值代表骨小梁骨量多少，当该比值增加时，说明骨形成代谢大于骨吸收代谢。

（7）骨小梁结构参数：骨小梁是骨皮质在骨松质内的延伸部分，在骨髓腔中呈现不规则的立体网状结构。骨小梁互相连接搭成网架，骨小梁数量（trabecular number，Tb.N，单位是 1/mm）、骨小梁厚度（trabecular thickness，Tb.Th，单位是 μm）和骨小梁分离度（trabecular separation，Tb.Sp，单位是 μm）是评价骨小梁微结构的主要指标。在骨吸收代谢＞骨形成代谢，如发生骨质疏松时，Tb.N 和 Tb.Th 数值减少并伴随 Tb.Sp 数值增加。

■（二）骨代谢生化标志物

血液和尿液中的生化标志物也是骨代谢研究的重要指标。生化标志物的测定有着无创伤、灵敏等特点，可以快速反映骨转换情况，广泛应用于临床诊断。实验室骨代谢标注物的测定方法主要有放射免疫测定法（RIA）、化学发光免疫测定法（CLIA）以及酶联免疫法（ELISA）等，目前 ELISA 测定法运用较为广泛。

1. 骨代谢标志物

（1）骨形成标志物：与骨形成有关的生化标志物包括 ALP、骨钙素（OC）、骨桥蛋白（OPN），以及代表 COL-Ⅰ合成速率的特异指标Ⅰ型前胶原氨基端前肽（PICP）和Ⅰ型前胶原羧基端前肽（PINP）等。

（2）骨吸收标志物：与骨吸收有关的生化标志物包括 TRAP、Ⅰ型胶原 C 端肽（CTX-Ⅰ）等。

2. ELISA 测定方法　以小鼠血清 CTX1 的测定为例,实验采用双抗体夹心 ABC - ELISA 法。将抗小鼠 CTX - 1 单抗包被于酶标板上,标准品和样品中的 CTX - 1 与单抗结合,加入生物素化的抗小鼠 CTX - 1,形成免疫复合物连接在板上,HRP 标记的 Streptavidin 与生物素结合,加入底物工作液显蓝色,最后加终止液硫酸,在 450 nm 处测 OD 值,CTX - 1 浓度与 OD 值成正比,可通过绘制标准曲线求出标本中 CTX - 1 浓度。

■（三）骨组织的荧光标记与组织形态计量学

1. 荧光标记法　骨形成过程也是骨基质矿沉积的过程,以标记的荧光化合物与钙络合,可帮助观察骨基质的形成与骨矿化过程。荧光标记物与钙结合后沉积在矿化前沿,可动态观察骨组织的变化。常用的荧光标记物有钙黄绿素(calcein)、四环素(tetracyclin)和茜素红。通常为双标记法,以钙黄绿素、茜素红双标记法为例:在动物安乐死之前第 8 天皮下注射钙黄绿素作为第一次荧光标记,安乐死之前 1 天皮下注射茜素红作为第二次荧光标记,两次荧光标记间隔时间一般为 1 周(如果以钙黄绿素和四环素双标记则间隔时间为 10 天),即可在骨表面形成红色和绿色的双荧光标志。可根据荧光标记周长百分率和两次荧光标记之间的距离,判断实验动物在这段时间骨形成的情况和速率。

2. 组织形态计量学　在光学显微镜和荧光显微镜下采用数字化图片分析仪对不脱钙的骨组织进行测量,能够得到骨形态计量学参数包括静态参数和动态参数。静态参数描述骨量多少和骨质量,动态参数是描述骨形成和骨吸收的动态指标。常用骨组织形态计量学参数如下。

（1）骨小梁宽度(Tb.Wi,三维结构中用 Tb.Th 表示):测量吸收陷窝附近同一骨小梁的宽度,用于描述骨小梁结构形态。

（2）骨小梁数量(Tb.N):测量一定宽度下的骨小梁数量,用于描述骨小梁结构形态。

（3）骨小梁数量表面积(TBS):所测范围内的骨小梁表面积。

（4）骨小梁面积百分数(%Tb.Ar):所测骨小梁面积占骨组织面积的百分率,反映骨量的多少。

（5）矿化沉积率(MAR):两条荧光标记带之间的平均距离除以两次荧光注射间隔的天数,反映骨矿化的快慢,代表成骨细胞的活性。

（6）骨形成率(BFR):表示单位面积骨小梁表面每天新生成矿化骨的多少。

（7）破骨细胞数量(Oc.N):表示单位骨小梁内含有的破骨细胞数量,也可以用每平方毫米组织切片面积内含有的破骨细胞数量来表示,反映骨吸收情况。

参考文献

[1] 徐苓.骨质疏松症[M].上海:上海科学技术出版社,2011.

［2］孟国林,吕荣,刘建.骨科实验技术[M].北京：人民卫生出版社,2012.

［3］王洪复.骨质疏松症药效研究方法与技术[M].北京：人民卫生出版社,2009.

［4］魏占英,章振林.Micro - CT 在骨代谢研究中骨微结构指标的解读及应用价值[J].中华骨质疏松和骨矿盐疾病杂志,2018,11(2)：200 - 205.

［5］钱莹.OPG/RANKL/RANK 系统的研究进展[J].国际泌尿系统杂志,2003,23(6)：748 - 750.

第十九章
高效液相色谱在中药研究中的应用

〜◦⌒◦〜

一、高效液相色谱简介

■ (一) 高效液相色谱(HPLC)发展简况及应用

20 世纪初,出现了应用吸附原理分离植物色素的方法,奠定了传统色谱法(又称层析法)的基础。20 世纪六七十年代,高效液相色谱法正式建立。目前高效液相色谱已经成为最为常用的分离和检测手段,在有机化学、生物化学、医学、药物学与检测、化工、食品科学、环境监测、商检和法检等方面都有广泛的应用。

在中药研究的应用方面,高效液相色谱既可以用于有效成分的分离纯化,又是中药品质评价、鉴定和基础研究的重要手段。一方面,只要将待测样品制成溶液,就可利用高效液相色谱分离各种物质,而不论其热稳定性、挥发性和离解性;另一方面,通过联用适合的检测器,高效液相色谱可以对分离好的单一物质的含量进行准确测定,如指标性成分测定、有效部位测定、指纹图谱测定、药动学研究和代谢组学研究等,通过结合分子生物学和现代分子药理学等学科理论和技术,则有望发挥更大作用。

■ (二) 高效液相色谱分离原理

高效液相色谱法的分离原理是:采用高压输液系统,将不同极性的 1～2 种溶剂作为流动相(mobile phase)泵入装有固定相(station phase)的色谱柱,溶于流动相的各组分经过固定相时与固定相产生不同的强弱作用(分配、吸附、亲和、排阻),组分与流动相的作用力为向前移动的动力,组分与固定相的作用力为向前移动的阻力,动力与阻力的差值的不同使其在色谱柱中滞留时间不同,从而先后从色谱柱中流出,通过检测器显示相应的信号,信号形成色谱峰,色谱峰的面积与对应组分的量呈一定线性关系。其中,将固定相极性大于流动相的液相色谱称为正相液相色谱,相反的称为反相液相色谱。

实现色谱分离的核心部件是色谱柱,是一根填充了固相吸附颗粒的铁管;最常用的吸附颗粒是通过化学反应结合了某些基团的硅胶颗粒,这些基团主要有不同链长烷烃(C8 和 C18)和苯基等疏水基团,或丙胺基、氰乙基和氨基等极性基团。通常用于分子量在 1 000 以下的非极性小分子物质的分析和纯化。流动相由水相和有机相组成,水相多用纯水、甲/乙酸水溶液、磷酸水溶液和乙酸/磷酸缓冲盐水溶液等,有机相一般为甲醇和乙腈。

根据分离原理不同,高效液相色谱可分为分配色谱、吸附色谱、离子交换色谱和凝胶色谱四大基础类型,分配色谱法是应用最广泛的一种(其原理类似于溶剂萃取的"相似相溶原理")。具体各种色谱的原理和应用可查阅相关资料,不再赘述。

■ (三) 高效液相色谱相关术语

1. 色谱图术语

色谱图(chromatogram): 样品流经色谱柱和检测器所得到的响应信号-时间曲线,又称色谱流出曲线(图 19 - 1)。

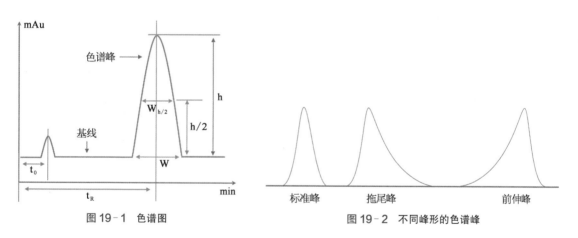

图 19-1　色谱图　　　　　　　图 19-2　不同峰形的色谱峰

基线(base line): 经流动相冲洗,柱与流动相达到平衡后,检测器测出一段时间的平直的流出信号曲线。

噪声(noise): 基线信号的波动。

漂移(drift): 基线随时间的缓缓变化。

色谱峰(peak): 组分流经检测器时响应的连续信号产生的流出曲线上的突起部分,正常色谱峰近似于对称形正态分布曲线[高斯(Gauss)曲线]。不对称色谱峰有两种:前伸峰(leading peak,后沿陡峭,前沿较后沿平缓,$T < 0.95$)和拖尾峰(tailing peak,前沿陡峭,后沿较前沿平缓,$T > 1.05$)(图 19 - 2)。

拖尾因子(tailing factor,T): 用以衡量色谱峰对称性的度量。实验中应尽量通过调整条件使峰形接近于正态分布曲线,即:$0.95 \leqslant T \leqslant 1.05$。

峰宽(peak width,W):峰两侧拐点处所作两条切线与基线的两个交点间的距离。

峰面积(peak area,A):峰与峰底所包围的面积。

其他如半峰宽、峰底、峰高、鬼峰和标准偏差等术语可查阅相关资料。

2. 定性定量分析术语

等度洗脱(isocratic elution):在同一个分析周期中,流动相比例和流速恒定不变的洗脱方式。

梯度洗脱(gradient elution):在同一个分析周期中,按一定程度不断改变流动相浓度配比的洗脱方式。又称程序洗脱。该法可使性质差异较大的组分实现良好地分离。

死时间(dead time,t_0):不保留组分的保留时间,即流动相通过色谱柱的时间。

保留时间(retention time,t_R):从进样开始到某个组分在柱后出现浓度极大值(色谱峰尖)的时间。

理论塔板数(theoretical plate number,N):用于定量表示色谱柱的柱效,即组分在色谱柱中的分离次数。

分离度(resolution,R):指相邻两峰保留时间之差与平均峰宽的比值,表示相邻两峰的分离程度。$R = 2(t_{R2} - t_{R1})/(W_1 + W_2)$。《中国药典》规定 $R > 1.5$,此时两色谱峰完全分离,裸露峰面积 $> 99.7\%$。提高分离度的途径:① 降低塔板高度来增加塔板数,提高柱效(用粒径小的色谱柱)。② 增加选择性,如改变流动相的组成及 pH、改变柱温、改变固定相。

其他如死体积、调整保留时间、保留体积、调整保留体积和容量因子等术语不再赘述。

二、高效液相色谱仪介绍及使用方法

■ (一) 高效液相色谱仪的构造

高效液相色谱系统主要由流动相储液瓶、输液泵、进样器、色谱柱、检测器和数据系统组成。外观图及构造示意图分别见图 19-3(来自 Agilent 官网)和图 19-4。

■ (二) 高效液相色谱仪的使用方法

本部分仪器使用介绍以常见的 Agilent 1260 HPLC 色谱仪为例。

1. 使用准备

(1) 供试品溶液制备:按照确定的方法,把供试品提取制备成溶液,并过微孔滤膜(或高速离心取上清液)。

(2) 流动相配制、过滤,并超声 15 min 以去除溶解的空气(混合流动相需超声更长时间)。

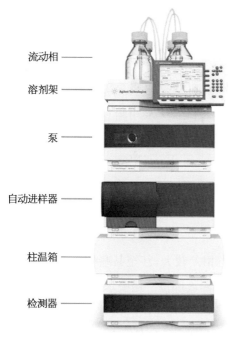

图 19‑3　Agilent 1260 HPLC 色谱仪

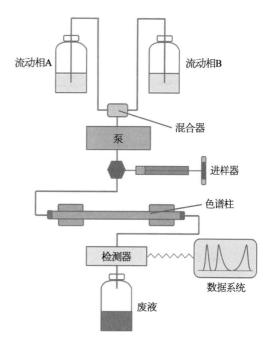

图 19‑4　HPLC 色谱仪构造示意图

（3）更换为新配制的流动相，从上向下依次打开各个模块电源。按照流动相流动方向接好色谱柱。打开电脑电源，打开化学工作站。

2. 方法编辑　新建方法，设置进样体积、泵参数（包括流速、停止时间、后运行时间、溶剂A‑B比例、时间表和溶剂体积）、柱温和检测波长。

3. 序列编辑

（1）新建序列，进行序列表编辑（包括样品名称、方法选择、各样品进样次数和进样体积等），命名并保存编辑好的序列。

（2）序列参数编辑，包括数据文件保存路径设置、等待时间设置和后序列命令选择。

4. 清洗并排气泡（Purge）　先逆时针方向拧松 Purge 阀，100％水相以 5 ml/min 冲洗管道10 min，再用 100％有机相以相同流速冲洗 10 min，之后将流速调为 0。此步骤可对六通阀之前的管道进行清洗和气泡的排除，并快速将管道内流动相替换为新配制的流动相。

注意：进行该操作务必先拧松 Purge 阀再调高流速，以防色谱柱损坏。

5. 平衡　顺时针方向拧紧 Purge 阀，设置流动相比例，缓慢增加流速至 1 ml/min 并平衡至少 60 min。

注意：观察并记录压力值、波动范围和信号基线是否平稳，压力值变化可能反映仪器工作状况。一般在甲醇‑水二元流动相系统中，甲醇：水＝1：1时，管道系统压力最大；在乙腈‑水二元流动相系统中，乙腈：水＝1：3时，管道系统压力最大。纯甲醇的压力 60 bar 左右，纯乙腈的压力 40 bar 左右。

6. 测定　点击"开始",进行样品分析。

7. 冲洗色谱柱

(1) 纯水和甲醇过滤、除气泡。更换流动相,并 Purge。

(2) 调用 Wash 方法。Wash 方法设置:点击单瓶运行(吸取位置不填内容,注射器显示 blank);检测波长设置面板选择允许关闭进样;在菜单栏"方法"下点击运行时选项,勾上第一框填入 lampall off,最后一框填入 pumpall off;洗脱梯度表设置流速为 0,设置梯度为:0~30 min,10％甲醇;30~60 min,10％→100％甲醇;60~90 min,100％甲醇。

(3) 点击"开始",进行色谱柱冲洗。

(4) 关闭工作站,关闭各个模块电源,关闭电脑电源。

8. 常见的问题

(1) 漏液:一般发现压力与平时实验中记录的压力相差较大,甚至某些模块显示红灯时,首先考虑是否漏液。暂停仪器,关闭各个模块,依次检查漏液部位。用吸水纸轻轻吸干漏出的液体。

(2) 新色谱柱的使用:在第一次使用前要进行活化处理。可咨询厂商。

三、高效液相色谱法测定中药成分方法的建立

■ (一) 材料准备

1. 化学试剂　色谱级甲醇、乙腈,超纯水;色谱级甲酸、AR 级乙酸铵、磷酸等。

2. 供试品　药材、中间体、中药制剂等。一般固体应打成细粉(过 4 号筛),液体则混匀取用。

3. 对照品　选取质量、纯度可靠的对照品(优先选取中国食品药品检定研究院的对照品)。

■ (二) 样品及对照品溶液的准备

1. 供试品溶液的制备　一般在摸索 HPLC 仪器方法时,可参考文献及资料或以 100 倍于供试品粉末或药液的量(即 0.2 g 加入 20 ml)加入提取溶剂对供试品进行超声提取,再过微孔滤膜,即可。供试品溶液要确保能很好溶于选定比例的流动相,提取溶剂常用甲醇。具体方法的参数可在仪器参数确定后进行考察和选择。

2. 对照品溶液的制备　各个对照品分别精密称量,用甲醇超声溶解制备母液,并继续制备梯度浓度溶液以建立校准曲线。适时选用单一对照品溶液和混合对照品溶液。冷藏备用。

■ (三) 色谱条件的优化和确定

色谱柱:C18 色谱柱(250 mm×4.6 mm,5 μm);流速:1.0 ml/min;检测波长:190~400 nm

中选取适当的波长(最佳波长可用 DAD 检测器确定);进样量：10 µl;柱温：30℃;流动相：水溶液(A)-甲醇或乙腈(B),可按照药典及文献中记载的比例或梯度进行试验。

若无文献记载或待分析的样品成分复杂,可先用梯度洗脱,0~5 min：5％乙腈;5~65 min：5％→95％甲醇;65~75 min：95％甲醇。该法得到的供试品色谱图和对照品色谱图可进行比较,确定待测成分保留时间和对应的有机相比例,后续慢慢调整梯度变化(或等度洗脱的流动相比例),如某个区段色谱峰较集中,则可以通过减缓有机相比例增加的速度来实现更好的分离。最终调整好后的方法可用 DAD 检测器进行峰纯度测定,或可以分别进样供试品溶液和阴性溶液以确定该成分的测定不受干扰。

■ (四) 供试品溶液制备方法的优化和确定

1. 供试品溶液浓度的确定　一般以称取供试品的质量 0.5~5 g 为佳,加入适量的提取溶剂,使测定得到的色谱峰面积为 1 000 mAu·s 左右;若为指纹图谱的方法,则应使最大色谱峰的峰高为 100 mAu 左右。若计算所得需称量质量很小,则可先制备高浓度供试品溶液,再分步稀释制备为最终供试品溶液。

2. 提取方法、溶剂、时间、次数的确定　一般可用正交试验或单因素考察试验进行参数的选择,考察指标可用提取率,提取方法可选择超声、回流、浸泡等;提取溶剂可选择不同浓度的甲醇或乙醇;提取时间可选择 30、60、90 min 等;提取次数可选择 1、2、3 次等。

■ (五) 方法学验证

遵照《中国药典》相关指南,如 2020 版四部 9101 分析方法验证指导原则。

需要进行试验的主要内容有：专属性、线性(校正曲线)、范围、检测限(LOD)和定量限(LOQ)、精密度(包括重复性、中间精密度和重现性)、准确度、重复性、稳定性,耐用性(流动相的组成和 pH、不同品牌或不同型号的色谱柱、柱温、流速等)。

■ (六) 样品检测

方法学验证通过的方法即可用来定性定量测定供试品中的成分。

参考文献

[1] 王平.高效液相色谱在中药研究中的应用[M].北京：冶金工业出版社,2010.
[2] 国家药典委员会. 中华人民共和国药典[S].北京：中国医药科技出版社,2020.

第二十章
中药网络药理学及常用数据库简介

网络药理学是整合系统生物学、药物化学、药理学和生物化学的一门新兴学科。在集成生物学、医学、计算机科学、生物信息学等多学科基本理论和研究技术结果的基础上，通过构建"疾病-基因-靶点-药物"相互作用网络，在基因层面探析药物对疾病作用的分子机制，为多靶点药物的开发和机制研究提供依据。从药物开发角度看，网络药理学一改"一个药物，一个靶点，一个疾病"的传统药物研发模式，大大提高了针对多因素、多基因疾病药物的研发效率，是发展创新药物的重要途径；在药物机制研究方面，其对多成分、多靶点的单味中药及复方作用机制的研究尤具优势。借助于网络药理学有助于揭示中药复方的科学内涵，快速、准确地发现药物靶标，推动中医药的创新和发展。因此，网络药理学与中医药研究一经结合便迅速发展，中药网络药理学已成为现代中医药研究的重要内容和手段，在科研工作中具有重要的指导和实践意义。

本章就从中药网络药理学的大致发展脉络、研究思路和操作流程、中药网络药理学常用数据库等方面进行简要介绍。

一、中药网络药理学及其研究思路

■（一）中药网络药理学的概念

"个体化"与"整体观"是中医辨证施治的核心内涵。其中"个体化"与当今"精准医学"的理念高度契合；然而"整体观"下中药尤其是复方中药因其成分复杂、靶点众多，使得对其研究比较困难。这既阻碍了其作用机制的阐明，也不利于其有效成分的发现和新药的研发。

1999 年，李梢首先提出中医"证候"与"分子网络调节机制"存在可能的关联，并于 2007 年在国际上首先报道了中医寒热证生物分子网络和寒热方剂的网络调节效应，并建立了基于网络的中药研究策略。同年,英国邓迪大学 Hopkins 正式提出"网络药理学"(network pharmacology)这一名词,并认为网络药理学将成为"下一代药物研发模式"。由此可见,中医治则、治法蕴含的网络化调节是中医整体观的重要体现,这与现代药理学研究的"网络化"模式不谋而合。

中药网络药理学(TCM network pharmacology)就是利用网络药理学的原理和方法研究中药方剂,揭示其"君、臣、佐、使"复方药物网络、靶点生物分子网络与疾病/中医证候表型网络之间的共调节及映射关系(图 20-1),揭示中药方剂配伍的科学内涵及药效物质基础,阐明中药方剂的作用靶点及现代药理学作用机制或可能的毒副作用,为新药研发和合理用药提供科学依据。

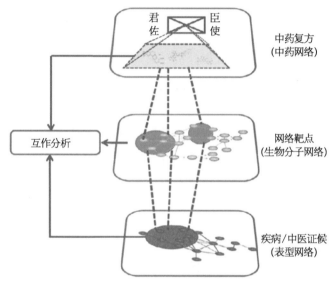

图 20-1　复方-靶点-疾病映射网络

[该原图来自李梢,张博.中药网络药理学:理论、方法与应用[J].中国天然药物,2013,11(2):110-120]

■ (二) 中药复方网络药理学的研究思路和流程

1. 中药复方活性成分及靶点的筛选　通过中医药相关数据库,如中药系统药理学数据库与分析平台(TCMSP)或中药分子机制生物信息学分析工具(BATMAN-TCM)等在线检索复方中各味中药的化学成分及其作用靶标。对于中药活性成分的筛选应充分考虑研究目的及研究对象的性质,如研究对象为口服药物,可以选择表征药物化学成分类药性的相关指标进行筛选;对于药物作用靶标的确定,可以选择活性成分的作用靶标或使用一些基于统计的算法进行筛选,最后将获得的靶标名称进行标准化,建立包含药物-活性成分-靶标的"药物活性成分靶标数据集"。

2. 疾病相关基因靶标的获取及筛选　通过疾病相关数据库如 GeneCards(MalaCards)或 OMIM 等在线检索目的疾病的相关基因,根据数据库提供的疾病基因关联度评分对疾病基因进行筛选,建立"疾病靶标数据集"。

3. 复方有效成分-靶标-疾病数据集的获取 将"药物活性成分靶标数据集"和"疾病靶标数据集"相交获得复方与疾病的共同靶点,即"复方有效成分-靶标-疾病数据集"。当疾病与复方的共同靶标占比较高时,此交集集合可以作为复方药物治疗疾病的潜在靶点。同时,此集合映射的药物活性成分即为复方治疗疾病的有效成分。

4. 交集靶点蛋白-蛋白互作网络的构建及网络关键基因筛选 将"复方有效成分-靶标-疾病数据集"提交至 STRING 网站,在线生成蛋白质-蛋白质互作(protein-protein interaction,PPI)网络。通过对网络节点中心度的分析确定网络的关键基因。

5. 交集靶点的 GO(Gene Ontology)功能富集分析 将"复方有效成分-靶点-疾病数据集"提交至如 DAVID 等网站进行 GO 功能富集分析,获得与交集基因相关联的基因本体功能。

6. 交集靶点的 KEGG 信号通路富集分析 通过 KEGG 数据库对"复方有效成分-靶点-疾病数据集"进行信号通路富集分析,获得与交集靶标相关联的信号通路(signal pathway)。

7. 科学假设的提出 依据 PPI 网络关键基因、KEGG 信号通路及 GO 功能分析的结果提出复方药物治疗疾病可能机制的假设,即科学研究假设。

8. 科学假设的验证 通过临床数据或设计的实验数据对科学假设进行验证,阐明其可能的作用机制;并可根据靶点映射结果寻找复方中主要的药效化合物来进一步研究。上述研究思路和操作流程可总结为图 20 - 2。

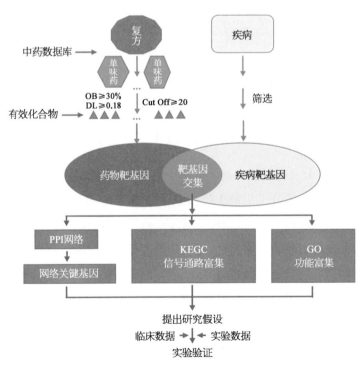

图 20-2 中药复方网络药理学研究思路和流程

二、中药网络药理学常用数据库简介

中药网络药理学研究过程中，经常需要获得中药的有效成分、靶点和疾病相关靶点等信息。众多网络平台为我们提供了相关资源，下面对常用的免费网络数据库平台进行简要的介绍。

■ （一）常用中药数据库简介

1. 中药系统药理学数据库与分析平台（The traditional Chinese medicine systems pharmacology database and analysis platform，TCMSP）　TCMSP（http://www.tcmspw.com/）由西北农林科技大学王永华教授团队开发。该平台收录了包括中国药典注册的 499 种中药，含 29 384 种成分、3 311 个靶标和 837 个相关疾病。平台提供了多种检索方式（图 20-3）。

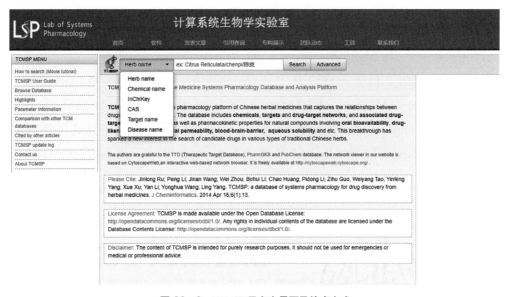

图 20-3　TCMSP 平台主界面及检索方式

此外，TCMSP 自身集成了成分（ingredients）、相关靶点（related targets）、相关疾病（related diseases）等信息，能捕捉药物、靶标和疾病之间的关系（图 20-4）。需要特别指出的是，TCMSP 在"成分"下提供了化合物成分的药代动力学信息，如类药性（DL）、口服生物利用度（OB）、血脑屏障（BBB）、肠上皮通透性（Caco-2）、脂水分配系数（LogP）和 H 键供体/受体（Hdon/Hacc）数量等，上述化合物的性质都是通过计算相关分子描述符或基于模型的预测结果，因此在使用时应根据研究目的谨慎选择。对于口服药物来说，通常情况下，潜在的活性成分具有较好的类药性及口服生物利用度。

尽管 TCMSP 信息丰富、功能强大，但其只收录中草药信息，而没有提供中药方剂中动物药和矿物药的相关信息。因此，在某些情况下要结合其他数据库的结果才能对某些方剂进行分析。

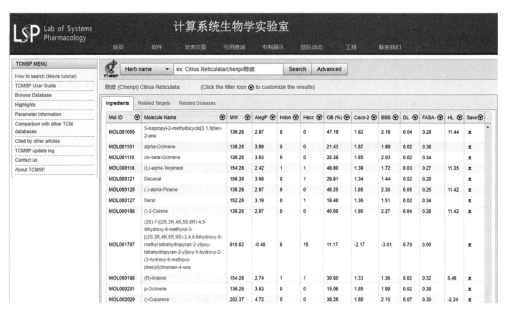

图 20-4　TCMSP 平台成分、相关靶点、相关疾病信息

2. 中药分子机制生物信息学分析工具(Bioinformatics Analysis Tool for Molecular Mechanism of Traditional Chinese Medicine，BATMAN - TCM)　BATMAN - TCM(http://bionet. ncpsb.org/batman-tcm/)由北京蛋白组研究中心贺福初院士和李栋研究员领导的团队开发。提供了复方(formula)、单味药(herb or herb list)、化合物(compound list)等 3 种检索方式(图 20-5)。

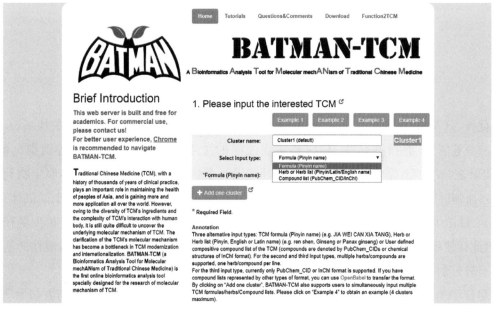

图 20-5　BATMAN - TCM 平台主界面及检索方式

BATMAN - TCM平台主界面提供了检索参数设定对话框,该平台开发了一种基于相似度的化合物靶标预测方法,可以设定化合物靶标关联度评分 Score cutoff 值作为筛选条件,默认值为 20,即筛选 Score cutoff≥20 的靶标进行分析。同时,平台还提供了各生物功能的富集分析,包括 GO 及 KEGG 信号通路富集,可通过设定关联分析校正的 P 值(Adjusted P - value)对富集结果进行筛选,默认值为 0.05。此外,还可以选择设定提示信息电子邮箱,任务号和分析完成提示信息会依次发送至设定邮箱(图 20 - 6)。

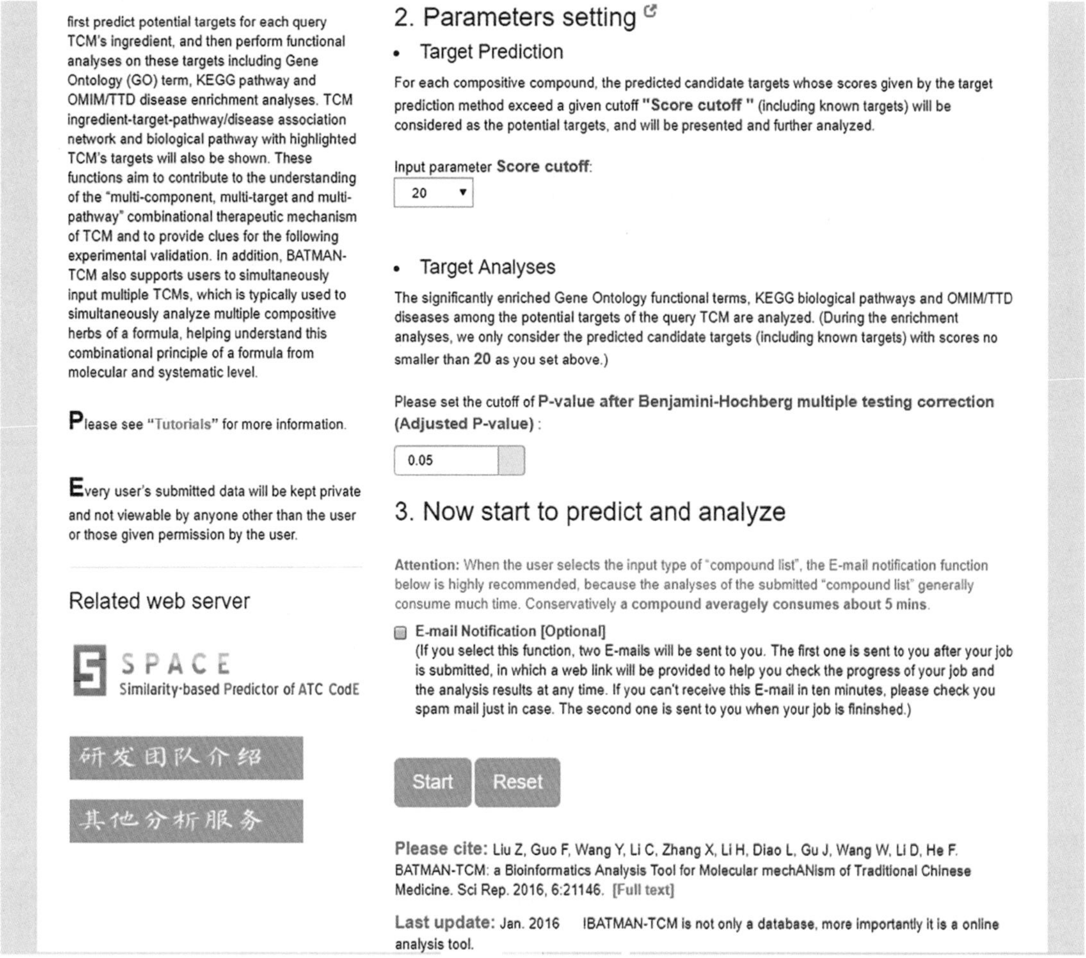

first predict potential targets for each query TCM's ingredient, and then perform functional analyses on these targets including Gene Ontology (GO) term, KEGG pathway and OMIM/TTD disease enrichment analyses. TCM ingredient-target-pathway/disease association network and biological pathway with highlighted TCM's targets will also be shown. These functions aim to contribute to the understanding of the "multi-component, multi-target and multi-pathway" combinational therapeutic mechanism of TCM and to provide clues for the following experimental validation. In addition, BATMAN-TCM also supports users to simultaneously input multiple TCMs, which is typically used to simultaneously analyze multiple compositive herbs of a formula, helping understand this combinational principle of a formula from molecular and systematic level.

Please see "Tutorials" for more information.

Every user's submitted data will be kept private and not viewable by anyone other than the user or those given permission by the user.

Related web server

S P A C E
Similarity-based Predictor of ATC CodE

研发团队介绍

其他分析服务

2. Parameters setting

• Target Prediction

For each compositive compound, the predicted candidate targets whose scores given by the target prediction method exceed a given cutoff "**Score cutoff** " (including known targets) will be considered as the potential targets, and will be presented and further analyzed.

Input parameter **Score cutoff**:

20 ▼

• Target Analyses

The significantly enriched Gene Ontology functional terms, KEGG biological pathways and OMIM/TTD diseases among the potential targets of the query TCM are analyzed. (During the enrichment analyses, we only consider the predicted candidate targets (including known targets) with scores no smaller than **20** as you set above.)

Please set the cutoff of P-value after Benjamini-Hochberg multiple testing correction (**Adjusted P-value**) :

0.05

3. Now start to predict and analyze

Attention: When the user selects the input type of "compound list", the E-mail notification function below is highly recommended, because the analyses of the submitted "compound list" generally consume much time. Conservatively a compound averagely consumes about 5 mins.

☐ E-mail Notification [Optional]
(If you select this function, two E-mails will be sent to you. The first one is sent to you after your job is submitted, in which a web link will be provided to help you check the progress of your job and the analysis results at any time. If you can't receive this E-mail in ten minutes, please check you spam mail just in case. The second one is sent to you when your job is fininshed.)

Start   Reset

Please cite: Liu Z, Guo F, Wang Y, Li C, Zhang X, Li H, Diao L, Gu J, Wang W, Li D, He F. BATMAN-TCM: a Bioinformatics Analysis Tool for Molecular mechANism of Traditional Chinese Medicine. Sci Rep. 2016, 6:21146. [Full text]

Last update: Jan. 2016   IBATMAN-TCM is not only a database, more importantly it is a online analysis tool.

图 20 - 6　BATMAN - TCM 检索参数设定

在检索结果界面显示了按照设定参数检索的结果,同时也可以点击"Download all the target prediction results"下载数据库对药物各成分所有靶点的分析结果(图 20 - 7)。

在检索结果 Result 2 中还提供了潜在靶点的生物信息学分析,包括 KEGG Pathway,Disease 和 Gene Ontology(GO)等分析结果(图 20 - 8)。其中,KEGG Pathway 下点击相应条目还会显示通路图信息(图 20 - 9)。

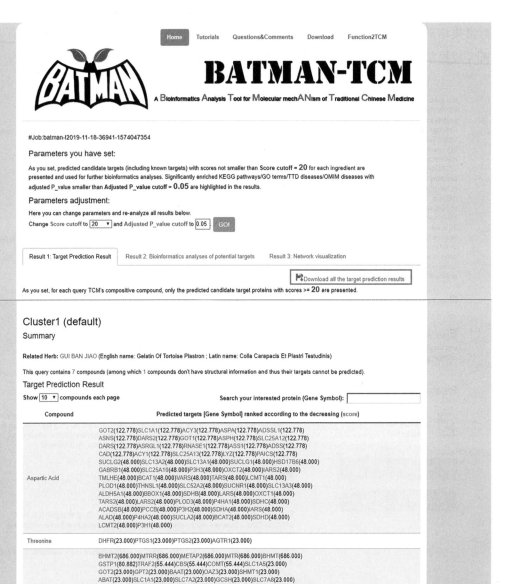

图 20 - 7　BATMAN - TCM 检索结果界面

Result 1: Target Prediction Result | **Result 2: Bioinformatics analyses of potential targets** | Result 3: Network visualization

⌷ Download all the enrichment analysis results

As you set, these enrichment analyses are based on predicted candidate targets with scores >= 20 of each query TCM's ingredient. The significantly enriched functional terms (Gene ontology term, KEGG pathway and OMIM/TTD disease) are highlighted in red, whose adjusted P_values are smaller than 0.05.

KEGG Pathway	Disease	Gene Ontology

Select table view KEGG pathway ▼

Enriched KEGG pathways

KEGG pathway	KEGG pathway n	Pathway mapping	Cluster1 (default) Adjusted p-va	Targets*
✤hsa00010	Glycolysis / Gluconeogenesis	Pathway Graph	1.00e+000	1
✤hsa00020	Citrate Cycle (TCA Cycle)	Pathway Graph	4.32e-005	8
✤hsa00071	Fatty Acid Degradation	Pathway Graph	2.16e-001	4
✤hsa00072	Synthesis And Degradation Of Ketone Bodies	Pathway Graph	1.41e-001	2
✤hsa00120	Primary Bile Acid Biosynthesis	Pathway Graph	9.48e-001	1
✤hsa00130	Ubiquinone And Other Terpenoid-Quinone Biosynthesis	Pathway Graph	1.64e-001	2
✤hsa00140	Steroid Hormone Biosynthesis	Pathway Graph	3.90e-001	4
✤hsa00190	Oxidative Phosphorylation	Pathway Graph	1.00e+000	4
✤hsa00230	Purine Metabolism	Pathway Graph	1.00e+000	6
✤hsa00232	Caffeine Metabolism	Pathway Graph	4.74e-001	1
✤hsa00240	Pyrimidine Metabolism	Pathway Graph	1.00e+000	2
✤hsa00250	Alanine, Aspartate And Glutamate	Pathway Graph	6.07e-015	17

*Annotation: Clicking on the "Pathway Graph" will lead to the pathway view with highlighted targets (denoted by different colors for different clusters). "Targets" are referred to as the targets mapped to this term, and clicking on the number will present the detailed target list.

Contact: Zhongyang Liu, liuzy1984@163.com, Beijing Proteome Research Center, Beijing, China.

图 20‑8　BATMAN‑TCM 平台潜在靶点生物信息学分析界面

#Job:batman-I2019-11-18-36941-1574047354

As you set, the predicted candidate targets with scores >= **20** are considered.

Cluster1
(default)

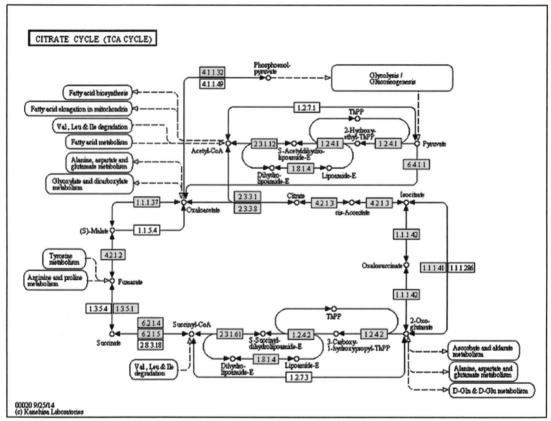

Acknowledgement: This picture is drawn based on the software of PathView.

Luo W, Brouwer C. Pathview: an R/Bioconductor package for pathway-based data integration and visualization[J]. Bioinformatics, 2013, 29(14): 1830-1831.

图 20‑9　BATMAN‑TCM 平台 KEGG Pathway 信号通路图

此外，在检索结果 Result 3 中还提供了结果的网络可视化形式（图 20‑10），点击 export 按钮可以下载相应的可视化图形文件。

BATMAN‑TCM 的优点是平台本身提供了复方、单味药、单体化合物检索及有效靶点的生物信息学分析结果；缺点是不能直接对 GO 和 KEGG 分析结果展示条形图或气泡图等统计图，需用户下载靶点后自行进行分析和绘制，且平台给出的可视化结果的数据文件不提供下载，故而难以进行个性化修改。但与 TCMSP 数据库相比，BATMAN‑TCMSP 收录了大量动物药和矿物药的靶点信息，与前述的 TCMSP 数据库结合使用基本可以满足对大多数中药方剂靶点检索的需求。

此外，常用的中药网络数据库还包括 TCMID、TCM Database@Taiwan 等。

Result 1: Target Prediction Result   Result 2: Bioinformatics analyses of potential targets   Result 3: Network visualization

Ingredient-target-pathway/disease network

As you set, the network graph is draw based on the known and predicted candidate target proteins with scores not smaller than 20 of each query TCM's ingredient. And in the "Simplified network view", only significantly enriched KEGG pathways and OMIM/TTD disease phenotypes with adjusted P_value smaller than 0.05 are shown .

Network Description

Edges:

Ingredient-target association: the protein is known or potential target of the ingredient

Target-pathway association: the target protein is a member of the biological pathway

Target-disease association: the target protein is a known related gene of the disease.

Nodes:

- Composite compound
- Drug Target
- KEGG pathway
- OMIM disease
- TTD disease
- Move
- Adaptive windowing
- Zoom In
- Zoom Out

To emphasize the important elements, the size of the target node, pathway node and disease node is proportional to their degree in the network, which is respectively defined as the number of compounds acting on the target, the number of targets involved in the pathway and the number of targets being known the disease-related genes.

There are two types of network view. Different from the "Whole network view", in the "Simplified network view" only those significantly enriched pathways/diseases (adjusted P-value <= cutoff set by users) are shown in the network.

Cluster1 (default)

To emphasize the important elements, in the network users can only exhibit those

targets with no fewer than   2   linking compounds.

1   4

Simplified network view   Whole network view

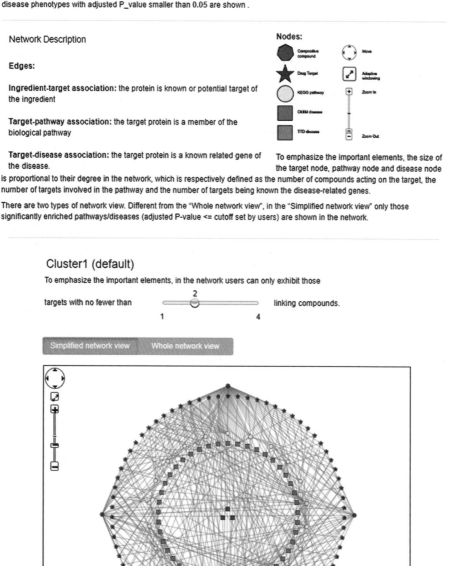

export

图 20‑10　BATMAN‑TCM 平台结果网络可视化结果

■（二）常用疾病相关基因数据库

1. GeneCards 人类基因数据库　GeneCards（https://www.genecards.org/）由以色列魏茨曼科学研究所（Weizmann Institute of Science）开发和维护。这里仅介绍 GeneCards 疾病模块（MalaCards，https://www.malacards.org/）相关基因的检索，其主页界面如图 20-11。

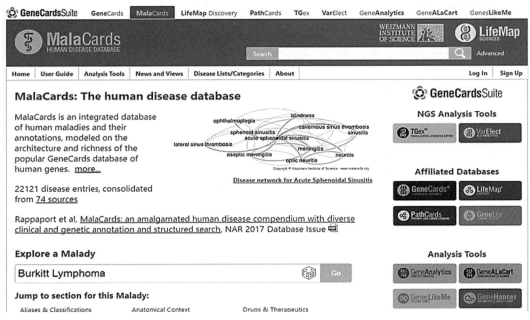

图 20-11　GeneCards（MalaCards）主页界面

在 Keywords 对话框中输入疾病名称，然后点击对话框右侧的检索按钮即可迅速进入检索结果界面（图 20-12）。

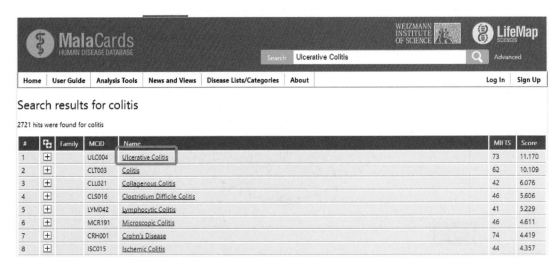

图 20-12　MalaCards 疾病检索结果界面

选择与 Keywords 匹配度最高的疾病链接(根据研究目的,此处可选择多个),点击进入该疾病的信息界面,下拉至 Genes 信息表(图 20－13),即可获得相应疾病的潜在关联靶标,并可通过关联度评分(Score)进行筛选。

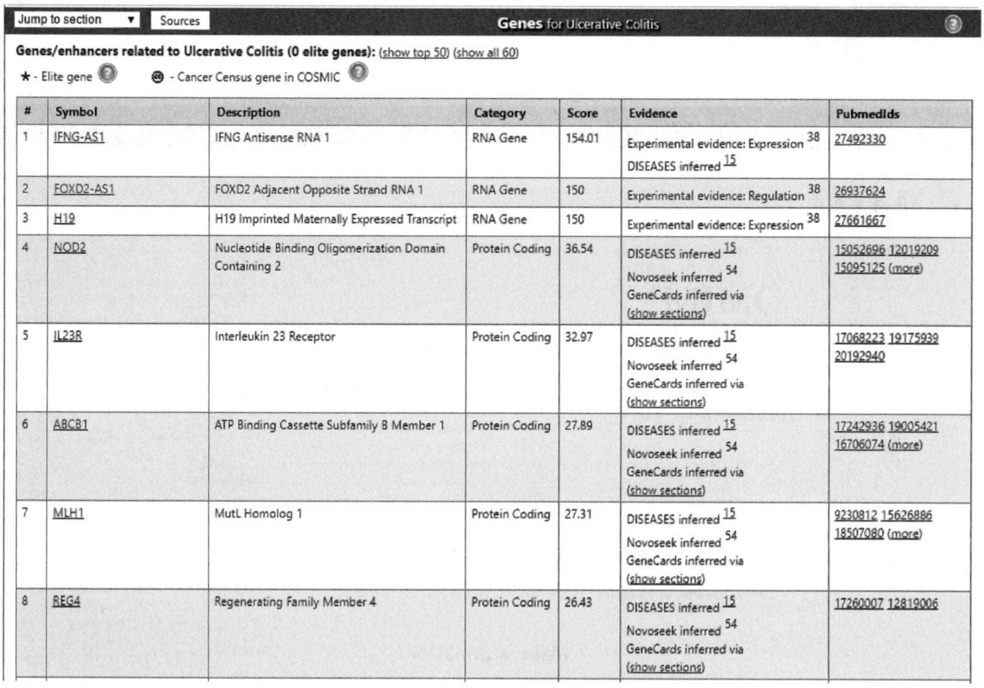

#	Symbol	Description	Category	Score	Evidence	PubmedIds
1	IFNG-AS1	IFNG Antisense RNA 1	RNA Gene	154.01	Experimental evidence: Expression 38 DISEASES inferred 15	27492330
2	FOXD2-AS1	FOXD2 Adjacent Opposite Strand RNA 1	RNA Gene	150	Experimental evidence: Regulation 38	26937624
3	H19	H19 Imprinted Maternally Expressed Transcript	RNA Gene	150	Experimental evidence: Expression 38	27661667
4	NOD2	Nucleotide Binding Oligomerization Domain Containing 2	Protein Coding	36.54	DISEASES inferred 15 Novoseek inferred 54 GeneCards inferred via (show sections)	15052696 12019209 15095125 (more)
5	IL23R	Interleukin 23 Receptor	Protein Coding	32.97	DISEASES inferred 15 Novoseek inferred 54 GeneCards inferred via (show sections)	17068223 19175939 20192940
6	ABCB1	ATP Binding Cassette Subfamily B Member 1	Protein Coding	27.89	DISEASES inferred 15 Novoseek inferred 54 GeneCards inferred via (show sections)	17242936 19005421 16706074 (more)
7	MLH1	MutL Homolog 1	Protein Coding	27.31	DISEASES inferred 15 Novoseek inferred 54 GeneCards inferred via (show sections)	9230812 15626886 18507080 (more)
8	REG4	Regenerating Family Member 4	Protein Coding	26.43	DISEASES inferred 15 Novoseek inferred 54 GeneCards inferred via (show sections)	17260007 12819006

图 20－13　MalaCards 疾病基因信息表

2. OMIM 数据库　在线人类孟德尔遗传(Online Mendelian Inheritance in Man, OMIM)(https://omim.org/)数据库源于 20 世纪 60 年代初由 Victor A. McKusick 博士建立的“孟德尔人类遗传(MIM)”目录,现由美国国家生物技术信息中心 NCBI 开发,界面如图 20－14。

点击 Gene Map 进入疾病相关基因检索界面如图 20－15。

在检索对话框中输入疾病名称,点击检索按钮即可返回检索结果界面,如图 20－16。

点击“Download as”下拉菜单,选择 Excel File 即可将结果下载为 Excel 格式的文件。“Gene/Locus”条目下的基因对应检索疾病的相关基因靶点。

目前,互联网上有多个疾病基因检索数据库,如治疗靶点数据库 Therapeutic Target Database (TTD)、PharmGKB、DisGeNET、DurgBank 等,这些数据库结合使用可以提高结果的准确性。因此,在实际工作中经常将多个数据库筛选的疾病相关基因合并后进行后续研究。

(三) 常用功能和通路富集分析在线数据库

1. 注释、可视化和整合发现数据库(The Database for Annotation, Visualization and Integrated Discovery, DAVID)　由美国弗雷德里克国家癌症研究所 Richard A Lempicki 领导的团队开

发，目前最新版本为 DAVID 6.8（更新至 2016 年 10 月）。DAVID 提供了一套完整的功能性注释工具，供研究人员理解大量基因背后的生物学意义。

2. DAVID GO 和 KEGG 富集分析操作简介　首先，登录 DAVID（https：//david.ncifcrf.gov/home.jsp），主界面如图 20－17。然后，点击"Functional Annotation"选项卡进入基因列表上传界面，如图 20－18。

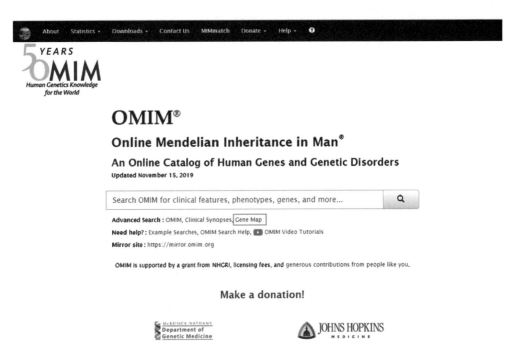

图 20－14　OMIM 主页界面

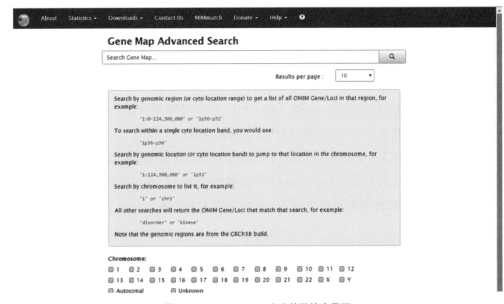

图 20－15　Gene Map 疾病基因检索界面

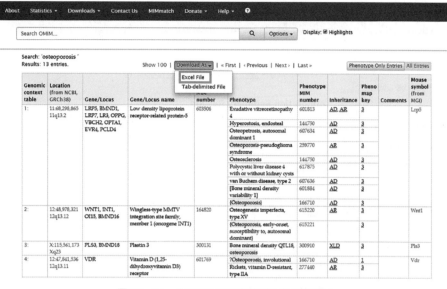

图 20-16　OMIM 疾病相关基因检索结果界面

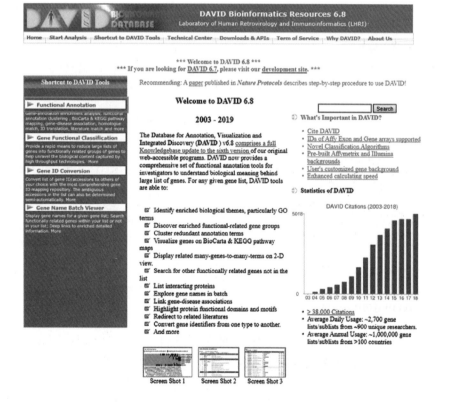

      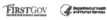

图 20-17　DAVID 主页界面

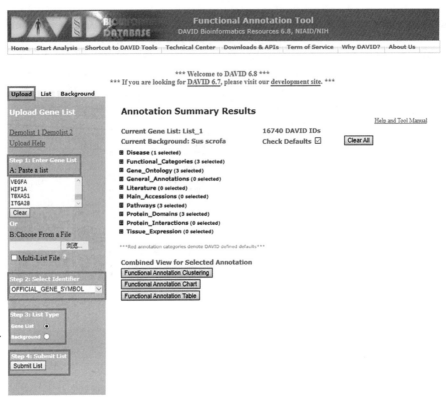

图 20‑18　DAVID 基因列表上传及列表类型选择界面

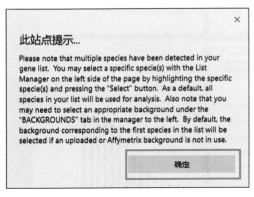

图 20‑19　DAVID 基因种属选择提示对话框

选择"Upload"选项卡，在"Step 1：Enter Gene List"对话框中粘贴待分析的基因列表（如 Gene Symbol），在"Step 2：Select Identifier"中选择对应的类型如"OFFICAL_GENE_SYMBOL"，在"Step 3：List Type"中选择"Gene List"，最后点击"Step 4：Submit List"下的 Submit List 按钮。这时，网站会弹出种属选择提示框如图 20‑19。

单击"确定"按钮进入 DAVID 种属选择界面（图 20‑20），在 List 选项卡下选择种属，如人为"Homo sapiens(105)"，括号内的数字为提交的基因数目；然后选择 List Manager 下对应的 List（提交多个 list 或前面操作多次时会有多个 list），点击"Select List to"下的"Use"按钮进入新界面。

在新界面（图 20‑21）中，首先点击页面右侧上方的"Clear All"按钮，清空所有勾选项；然后点击"Gene_Ontology"前的"＋"号，勾选"GOTERM_BP_DIRECT""GOTERM_CC_DIRECT""GOTERM_MF_DIRECT"；点击"Pathways"前的"＋"号，勾选"KEGG_PATHWAY"；最后点击"Functional Annotation Chart"按钮提交分析。此处的"BP""CC""MF"

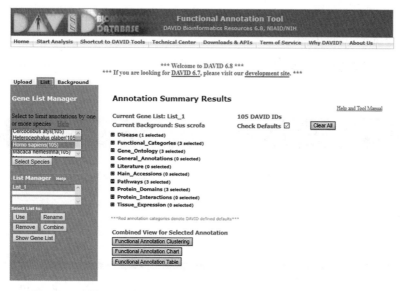

图 20 - 20　DAVID 种属选择及基因列表确认页面

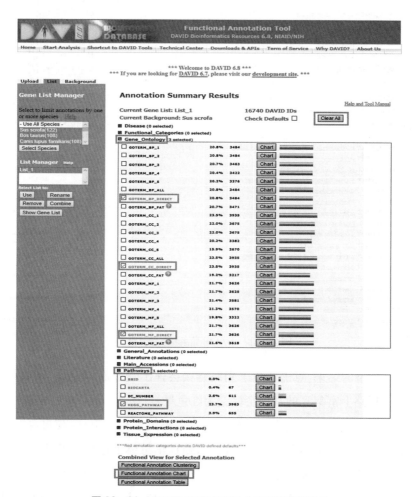

图 20 - 21　DAVID GO 和 KEGG 分析参数选择界面

分别代表 GO 分类中生物过程(Biological Process)、细胞组分(Cellular Component) 和分子功能(Molecular Function)3 个部分。

系统在新弹出的页面会显示分析结果,可以点击列表右上方的"Download File"按钮下载结果(图 20 - 22)。

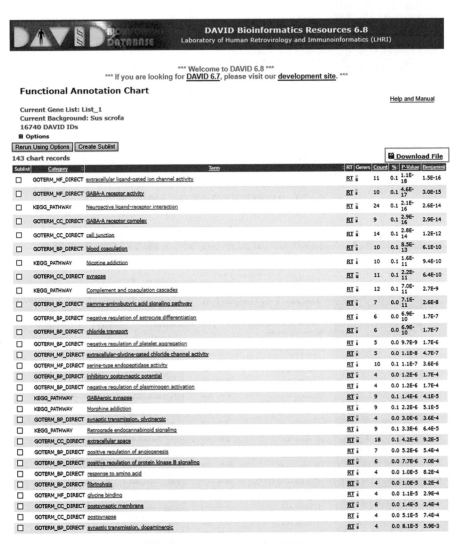

图 20 - 22　DAVID 结果和下载界面

对于 KEGG 类型的结果,点击蓝色下划线链接会弹出新界面,显示具体通路图。提交的 Gene List 中在本通路上富集到的基因会标记为红色星号(图 20 - 23)。

总之,中药网络药理学的出现为中医药相关研究提供了有力工具,其自身在不断发展中,新的研究方法和工具在不断涌现。但是中药网络药理学总体上还处于起步阶段,尚面临较多的挑战,如生物数据库资源的质量及可靠性评价、网络分析结果的验证等,对于中医药工作者来说,在充分掌握网络药理学研究方法的基础上,进行中医药相关研究的理性设计至关重要,

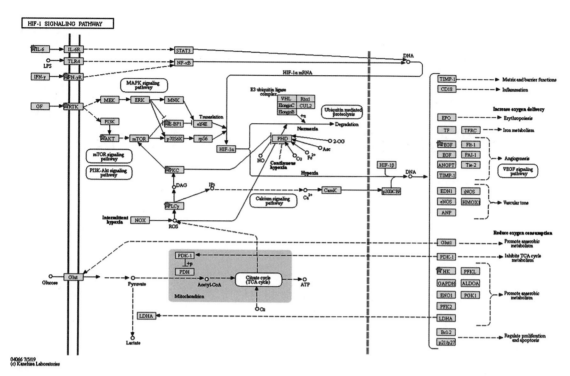

图 20 - 23 DAVID KEGG 信号通路图

从而加速中医药的现代化和国际化。

参考文献

［1］Hopkins AL. Network pharmacology［J］. Nature Biotechnol，2007，25(10)：1110 - 1111.

［2］李梢，张博.中药网络药理学：理论、方法与应用(英文)［J］.中国天然药物，2013，11(2)：110 - 120.

［3］Zhao J，Yang J，Tian S，et al. A survey of web resources and tools for the study of TCM network pharmacology
［J］. Quantitative Biology，2019，7(1)：17 - 29.

第二十一章
蛋白质组学、代谢组学技术研究方法

❦

在分子生物学研究中，与生命科学和医学相关的组学主要包括基因组学（genomics），转录组学（transcriptomics），蛋白质组学（proteomics），代谢组学（metabolomics），脂类组学（lipidomics），免疫组学（immunomics），糖组学（glycomics）和 RNA 组学（RNomics），影像组学（radiomics），超声组学（ultrasomics）等。本章主要介绍蛋白质组学和代谢组学研究方法。

一、蛋白质组学及其应用

（一）蛋白质组学基本概念

蛋白质组学概念由澳大利亚科学家 Wilkins 等率先提出，是从整体水平上研究细胞、组织、器官或生物体的蛋白质组成及其变化规律的科学。

（二）蛋白质组学的研究方法

蛋白质组学根据不同的研究阶段可以分为 4 个主要步骤：组织或细胞的制备与分离（表 21‑1）、蛋白质的提取、蛋白质的分离和鉴定、生物信息学分析。

表 21‑1　样品制备要求与方法

样　本	制　备　要　求　与　方　法
动物组织	性别、年龄、体重等指标相近的动物，精确取样，剥离血管、脂肪等，灌流法除血，剪成小块，吸水纸吸干、液氮速冻后−80℃保存
细胞样本	细胞培养好之后，用胰酶消化，预冷 PBS 洗涤 3～5 次，低速离心（1 000 g，4℃，5 min），弃上清液。液氮速冻，−80℃保存

（续表）

样　本	制　备　要　求　与　方　法
血清	收集全血至真空采血管，轻轻上下颠倒混匀；4℃放置 30～45 min，4℃ 1 300 g 离心 10 min；取上清液，混匀，瞬时离心。−80℃保存。
血浆	采集血液样本，加入抗凝剂，轻轻上下颠倒混匀；4℃ 1 300 g 离心 10 min；取上清液，混匀，瞬时离心，−80℃保存

1. 组织或细胞的制备及分离

（1）原则：细胞和组织样品的制备应尽可能减少蛋白质的降解，并提高样品的溶解度，在整个电泳过程中保持蛋白质的溶解状态；防止溶液介质对蛋白质的人为修饰；尽量去除起干扰作用的高丰度或无关蛋白质，从而保证待研究蛋白质的可检测性；要根据蛋白质的溶解性和蛋白质在细胞中不同的细胞器定位进行分级。如对于定位于细胞核、线粒体或高尔基体等细胞器的蛋白质，可以应用超速离心的方法富集；对于疏水性强的蛋白质可以采用分级提取的方法；对于临床组织样品，如肿瘤组织可以采用激光捕获微解剖（laser capture microdissection，LCM）技术分离癌变上皮类细胞。

（2）方法

1）根据研究目的选择：研究目的是获得尽可能多的蛋白质，还是仅获得所感兴趣的某些蛋白质；是要求全蛋白质表达谱，还是可重复的清晰图片；是需要让蛋白质变性后进行二维电泳还是需要蛋白质保持活性。目的不同，提取液的成分也不同。如更注重保持蛋白质的活性，则需要用 PBS 或 Tris - HCl 等缓冲液。

2）根据蛋白质不同特性选择：碱性蛋白质用偏酸性的提取液提取，酸性蛋白质用偏碱性的提取液提取。稀浓度的盐可促进蛋白质的溶解，同时因盐离子与蛋白质部分结合，具有保护蛋白质不易变性的优点。故可在提取液中加入少量的 NaCl 等中性盐，一般以 0.15 mol /L 浓度为宜。对于和脂质结合比较牢固或分子中非极性侧链较多的蛋白质和酶，可用乙醇、丙酮和丁醇等有机溶剂提取。

3）根据组织蛋白质不同选择：如膜蛋白的提取方法，一般为先用合适的方法分离膜，然后提取膜蛋白，并选择特殊的去污剂选择性分离膜蛋白。

4）低丰度蛋白质的提取：可以将细胞或组织中的全体蛋白质分为几部分，分别进行蛋白质组学研究。

2. 蛋白质的提取　蛋白质的提取有标准的方案（图 21 - 1），见第九章。提取的蛋白质一般需要用定量、半定量、凝胶等方法进行质量检验或质量控制（表 21 - 2）。蛋白质浓度测定有 Bradford 法、BCA 法和 SDS - PAGE 法（考染、银染）。如果蛋白质有明显的降解或抽提过程有核酸的污染，不推荐用于后续的组学研究中。

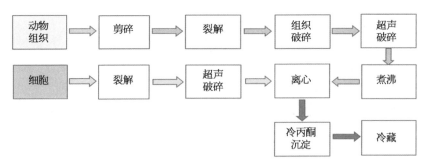

图 21-1   常规样品蛋白质提取流程

表 21-2   常规样品蛋白质组学检测需求量

样 本 类 型	定量蛋白质组			修饰蛋白质组	
	iTRAQ	Label-free	高深度定量	磷酸化	乙酰化/泛素化/N-糖基化
动物组织（常规脑、心、肝、脾肺肾、肌肉、皮肤等）	300 mg	150 mg	600 mg	1 g	1 g
细胞（悬浮/贴壁培养细胞）	50 μl 细胞沉淀	50 μl 细胞沉淀	150 μl 细胞沉淀	200 μl 细胞沉淀	500 μl 细胞沉淀
血浆/血清	500 μl	300 μl	1.5 ml	1 ml（不去高丰度）	1.5 ml（不去高丰度）

3. 蛋白质的分离和鉴定   蛋白质的分离、鉴定是蛋白质组学的关键部分，要研究一类细胞或组织中的蛋白质组，首先需要将不同性质（如不同分子量、不同等电点、不同的电荷）的蛋白质分开，然后针对分离开的蛋白质做深入的鉴定研究，以区分不同的细胞或组织中蛋白组成的不同。

（1）双向凝胶电泳（two-dimensional electrophoresis, 2-DE）：即二维凝胶电泳技术，1975年由意大利生化学家 O'Farrell 和 Klose 发明。利用蛋白质的带电性和分子量大小的差异通过等电聚焦电泳和 SDS-PAGE 的组合来分离蛋白质，即先进行第一向的等电聚焦电泳（按照pH 分离蛋白质），然后再进行第二向 SDS-PAGE（按照分子量大小分离蛋白质），最后经银染色或考马斯亮蓝染色得到二维分布的蛋白质电泳图（图 21-2）。该技术可以分离 10～100 kD 分子量的蛋白质，具有较高灵敏度和分辨率，可与质谱分析匹配。目前新型的非凝胶技术有液相色谱法（liquid chromatography, LC）和毛细管电泳（capillary electrophoresis, CE）。

（2）色谱法（chromatography）：是利用不同物质在不同相态的选择性分配，以流动相对固定相中的混合物进行洗脱，混合物中不同的物质会以不同的速度沿固定相移动，最终达到分离的效果，是一种分离和分析方法。实验过程如图 21-3 所示。

（3）毛细管电泳（capillary electrophoresis, CE）：是一类以毛细管为分离通道，以高压直流场为驱动力，依据样品中各组分之间淌度和分配行为上的差异而实现分离的电泳分离分析方法。该技术可分析的成分小至有机离子、大至生物大分子，如蛋白质、核酸等（图 21-4）。

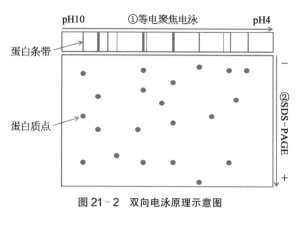

图 21-2　双向电泳原理示意图

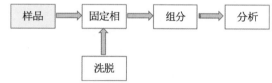

图 21-3　色谱法分离蛋白质的实验过程示意图

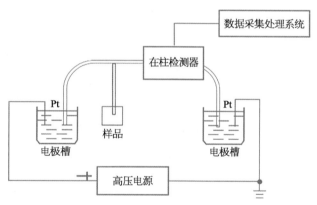

图 21-4　毛细管电泳分离蛋白质装置示意图

（4）质谱法（mass spectrometer,MS）：其基本原理是使样本中各组分在离子源中发生电离,生成不同荷质比（m/z）的带电荷的离子,经加速电场的作用,形成离子束,进入质量分析器。在质量分析器中,再利用电场和磁场使发生相反的速度色散,将它们分别聚焦而得到质谱图,从而对物质进行结构鉴定和定量分析。质谱仪组成及工作原理见图21-5。

色谱-质谱联用是现在应用最为广泛的蛋白质组学研究方法,根据色谱流动相的不同又分为气相色谱-质谱联用（GC-MS）和液相色谱-质谱联用（HPLC-MS）。样品在色谱部分和流动相分离,被离子化后,经质谱的质量分析器将离子碎片按质量数分开,经检测器得到质谱图。气质和液质联用体现了色谱和质谱优势的互补,将色谱对复杂样品的高分离能力,与MS具有高选择性、高灵敏度及能够提供分子量与结构信息的优点结合起来,如图21-6所示。

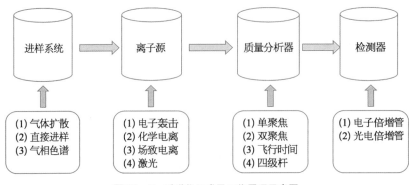

图 21-5 质谱仪组成及工作原理示意图

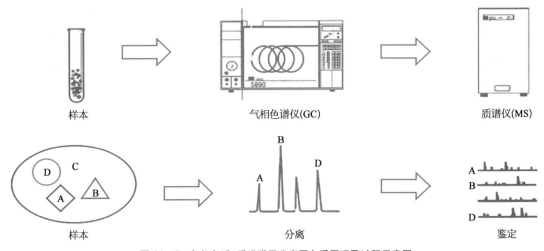

图 21-6 气相色谱-质谱联用分离蛋白质原理及过程示意图

■（三）蛋白质组学分类

1. 定量蛋白质组学（quantitative proteomics） 是对一个基因组表达的全部蛋白质或一个复杂混合体系内所有蛋白质进行精确鉴定和定量。可用于筛选和寻找任何因素引起的样本之间的差异表达蛋白质，结合生物信息学揭示细胞生理病理功能，同时也可对某些关键蛋白质进行定性和定量分析。

（1）标记定量：带同位素标签的蛋白质组学技术（TMT/iTRAQ）均为体外标记技术，采用 N（4/8/10）种同位素编码的标签，通过特异性标记多肽的氨基基团，然后进行串联质谱分析，可同时比较 N 个不同样品中蛋白质的相对含量。在一级谱图中，来自不同样本的同一肽段，标记后表现为相同的质荷比。在二级谱图中，报告基团、平衡基团和反应基团之间的键断裂，带不同同位素标签的同一肽段产生质量不同的报告离子，根据报告离子的丰度可获得样本间相同肽段的定量信息，再经过软件处理得到蛋白质的定量信息（图 21-7）。

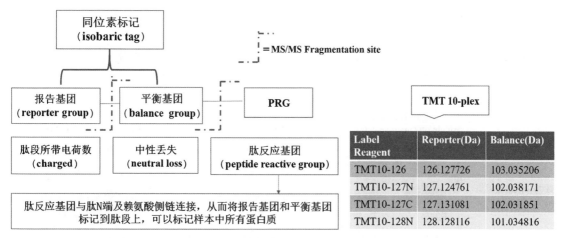

图 21-7 标记定量蛋白质组学检测示意图

（2）非标记定量 非标记（label free）蛋白质组学定量技术，通过液质联用技术对蛋白质酶解肽段进行质谱分析，比较不同样品中相应肽段的信号强度，从而对肽段对应的蛋白质进行相对定量（图 21-8）。

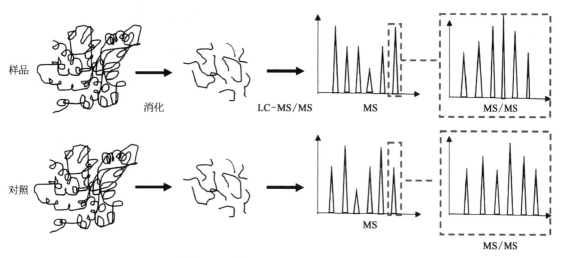

图 21-8 非标记定量蛋白质组学检测示意图

（3）数据非依赖性采集（data independent acquisition，DIA）：是指样品在进入二级质谱时，按照设定的质荷比 m/z 范围，对该范围内所有的母离子进行碎片化，而不是依赖信号强度进行母离子的挑选。与传统的数据依赖性采集（data dependent acquisition，DDA）模式相比，DIA 方法具有重复性好、蛋白质覆盖率高、定量准确性高等特点，适用于大样本，但样本少时成本较高（图 21-9）。

2. 定性蛋白质组 蛋白质定性分析是指利用质谱法进行蛋白质鉴定和序列分析（图 21-10）。

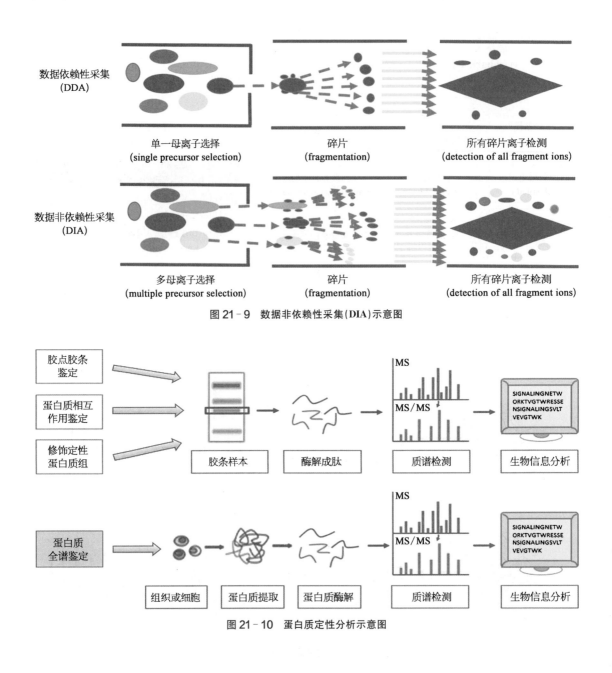

图 21‑9 数据非依赖性采集(DIA)示意图

图 21‑10 蛋白质定性分析示意图

二、代谢组学及其应用

■ (一) 概述与原理

代谢组学(metabonomics/metabolomics)是对生物体内所有代谢物进行定量分析,并寻找代谢物与生理病理变化的相对关系的研究方式,是系统生物学的组成部分。首先代谢组学是通过考察生物体系在一特定生理时期内受到刺激或扰动前后所有小分子代谢物的组成及其含量变化,从而表征生物体系的整体代谢特征。其研究对象是分子量 1 kD 以下的小分子物质,如糖、有机酸、脂质、维生素、氨基酸、芳香烃之类的化合物,可以进行定性和定量分析。其次,研究代谢物的表达量变化、代谢物与生理病理变化的关系,能够帮助寻找新的生物标记物,发现新的代谢途径,以及更进一步深入了解目前已知的代谢途径,应用于疾病的早期诊断、药物靶点的发现、疾病的机制研究及疾病诊断等方面。图 21-11 所示为分析流程图。

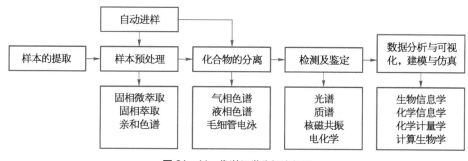

图 21-11 代谢组学分析流程图

(二)研究层次与方法

根据研究的对象,代谢组学研究可以分为 4 个层次。① 代谢物靶标分析,即对个别特定组分分析。② 代谢轮廓分析,即研究人员假定了一条特定的代谢途径,并对预设组分进行更深入的研究。③ 代谢组学,即特定样品中所有代谢物的分析,这是我们通常所说的代谢组学所指代的内容。④ 代谢指纹分析,即比较不同样品中各自的代谢物指纹图谱。

研究方法与蛋白质组学的研究类似,包含核磁共振(NMR,见表 21-3)、气相色谱-质谱联用(GC-MS,见表 21-4)和液相色谱-质谱联用(HPLC-MS)色谱、毛细管电泳。NMR 技术是磁矩不为零的原子核,在外磁场作用下自旋能级发生塞曼分裂,共振吸收某一定频率的射频辐射的物理过程。GC-MS 技术是载气推动复杂分析物,经气相色谱分离,进入到高真空质谱系统的离子源进行离子化。根据不同碎片离子在电磁场的不同运动行为,按质荷比(m/z)排列得到质谱信息,进而实现代谢物的定性定量。HPLC-MS 技术(表 21-5),是对样品在色谱部分和流动相分离,被离子化后,经质谱的质量分析器将子母离子碎片按质量数分开,经检测器得到化合物质谱信息,进而得到代谢物的定性定量结果。

表 21-3 NMR 技术优缺点

优 点	缺 点
(1) 无损的多参数和动态监测技术	(1) 灵敏度低,500 Hz 的检测限理论为 10 μM
(2) 样品需求量小,前处理比较简单,对于复杂的生物样本比较合适	(2) 检测动态范围有限,很难同时检测一个样品中含量相差很大的物质
(3) 检测时间短,保证样品在检测时间内维持原有性质	(3) 检测的化合物数量有限

（续表）

优　点	缺　点
(4) 丰富的分子结构和动力学信息	
(5) 同时完成定性定量分析,数据后处理简单灵活	
(6) 检测物质没有偏向性	

表 21-4　GC-MS技术优缺点

优　点	缺　点
(1) 重现性好,技术成熟	(1) 样品处理过程烦琐
(2) 分辨率和灵敏度高	(2) 主要分析挥发性物质和可衍生化的具活性氢基团物质
(3) 有成熟的商业数据库,结构定性可靠	

表 21-5　HPLC-MS技术优缺点

优　点	缺　点
(1) 分析范围广,分离能力强,灵敏度和分辨率高于其他平台	没有成熟的商业数据库,仪器平台价格昂贵
(2) 样本前处理简单,重现性好	
(3) 检测物质没有偏向性,可以分析不稳定、不易衍生化、难挥发和分子量大的代谢物,可对极性化合物有较好的检测	

■ (三) 生物信息学分析方法

1. 多维统计方法介绍

(1) 主成分分析(principal component analysis, PCA):是一种无监督模式识别的多维数据统计分析方法,通过正交变换将一组可能存在相关性的变量转换为一组线性不相关的变量,转换后的这组变量称主成分。其判别模型质量好坏的主要参数为 R^2X,该值代表降维后的数据对原始数据的解释率,该值越接近 1 越理想。从 PCA 的得分图中(图 21-12),还能看到质控(QC)样本聚类情况,以判断整个分析方法(包括前处理方法和仪器分析系统)的可靠性。

(2) 偏最小二乘判别分析(partial least squares discrimination analysis, PLS-DA):是一种有监督的分析方法,它将多维数据在压缩前先按需要寻找的差异因素分组,找到与用于分组的因素最相关的变量,而减少一些其他因素的影响。具体做法是分别提取自变量 X 与因变量 Y 中的成分,然后计算成分间的相关性。这种有监督的分析方法会预先设定 Y 值来进行目标分类和判别,它有两个作用:一是能很好地模拟 X 和 Y 两个矩阵;二是能分析 X 和 Y 之间的关系(图 21-13)。

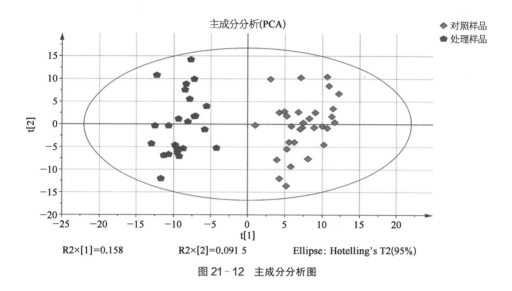

图 21‑12　主成分分析图

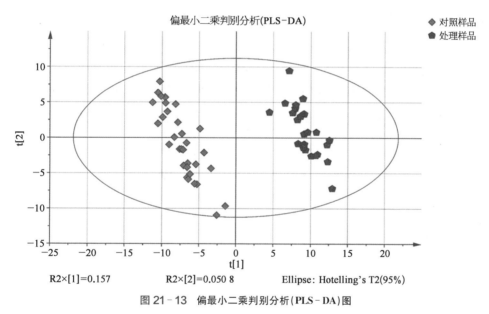

图 21‑13　偏最小二乘判别分析（PLS‑DA）图

（3）正交最小偏二乘判别分析（orthogonal partial least squares discrimination analysis，OPLS‑DA）：是结合正交信号矫正（OSC）和 PLS‑DA 方法，也是 PLS‑DA 的扩展，能够将 X 矩阵信息分解成与 Y 相关和不相关的两类信息，去除与分类无关的信息，在不降低模型预测能力的前提下，有效减少模型的复杂性和增强模型的解释能力（图 21‑14）。

评价模型分类效果的参数有 R^2X，R^2Y 和 Q^2，其中 R^2X 和 R^2Y 分别表示所建模型对 X 和 Y 矩阵的解释率，Q^2 表示模型的预测能力，这 3 个指标越接近于 1 时表示模型越稳定可靠，$Q^2>0.5$ 时可认为是有效的模型，$Q^2>0.9$ 时为出色的模型。

（4）模型质量评价：响应排序检验（response permutation testing，RPT）是一种用来评价

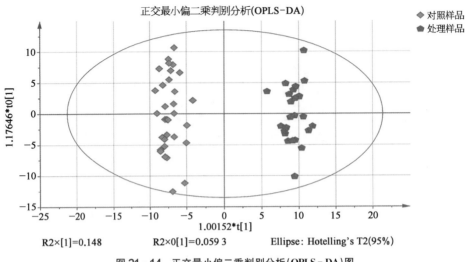

图 21-14 正交最小偏二乘判别分析(OPLS-DA)图

（O）PLS 模型准确性的随机排序方法。该方法固定 X 矩阵,将先前定义的分类 Y 矩阵的变量 （如 0 或 1）进行随机排列 n 次（一般 100～1 000 次）,每次排列组合后,构建新的 OPLS 模型, 计算相应的模型累积的 R^2Y 和 Q^2Y 值。将原始分类的 Y 矩阵、n 次不同排列的 Y 矩阵与 R^2Y、Q^2Y 进行线性回归,得到的回归直线与 y 轴的截距值作为衡量模型是否过拟合的标准。 通常 R^2Y 和 Q^2Y 直线的斜率越接近水平直线,则模型越有可能过拟合;使用 RPT 检验时,一 般要求这种情况的 $Q^2 < 0$（图 21-15）。

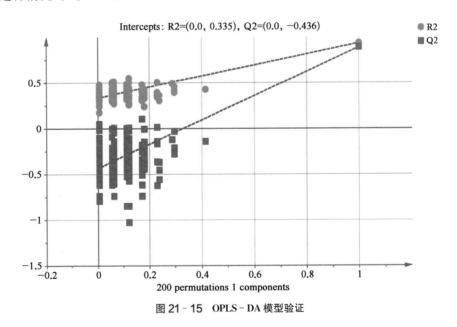

图 21-15 OPLS-DA 模型验证

2. 差异代谢物生物信息分析

（1）富集分析:通常是分析一组代谢物在某个功能节点上是否出现过,原理是由单个代谢物的注释分析发展为代谢物集合的注释分析。富集分析提高了研究的可靠性,能够识别出与生物现象最相关的生物学过程。

(2) 相关性分析:是研究两个或两个以上处于同等地位的随机变量间的相关关系的统计分析方法。两个变量之间的相关程度通过相关系数 r 来表示,相关系数 r 的值在 0～1 时,两个变量间呈正相关,呈现出同增同减的关系;负相关时,r 值在 −1～0,呈现出此消彼长的关系。r 的绝对值越接近 1,两变量的关联程度越强;r 的绝对值越接近 0,两变量的关联程度越弱。

(四) 常见样本准备

1. 原则

(1) 每组至少 6 个样品重复,标识要清晰,防止样品错乱;临床样本一般建议 30 例以上。

(2) 生物体内代谢处于动态过程中,取样时要进行液氮淬灭,以保持样品在实验结束时的代谢水平,样品要提前进行分装,以保证后期解冻次数尽量少。

(3) 整个运输和保藏均需要严格低温,尽可能降低样品在运输储藏过程中发生代谢变化,保证结果的真实性。

2. 具体要求

(1) 组织样本:选取干净的目标部位组织,取材均一。用无尘吸水纸快速吸去残留的体液,将组织剪切成边长 0.5 cm 小块或 100 mg 左右小块,精确称量后将组织块在盛有液氮的锡纸槽中速冻,再装入液氮预冷的螺口冻存管中,迅速进行液氮速冻 5 min 以上,转移至 −80℃冰箱冻存。

(2) 血清:收集全血至真空采血管(如 BD 的红头真空采血管),动物血清可用 10～15 ml 离心管收集,静置 30～45 min,4℃,≤1 300 g(根据物种稍微进行调整)离心 10 min。移液器将上层血清转移到 1.5 ml 离心管内(防止溶血),每管不低于 100 μl(精确量取),−80℃保存。

(3) 血浆:使用含抗凝剂的采血管(如 BD EDTA 血常规管),轻柔地上下颠倒混匀,持续 8～10 次,以混匀血液和抗凝剂,然后 4℃,≤1 300 g(根据物种稍微进行调整)离心 10 min。移液器将上层血浆转移到 1.5 ml 离心管内(防止溶血),每管不低于 100 μl(精确量取),−80℃保存。

(4) 尿液:晨起中段新鲜尿液(临床样本)或代谢笼 24 h 新鲜尿液(动物样本)直接分装到离心管中,收集后立即 4℃,400～1 000 g 离心 10～15 min,去除细胞和杂质,收集上清液。再 10 000～15 000 g,于 4℃离心 10 min 后,吸取中层澄清的尿液,用 1.5 ml 离心管分装,每管 1 ml(精确量取),−80℃冷冻样品。

(5) 粪便样本:根据实验收集消化系统不同位置的粪便,如肠道内容物或排出粪便,精确称量后等量分装,不得固液混合,液氮速冻后保存至 −80℃。

随着系统生物学的发展对各层次的组学有了更新更高的要求,现在一个发展趋势是多层组学整合分析,即是指对来自不同组学的数据源进行归一化处理、比较分析,建立不同组间数据的关系,综合多组学数据对生物过程从基因、转录、蛋白质和代谢水平进行全面的深入的阐释,从而更好地对生物系统进行全面了解。另外,随着精准医疗的发展,个体化的各组学的检测也提高到了疾病诊断和治疗指导的高度。

参考文献

[1] 张颖君,高慧敏,李辉,等.蛋白质组学研究中的样品制备[J].华北农学报,2006,21(增刊):7-10.

[2] Ruixin Liu, Jie Hong, Xiaoqiang Xu, et al. Gut microbiome and serum metabolome alterations in obesity and after weight-loss intervention[J]. *Nature Medicine*,2017,23(7):859-868.

第二十二章
动物与细胞实验的系统评价与 Meta 分析

一、动物与细胞实验系统评价的现状与意义

证据是循证医学(evidence-based medicine,EBM)的核心,基于随机对照试验(randomized controlled trial,RCT)的系统评价是当前公认的循证医学最高级别证据。近些年随着循证医学的推广和应用,国内系统评价和 Meta 分析大量涌现,为临床实践提供了很好的证据支持。系统评价方法学在临床研究领域中被作为广泛用于评价临床研究证据的工具,但它在动物实验和细胞实验领域应用仍然十分有限。1993 年第一篇动物实验系统评价发表,此后数量呈逐年递增趋势,但较临床试验仍为少数,这可能是由于动物与细胞实验的系统评价尚缺乏完善系统的方法学支持。而方法学家认为,实验研究的系统评价能够确保尽可能使用现有的实验资料,促进对实验研究有效性的认识、提高评价的精确性、促进实验数据被推广到人类范围的认识和肯定。

在卒中、心脏疾病和创伤修复领域,已陆续发表了同时评价动物实验和临床试验的系统评价。系统评价也发现许多动物实验研究设计不够严谨,几乎无法正确报告随机和盲法的具体方法,或缺乏来自实验研究的前期证据,但仍然进行临床试验。有偏倚或不精确的实验结果,将导致临床试验中无益甚至有害的测试。动物和细胞实验的系统评价将提高临床试验效能预测的准确性,减少出现阴性结果的风险,可以用于决定动物实验结果何时可被临床接受,终止不必要的临床试验。这样的系统评价研究不仅有助于促进有价值的实验结果及时向临床研究转化,而且为评价实验动物模型的合理性提供了机会。

动物与细胞实验系统评价的方法学原则与其他任何系统评价一致。根本上,系统评价就是采用减少偏倚和随机错误的系统方法所做的一个客观评价,其方法将在本章方法学部分详述。一个系统评价首先需明确地提出问题和明确纳入标准,按照纳入标准全面收集用于研究的数据,没有偏倚地选择和提取数据,严格评价数据,正确整合数据,通过有用的数据支持结论。做系统评价与做实验研究需要相同的措施来避免偏倚和随机错误,高质量的系统评价可

提供基于当前可获得证据的无偏倚的综合结论,对指导实践和今后的研究方向具有重要价值和意义。本章将全面对比分析动物和细胞实验系统评价与临床试验系统评价在研究特点、方法和风险偏倚等方面的差异,为今后动物和细胞实验系统评价的开展和实施提供参考依据。

二、动物与细胞实验系统评价的基本过程

■ (一) 计划书的制定与发布

2015 年,荷兰 Radboud 大学医学院 SYRCLE 动物实验中心制定和发布了动物实验系统评价研究方案(systematic review protocol for animal intervention studies,SYRCLE)。该研究计划书适合于动物干预研究,即探究其干预手段有效性和安全性的动物实验系统评价,由 3 个主题(一般信息、目的、方法)、8 个方面子内容(背景、研究问题、检索和纳入研究的确定、文献选择、研究特征信息提取、偏倚风险评估、结果数据收集、数据分析/合成)组成。在细胞实验部分,目前尚未有标准化的细胞实验系统评价计划书。CAMARADES(Collaborative Approach to Meta Analysis and Review of Animal Data from Experimental Stroke)网站作为临床前实验的发布平台,公开发布和发表临床前实验系统评价计划书,包括动物和细胞实验。SYRCLE 网站目前只发布动物实验的系统评价。而 PROSPERO(The International Prospective Register of Systematic Review Protocols for Clinical Studies)作为临床试验的系统评价的主要发布平台,已批准扩展其注册范围,纳入动物实验。

■ (二) 动物和细胞实验系统评价实施步骤

动物和细胞实验系统评价的开展和实施共包括 8 个步骤,包括:① 明确研究问题;② 纳入研究的标准的制定;③ 文献检索策略;④ 文献筛选;⑤ 研究的偏倚风险评估;⑥ 资料及相关数据提取;⑦ 数据分析,并在可能的情况下进行 Meta 分析;⑧ 写作。

1. 明确研究问题　类似于临床试验系统评价需用 PICO(participants,interventions,comparisons,outcomes)四大要素来结构化研究问题,一个目的明确的动物或细胞实验系统评价研究问题需包含以下 5 个方面的核心要素:① 疾病/健康问题(disease of interest/health problem);② 动物/种属/菌株/细胞(population/species/strain);③ 干预措施/暴露因素(intervention/exposure);④ 对照措施(comparisons);⑤ 结局测量指标(outcome measures)。

例如,探讨褪黑素对脊髓损伤大鼠模型的治疗效果如何?针对这一临床问题,按以上原则对研究的问题进行结构化处理:① 疾病/健康问题:脊髓损伤;② 动物/种属/菌株:仅限大鼠;③ 干预措施:褪黑素治疗,不限制其给药剂量和方式;④ 对照措施:空白治疗;⑤ 结局测量指标:主要结局指标如行为学评分、步态分析等。

2. 纳入研究的标准的制定　纳入标准与排除标准的关系为：用纳入标准定义研究的主体，用排除标准定义研究主体中具有影响结果因素的个体。与临床研究系统评价一样，动物实验系统评价的纳入/排除标准，也应体现结构化问题中所涉及的核心要素。纳入的主体可以是健康动物、患有不同疾病的动物模型等。此外，还需考虑是否限定动物种属、亚种，及对实验动物的质量控制和模型标准化等。研究主体包括实验组和对照组的治疗方案，可详细规定两组治疗方案的各种比较组合。此外，还需考虑是否限定药物剂量及给药方式等。在动物实验系统评价中，结局指标既可来自活体动物上所测得结果，也可来自组织/细胞层面的结果。与临床试验系统评价相似，最好也可将所有指标按照主要指标、次要指标和重要的毒副作用相关指标进行分类。

3. 文献检索策略　检索数据库除 PubMed、EMbase 和 Web of Science 外，还需要检索研究者所在国家和地区的专业数据库，如对中国的研究者而言，至少需要加入 Sinomed、WanFang Data、CNKI 等。另外，根据课题具体要求，可选取相关专业数据库进行补充检索，而会议摘要、灰色文献、参考文献目录检索都是必要的补充检索手段。对动物与细胞实验系统评价的检索策略报告应包括检索来源、检索时间范围、语种限制、研究类型限制、检索词及完整的检索策略等信息。

4. 文献筛选　文献筛选流程及方法与临床试验系统评价相同。首先，应该确定其筛选流程，并制定每个阶段的排除标准。然后，需要确定筛选的方法、筛选人员的入选标准等，以保证筛选过程的科学性和标准化。

5. 研究的偏倚风险评估　偏倚是在研究的设计、实施、资料收集及结果分析中所采用的方法不当而造成研究结果系统性偏离真实值的情况，评估每个纳入研究的内在偏倚风险是制作系统评价的重要步骤之一。

6. 资料及相关数据提取　资料的收集和提取与临床试验系统评价相似。首先，需要确定收集的内容包括动物和细胞实验的来源、合格性、方法学、研究对象、干预措施、结果数据等，并确定资料收集途径、方法和合格人员的选择。其次，当原始文献中某些相关资料信息不全时（如数据报告不规范、方法细节报告不充分等），所采取的处理方法。

7. 数据分析　Meta 分析是对来自两个或多个独立研究结果的统计学合并，也是目前常使用的统计学方法之一。该方法在临床试验系统评价中的应用过程与动物核细胞实验系统评价中的应用基本相同，无本质区别。当然系统评价的统计并不止 Meta 分析一种。

8. 写作　为了提高系统综述和荟萃分析文章报告的质量，2009 年由国际著名专家组成的系统综述和荟萃分析优先报告的条目（preferred reporting items for systematic reviews and meta-analyses，PRISMA）发布了《系统综述与荟萃分析优先报告条目：PRISMA 声明》。该标准的制定对于改进、提高系统综述和荟萃分析的报告质量起着重要作用。PRISMA 声明由 27 个条目及 1 个流程图组成，包含对一个系统评价透明报告的必要条目。完成 PRISMA 里面的相关条目，一篇完整的系统评价的构架就成型了。图 22-1 是 PRISMA 的流程图，表 22-1 是 PRISMA 的详细内容。

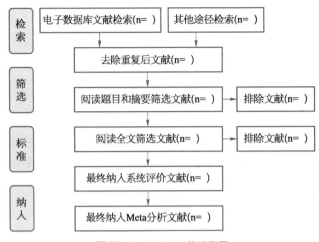

图 22-1 PRISMA 的流程图

表 22-1 PRISMA 的详细内容

类别	条目	序号	描 述
题目	题目	1	明确本研究报告是系统综述、Meta 分析,还是两者兼有
摘要	结构式摘要	2	提供结构式摘要包括背景、目的、资料来源、纳入研究的标准、研究对象和干预措施、研究评价和综合的方法、结果、局限性、结论和主要发现
背景	理论基础	3	介绍当前已知的研究理论基础
	目的	4	通过对研究对象、干预措施、对照措施、结局指标和研究类型(participants, interventions, comparisons, outcomes, study design, PICOS)5 个方面为导向的问题,提出所需要解决的清晰明确的研究问题
方法	方案注册	5	如果已有研究方案,则说明方案内容并给出可获得该方案的途径(如网址),并且提供现有的已注册的研究信息,包括注册号
	纳入标准	6	将指定的研究特征(如 PICOS 和随访的期限)和报告的特征(如检索年限、语种和发表情况)作为纳入研究的标准,并给出合理的说明
	信息来源	7	针对每次检索及最终检索的结果,描述所有文献信息的来源(如资料库文献,与研究作者联系获取相应的文献)
	检索	8	至少说明一个资料库的检索方法,包含所有的检索策略的使用,使得检索结果可以重现
	研究选择	9	说明纳入研究被选择的过程(包括初筛、合格性鉴定及纳入系统综述等步骤,据实还可包含纳入 Meta 分析的过程)
	资料提取	10	描述资料提取的方法(如预提取表格、独立提取、重复提取),以及任何向报告作者获取或确认资料的过程
	资料条目	11	列出并说明所有资料相关的条目(如 PICOS 和资金来源),以及做出的任何推断和简化形式
	单个研究偏倚的风险	12	描述用于评价单个研究偏倚的方法(包括该方法是否用于研究层面或结局层面),以及在资料综合中该信息如何被利用
	概括效应指标	13	说明主要的综合结局指标,如危险度比值(risk ratio)、均值差(difference in means)
	结果综合	14	描述结果综合的方法,如果进行 Meta 分析则说明异质性检验的方法
	研究间偏倚风险	15	详细评估可能影响数据综合结果的可能存在的偏倚(如发表偏倚和研究中的选择性报告偏倚)
	其他分析	16	对研究中其他的分析方法进行描述(如敏感性分析或亚组分析、Meta 回归分析),并说明哪些分析是预先制定的

（续表）

类别	条　目	序号	描　　　述
结果	研究选择	17	报告初筛的文献数,评价符合纳入标准的文献数和最终纳入研究的文献数,同时给出每一步排除文献的原因,最好提供流程图
	研究特征	18	说明每一个被提取资料的文献的特征(如样本含量、PICOS 和随访时间),并提供引文出处
	单个研究偏倚的风险	19	说明每个研究中可能存在偏倚的相关数据,如果条件允许,还需要说明结局层面的评估(见条目12)
	概括效应指标	20	针对所有结局指标(有效性或有害性),说明每个研究的各干预组结果的简单合并(a),以及综合效应值及其可信区间(b),最好以森林图形式报告
	结果综合	21	说明每个 Meta 分析的结果,包括可信区间和异质性检验的结果
	研究间偏倚风险	22	说明研究间可能存在偏倚的评价结果(见条目15)
	其他分析	23	如果有,给出其他分析的结果(如敏感性分析或亚组分析、Meta-回归分析,见条目16)
讨论	证据总结	24	总结研究的主要发现,包括每一个主要结局的证据强度;分析它们与主要利益集团的关联性(如医疗保健的提供者、使用者及政策决策者)
	局限性	25	探讨研究层面和结局层面的局限性(如偏倚的风险),以及系统综述的局限性(如检索不全面,报告偏倚等)
	结论	26	给出对结果的概要性解析,并提出对未来研究的提示
基金	基金	27	描述本系统综述的资金来源和其他支持(如提供资料),以及资助者在完成系统综述中所起的作用

三、动物与细胞实验的检索策略的制定

近年来,临床前的动物和细胞实验系统评价逐渐得到重视,其结论已成为循证决策的依据之一。2016 年的一项动物实验系统评价/Meta 分析检索策略报告情况调查显示,共纳入的 181 篇动物实验系统评价中仅有 12 篇报告了完整的检索策略,1/3 只检索了 1 个数据库。而细胞实验在这方面显得更为薄弱。鉴于 PubMed 数据库系统是我国研究者了解国外医学科研情况的主要途径,在我国医药学界有十分重要的影响,而中医药检索相较于西医学更难检索,本篇对 PubMed 数据库中医药动物实验系统评价检索策略进行一些探讨,以期对国内中医药学者在使用 PubMed 数据库系统检索中医药动物和细胞实验时有所参考。检索策略的制定有以下方面。

■ （一）确定检索因子

检索因子(search component,SC)是对检索内容的提炼,直接关系检索策略的制定。在中医药动物或细胞实验系统评价中,制定研究的问题一般是:"某种中医药干预措施对某种疾病的动物/动物物种/种群或细胞研究在某些观察指标的影响"。因此该检索因子一般包括以下几部分：① 某种中医药干预措施；② 疾病/健康问题；③ 动物/种属/菌株/细胞；④ 观察指标。

以"中药单体姜黄素对脊髓损伤模型大鼠在动物行为学评分方面的作用"为例,根据上述要求,这个研究问题的检索因子包括:① SC1:中药单体姜黄素;② SC2:脊髓损伤;③ SC3:大鼠;④ SC4:动物行为学评分。这个检索因子也可在检索结果过少或过多时适当增加或删减。

■ (二) 确定主题词

《医学主题词表》(Medical Subject Headings,MeSH)由美国国立医学图书馆编制,是规范化可扩充的动态性叙词表,并定期更新。主题词检索操作时,可先从 PubMed 的主题词数据库(MeSH Database)中查找所需要的英文中医药主题词、副主题词和物质名称等,然后按照数据库规定的方法操作,即可在 PubMed 数据库中检索到相应的信息。在进行主题词检索之前,首先要对检索的内容进行了解,了解检索对象相关的术语。例如,"Spinal Cord Injuries"指代的脊髓损伤,包括"Central Cord Syndrome""Spinal Cord Contusion""Spinal Cord Laceration"等,但是不包括"Spinal Cord Ischemia"。如果准备将脊髓缺血性损伤的文献纳入脊髓损伤,则需增加"Spinal Cord Ischemia"作为需检索的主题词。同时,检索过程中也应该根据检索结果进行修订,尤其是目标 MeSH 词的上下位 MeSH 词,及时调整范围,避免检索范围过大或过小。

■ (三) 确定自由词

最佳的检索策略是取得查准率与查全率的平衡。主题词检索能检索到大部分文献,相关的主题词也较为固定,变化不大。而采用自由词检索作为主题词检索的补充,原因有:① Pubmed 由于出版时限的原因,最新发表的文章尚未及时被标引;② 由于报道时差的关系,一些新出现的专业词语可能未收录到主题词表中,造成标引滞后,检索时无法使用相应主题词;③《医学主题词表》中的中医药学主题词尚不十分完善,利用主题词检索 PubMed 数据库中医药信息的困难,不可能在较短的时间内得到解决。

英文中医药术语多数是由汉语翻译而成,国际上尚无统一的翻译标准,某个中医药术语存在多个英文译名的情况相当普遍。因此建议从英文中医药术语中选择自由词时,需要采用"穷尽法"将可能用到的英文译名都包括。在检索时,若该中医药术语有其 MeSH 词,首先可参考 MeSH 词的 Entry Terms,其中罗列了该 MeSH 的近义词,进行筛选用于自由词的检索。其次,检索相关的系统评价,参考已有的检索策略。也可参考相关综述,查找纳入的参考文献收集自由词。此外,需要注意单复数、化学名和商品名、全称和简写,以及美式拼写和英式拼写的问题。而在中药方面,检索植物类中药的信息,还可尝试使用中药的汉语拼音名称、拉丁文药材名称、拉丁文植物学名等。检索中药方剂的信息,可尝试使用方剂的汉语拼音名称,但需要注意的日本或韩国的中医药学者可能会使用拉丁文字母拼写或本土语言特点的中药方剂名称。

以中药单体检索为例,若只以中药单体概念进行检索,会缺失大多数中药单体文献。在这种情况下,首先需要进行预检索,检索出目前可能用于脊髓损伤的所有单体,包括查找相关综述或参考文献进行整理,然后再针对各个单体再进行检索。如姜黄素,除了通过相关综述、词典等查找一般名称与俗名外,还需要查找化学名和化学式:curcumin OR curcuma OR curcuminoids OR demethoxycurcumin OR bisdemethoxycurcumin OR diferuloylmethane OR tumeric OR yellow ginger OR yellow root OR natural yellow OR indian saffron OR merita earth OR 1,7 - bis(4 - hydroxy - 3 - methoxyphenyl)- 1,6 - heptadiene - 3,5 - dione。

同样在动物检索方面,若限制某种动物物种,如小鼠,则需写清楚小鼠的单数与复数形式、简写和形容词形式等:mice OR mus OR mouse OR murine。如下列的动物实验:

小鼠:Mice [MeSH Terms] OR mice [Title/Abstract] OR mus [Title/Abstract] OR mouse [Title/Abstract] OR murine [Title/Abstract] OR murinae [Title/Abstract] OR muridae [Title/Abstract] OR rodent [Title/Abstract] OR rodents [Title/Abstract] OR animals [Title/Abstract] OR animal [Title/Abstract]

大鼠:Rats [MeSH Terms] OR rats [Title/Abstract] OR rat [Title/Abstract] OR murinae [Title/Abstract] OR muridae [Title/Abstract] OR rodent [Title/Abstract] OR rodents [Title/Abstract] OR animals [Title/Abstract] OR animal [Title/Abstract]

兔:Rabbits [MeSH Terms] OR OR NZw[Title/Abstract] OR NZws[Title/Abstract] OR New Zealand white[Title/Abstract] OR Rabbits [tiab] OR rabbit [Title/Abstract] OR hares [Title/Abstract] OR hare [Title/Abstract] OR klipdas [Title/Abstract] OR leporidae [Title/Abstract] OR lagomorpha [Title/Abstract] OR animals [Title/Abstract] OR animal [Title/Abstract]

在制定检索策略之前需进行相关的预检索,搜集该题常用的动物种类,如犬以下的比格猎犬等亚种。在编写此类检索策略时,要确认实验动物的不同拼写,再增加单复数,而这样的处理只能提高检索式的特异性。在此基础上需要添加实验动物的属种,并加上动物实验的相关检索词以免遗漏。

对于细胞实验系统评价检索策略的报告而言,目前并无共识,亦无相关方法研究探讨。兰州大学循证医学中心参考国内外文献中对"体外实验"概念及已发表的细胞实验的系统评价,制定了如下"体外实验"的检索过滤器,供今后细胞实验系统评价制作者参考。

体外实验:In vitro experiments [Mesh] OR in vitro experiment [Title/Abstract] OR invitro experimental [Title/Abstract] OR invitro experiment [Title/Abstract] OR invitro experiments [Title/Abstract] OR in-vitro study [Title/Abstract] OR in-vitro studies [Title/Abstract] OR in vitro test [Title/Abstract] OR in-vitro tests [Title/Abstract] OR cell experiments [Title/Abstract] OR cell experiment [Title/Abstract] OR cell test [Title/Abstract] OR cell tests [Title/Abstract] OR pre-clinical study [Title/Abstract] OR pre-clinical studies [Title/Abstract]

■ （四）主题词和自由词的结合

采用检索逻辑符号"OR"将主题词和自由词结合在一起，查看检索结果再调整检索式。首先需判断检索结果是否理想，若存在明显偏差，需先检查检索式是否有拼写错误和逻辑符号运用错误，可拆分检索式查找错误或在确定主题词与自由词时即根据检索结果检查错误。

■ （五）检索式的最终确定

重复上述步骤，采用主题词与自由词结合的方法，确定 SC2-4 的检索式，再采用 AND 将各个 SC 合并为 SC1 AND SC2 AND SC3 AND SC4。在确定检索式前，可再根据检索结果条目数量和精确程度进行 SC 的取舍，如 SC4 观察指标的检索结果可能偏少则可以舍弃，避免漏掉符合其他三个要求的文献。若检索结果较多，内容较为宽泛，则根据实际情况加上 SC5 对照干预措施等缩小检索范围。

此外，可使用 MeSH 词的 Subheadings 和 Pubmed 的限定功能。MeSH 词的 Subheadings 可以限定主题词的文献范围，而 Pubmed 的限定功能可以选择文献类型、出版日期和语种等，节约筛选文献的时间，但是也要谨慎选择，对比不同限定条件的结果。表 22-2 是以中药单体姜黄素对脊髓损伤模型大鼠在动物行为学评分方面的作用为例的检索步骤。

表 22-2　检索步骤

步　骤	详　细	举　例
1. 确定检索因子	中医药动物实验系统评价的检索因子包括以下几部分 （1）中医药干预措施 （2）疾病/健康问题的疾病 （3）动物/动物物种/种群研究 （4）观察指标	中药单体姜黄素对脊髓损伤模型小鼠在动物行为学评分方面的作用 SC1：中药单体姜黄素 SC2：脊髓损伤 SC3：大鼠 SC4：动物行为学评分
2. 确定 SC1 检索式	确定主题词 采用 MeSH 词库，明确目标 MeSH 词的上下位 MeSH 词，及时调整范围 确定自由词 （1）参考 MeSH 词的 Entry Terms （2）检索相关的系统评价，参考检索策略 （3）参考相关综述及参考文献 （4）分清单复数、化学名和商品名、全称和简写，以及美式拼写和英式拼写的问题 主题词和自由词的结合 （1）检查拼写以及逻辑词错误 （2）根据检索结果调整检索式	SC1：中药单体姜黄素 Curcumin [MeSH Terms] curcumin [Title/Abstract] curcuminoids [Title/Abstract] demethoxycurcumin [Title/Abstract] natural yellow [Title/Abstract] yellow ginger [Title/Abstract]等 Curcumin [MeSH terms] OR curcumin [Title/Abstract] OR natural yellow [Title/Abstract]等
3. 重复步骤 2 确定 SC2-4	各个 SC 分开进行检索式的建立，独立进行检索式的检查	SC2：脊髓损伤 SC3：大鼠 SC4：动物行为学评分
4. 结合 SC1-SC4	根据检索结果增加或减少 SC	SC1 AND SC2 AND SC3 AND SC4

SC1 AND SC2 AND SC3 AND SC4 的合并共检索出 23 篇文献,减少 SC4 的合并共检索出 52 篇文献,确认检索式正确,由于 SC1 AND SC2 AND SC3 AND SC4 可能存在遗漏部分文献,为了尽量确保符合纳入标注的文献的保留,因此采用 SC1 AND SC2 AND SC3 作为最后的检索式。表 22-3 为中药单体姜黄素对脊髓损伤模型大鼠在动物行为学评分方面的作用的检索结果。

表 22-3 检索结果

步骤	检 索	条目数
#1	Curcumin[MeSH Terms] OR curcumin[Title/Abstract] OR curcuma[Title/Abstract] OR curcuminoids[Title/Abstract] OR yellow ginger[Title/Abstract] OR yellow root[Title/Abstract] OR natural yellow[Title/Abstract] OR indian saffron[Title/Abstract] OR merita earth[Title/Abstract] OR "1,7-bis(4-hydroxy-3-methoxyphenyl)-1,6-heptadiene-3,5-dione"[Title/Abstract] OR demethoxycurcumin[Title/Abstract] OR bisdemethoxycurcumin[Title/Abstract] OR diferuloylmethane[Title/Abstract] OR tumeric[Title/Abstract]	13 350
#2	spinal cord injuries[MeSH Terms] OR trauma, nervous system[MeSH Terms] OR spinal cord diseases[MeSH Terms] OR spinal cord compression[MeSH Terms] OR spinal cord trauma[Title/Abstract] OR spinal cord injury[Title/Abstract] OR spinal cord injuries[Title/Abstract] OR spinal cord contusions[Title/Abstract] OR spinal cord trauma[Title/Abstract] OR spinal cord traumas[Title/Abstract] OR traumatic myelopathy[Title/Abstract] OR spinal cord transection[Title/Abstract] OR spinal cord laceration[Title/Abstract] OR spinal cord hemisection[Title/Abstract] OR dorsal column injury[Title/Abstract] OR corticospinal tract injury[Title/Abstract]	289 634
#3	Rats[MeSH term] OR rats[Title/Abstract] OR rat[Title/Abstract] OR murinae[Title/Abstract] OR muridae[Title/Abstract] OR rodent[Title/Abstract] OR rodents[Title/Abstract] OR animals[Title/Abstract] OR animal[Title/Abstract]	2 446 620
#4	#1 AND #2 AND #3	52
#5	functional evaluation[Title/Abstract] OR behavioral score[Title/Abstract] OR behavior score[Title/Abstract] OR neurological functional[Title/Abstract] OR neurological behavioral[Title/Abstract] OR nerve[Title/Abstract] OR neurological test[Title/Abstract] OR Basso-Beattie-Bresnahan[Title/Abstract] OR Basso, Beattie[Title/Abstract] OR BBB[Title/Abstract] OR combined behavioral score[Title/Abstract] OR CBS[Title/Abstract] OR locomotor[Title/Abstract] OR inclined plane[Title/Abstract] OR Rivilin[Title/Abstract] OR inclined plane[Title/Abstract] OR Jacobs[Title/Abstract] OR Tarlov[Title/Abstract] OR Tarlov's[Title/Abstract]	404 685
#6	#4 AND #5	23

四、动物和细胞实验的偏倚风险评估

■（一）动物实验的偏倚风险评估

偏倚是在研究的设计、实施、资料收集及结果分析中所采用的方法不当而造成研究结果系统性偏离真实值的情况。因此,评估每个纳入研究的内在偏倚风险是制作系统评价的重要步骤之一,目前常用的评估工具包括 SYRCLE、CAMARADES 等。

1. SYRCLE 动物实验风险评估工具　2014 年,由 SYRCLE 中心的多名学者研究、起草和制定的 SYRCLE 动物实验风险评估工具(SYRCLE's risk of bias tool for animal studies)发布,该工具也是迄今全球唯一一个专门适用于动物实验内在真实性评估的工具。SYRCLE 动物实验偏倚风险评估工具共包括 10 个条目和 22 个问题。偏倚类型包括选择性偏倚、实施偏倚、测量偏倚、失访偏倚、报告偏倚和其他偏倚。工具中 10 个条目的评估结果最终以"是""否""不确定"表示:"是"代表低风险偏倚,"否"代表高风险偏倚,"不确定"代表不确定风险偏倚。表 22 - 4 为 SYRCLE 动物实验风险评估工具的基本内容。

表 22 - 4　SYRCLE 动物实验风险评估工具

偏倚类型	涉及领域	条　目	条　目　内　容
选择性偏倚	分配序列	条目 1	描述具体的随机方法
	基线特征	条目 2	实验组和对照组基线特征均衡
		条目 3	不均衡者基线特征调整
		条目 4	诱导疾病的时间安排
	分配隐藏	条目 5	使随机序列的不可预测性
实施偏倚	动物随机化安置	条目 6	动物房中随机安置笼子或动物
		条目 7	对结局或结局指标的影响
	盲法	条目 8	动物饲养者和研究者的施盲方法不被打破
测量偏倚	随机性结果评估	条目 9	研究者随机选取动物
	盲法	条目 10	结果评价者的施盲方法不被打破
		条目 11	对结果评价者未采用盲法,但不影响其结局指标的测定
失访偏倚	不完整数据报告	条目 12	所有动物都纳入最后的分析
		条目 13	报告缺失数据影响结果真实性的原因
		条目 14	缺失数据在各干预组内相当,且各组缺失原因相似
		条目 15	对缺失数据采用恰当的方法进行估算
报告偏倚	选择性结果报告	条目 16	可获取研究计划书,所有的主要和次要结局均按计划书预先说明的方式报告
		条目 17	无法获取研究计划书,但已发表文章中很清楚地报告了所有预期结果
其他偏倚	其他偏倚来源	条目 18	无污染(共用药品)
		条目 19	自资助者的不恰当影响
		条目 20	分析单位错误
		条目 21	与实验设计相关的偏倚风险
		条目 22	新的动物加入到实验组和对照组以弥补从原始种群中退出的样本

2. STAIR(the initial Stroke Therapy Academic Industry Roundtable)清单　最早发表于 1999 年,由美国马萨诸塞大学医学院的 STAIR 小组制定。2009 年,小组对 STAIR 进行了更新,其清单的 7 条内容可以作为评价动物实验质量的标准:① 样本量计算;② 纳入与排除标准;③ 随机序列产生;④ 隐藏实验动物分组方案;⑤ 报道将动物排除分析的原因;⑥ 结局的

盲法评价;⑦ 声明潜在的利益冲突及研究资助。

3. CAMARADES 清单　是目前缺血性卒中动物试验 Meta 分析中最常用的质量评价清单,其官方网站为 http://www.camarades.info/,评价内容包括 10 条,其他动物实验的评价标准多数是在此标准基础上修订的。

4. ARRIV(Animals in Research:Reporting In Vivo Experiments)指南　是在国际实验动物 3R 中心(National Centre for the Replacement,Refinement and Reduction of Animals in Research,NC3Rs)的资助下,由 Kilkenny 领衔制定的动物实验研究报告指南。ARRIV 是在充分借鉴 CONSORT 声明的基础上,结合动物实验的特殊性制定,共包括 6 大部分 20 个条目。其不仅可用来作为报告动物实验的规范,还可用来评价动物实验的质量。

■ (二) 细胞实验的偏倚风险评估

目前,并没有针对细胞实验内在偏倚风险评估工具的方法学研究,已发表的细胞实验系统评价中所采用的标准和工具均不同,有些直接将临床试验或动物实验偏倚风险评估的工具直接移植过来使用,尚无公认的标准和工具。兰州大学循证医学中心参考已发表细胞实验系统评价采用的偏倚风险评估条目,结合细胞实验的特性,提出了如表 22-5 所示的细胞实验偏倚风险评估条目,包含 6 类偏倚类型共 21 个条目。其中,偏倚类型与 Cochrane Risk of Bias 一致,每个条目的评估结果最终以"是"(纳入研究中明确报告判断的相关内容)、"否"(未报告与相关判断内容)、"不确定"(信息提供不充分,无法判断)表示,其中"是"代表低风险偏倚,"否"代表高风险偏倚,"不确定"代表不确定风险偏倚。

表 22-5　细胞实验内在偏倚风险评估工具

偏倚类型	编号	涉及领域	具体描述	结果判断
选择性偏倚	1	细胞计数方法	描述实验过程中细胞计数的方法	实验分组前细胞计数是否采用同样的操作
	2	随机化序列的产生	描述实验组和对照组细胞分配序列产生的方法,以评价组间可比性。	分配序列的产生或应用是否充分/正确
	3	隐蔽分组	描述隐蔽分组的方法,以判断细胞入组前/或入组过程中干预分配可见	隐蔽分组是否充分/正确
	4	盲法	描述对实验操作者施盲,以避免其知晓细胞接受何种干预措施的具体方法;提供所实施盲法的有效性的任何信息	是否对实验操作者施盲,以使其不知晓细胞所接受的干预措施
实施偏倚	5	实验实施操作过程	提供实验操作者的操作过程/规范相关的信息	实验操作者是否经过专业培训,或按照预定操作手册规范进行,以保证实验操作过程的科学性
	6	干预暴露等待时间	描述暴露处理等待时间;提供暴露处理等待时间对结果的影响的相关信息	实验操作者是否在合理的时间控制内完成实验,以避免由于干预暴露时间过长导致对结果产生影响? 实验中是否说明此操作无时间限制

（续表）

偏倚类型	编号	涉及领域	具 体 描 述	结 果 判 断
实施偏倚	7	干预暴露细节	提供实验组及对照组干预/暴露处理的剂量、时间及频率	实验组及对照组暴露处理的具体细节是否保持一致，以避免各组不同的干预措施对结果产生影响
	8	盲法	描述对结果测量者施盲，以避免其知晓细胞接受何种干预措施的具体方法；提供所实施盲法有效性的任何信息	是否对结果测量者施盲，以使其不知晓细胞所接受的干预措施
测量偏倚	9	实验结果测量过程	提供结果测量者的操作过程/规范相关的信息	结果测量者是否经过专业培训，或按照预定操作手册规范进行，以保证结果测量过程的科学性
	10	阳性结果判断	描述细胞阳性结果的判断依据及测量方法	阳性结果的具体判断方法是否合理？阳性细胞计数是采用机器法还是人工法？人工计数是否采用同一人多次计数后取平均值的方法
	11	测量时细胞培养条件的变化	描述结果测量时和干预实施时细胞的培育环境	结果测量时细胞的培育环境与干预实施时是否发生改变
	12	试剂及仪器规范化	提供测量所使用的试剂仪器的型号、规格及厂家信息，描述试剂的配制方法	测量所用的试剂及检测仪器是否正规？试剂的配制方法是否规范
	13	结果的检测方法	描述具体的实验结果检测方法是否遵循固定的操作规程或流程	测量结果的操作是否按照试剂厂家的说明书或如《分子克隆》等经典的操作手册进行
	14	检测等待时间	描述结果检测等待时间；提供检测等待时间对结果影响的相关信息	实验操作者是否在合理的时间控制内完成实验，以避免由于检测等待时间过长导致对结果产生影响？实验中是否说明此操作无时间限制
失访偏倚/不完整数据报告	15	细胞污染	说明实验过程中细胞是否被污染而造成数据丢失	实验过程中细胞是否被污染？污染后是否剔除被污染细胞的实验数据
	16	实验结果数据缺失	说明实验结果数据是否丢失或实验重复次数	同一实验操作是否至少重复3次并获取相应的结果数据
报告偏倚/选择性结果报告	17	研究计划书	提供原始实验设计计划书	可获取研究计划书，所有的主要和次要结局均按计划书预先说明的方式报告；无法获取研究计划书，但已发表的参考文献中很清楚地报告了所有预期结果
细胞相关偏倚	18	细胞培养条件	描述细胞入组前的培养条件及生长状态	实验组和对照组细胞入组前是否处于同样的培养条件
	19	细胞来源	提供细胞的来源、种属、厂家信息及筛选培养方法	是否采用ATCC或有明确来源说明厂家的细胞株？培养过程中是否按时进行筛选以保障无细胞种属间的污染
其他偏倚	20	实验设计	描述实验设计本身是否存在缺陷	实验所采用的细胞株是否恰当或已有文献用此细胞株完成相关实验
	21	研究的资助	报告本项研究的资助情况	描述是否存在资助者的不恰当影响

五、数 据 分 析

■ (一) 软件介绍

为了适应不同类型的需要,多种 Meta 分析软件被开发与完善,这些软件中有的可进行各种 Meta 分析,有的仅针对某一种类型的 Meta 分析开发。用于 Meta 分析的常用软件有 Stata、R、Reviewer Manager(RevMan)、Meta‐analyst 等。

1. Stata 软件　Stata 软件的许多高级统计模块均是程序文件(ado 文件),并允许用户自行修改、添加和发布,用户可随时到 Stata 网站或其他个人网站上寻找并免费下载所需的程序安装后使用。Meta 分析通过 Stata 的 meta.ado 模块完成,包括 metan、metareg、metabias 等常用命令,可完成而分类变量、连续性变量、诊断试验、单纯 P 值、单组率、剂量反应关系、生存资料的 Meta 分析,也可以完成 Meta 回归分析、累积 Meta 分析、网状 Meta 分析等几乎所有的 Meta 分析方法,还可以行 Begg 检验和 Egger 检验,绘制 Meta 分析的相关图形,如森林图 (Forest plot)、漏斗图(Funnel plot)和拉贝图(L'Abbe plot),亦可排除单个研究行敏感性分析。目前 Stata 是 Meta 分析最常用软件,国内外高质量杂志更倾向于接收 Stata Mata 分析图形界面。

2. R 软件　是基于 S 语言的一种免费开放式的统计编程环境。R 是由数据处理、计算和作图功能整合而成的套件,大多数功能以程序包的形式提供,用户可以从 R 软件的官方网站获取。R 软件通过相应程序包完成 Meta 分析,具有功能完整、作图精美等优点。目前常用的 Meta 分析程序包有 metafor、meta、rmeta 等,除完成二分类及连续性变量的 Meta 分析外,还可行 Meta 回归分析、累积 Meta 分析、非参数减补识别法和校正有发表偏倚(publication bias) 所致的漏斗图的不对称及对发表偏倚的 Begg 检验和 Egger 检验。同时,还可绘制森林图、漏斗图、星状图(radial plot)、拉贝图以及 Q‐Q 正态分布图(Q‐Q normal plot)。

3. Reviewer Manager 软件　是国际 Cochrane 协作网制作和保存 Cochrane 系统评价的专门软件,使用者均可免费下载及使用。Revman 设置了干预措施系统评价、诊断试验精确性系统评价、方法学系统评价和系统评价总评价 4 类格式,可绘制森林图及漏斗图,但不能进行 Meta 回归分析、累积 Meta 分析、Begg 检验、Egger 检验及绘制拉贝图等。Reviewer Manager 是所有 Meta 分析软件中唯一可以与 GRADEprofiler 软件相互导入进行证据等级评级的软件,界面友好,操作简单,是当前应用最为广泛的 Meta 分析软件。

■ (二) 数据分析的注意事项

1. 选择随机效应模型合并效应量　不同种属的动物之间差异很大,如要将来源于不同种属动物实验的结果合并,则面临很多问题。纳入研究的异质性包括研究内和研究间两方面,动物实验的研究间异质性更明显。建议动物和细胞实验 Meta 分析中选择随机效应模型合并效应量比较稳妥。合并多个研究的结局变量时,离散型结局变量通常以 OR(odds ratio)表达,若为连续型结局变量,可采用标准化的结局变量或利用研究报告的资料将连续型变量转化为相对的 OR 值后计算效应值。

理想的状态是实验中的干预措施应建立在对所有研究对象均无偏倚风险的基础上,包括在干预时间、频率、剂量、实验操作及最短时间控制等方面均一致。但在实验实施过程中,完全消除这方面的差异较难实现,因而可采用亚组分析、Meta 回归、敏感性分析等多种方式探讨异质性来源,并在一定程度上降低亚组间异质性。另外,当定量 Meta 分析不适合时亦可采用其他合成研究的方法,如描述性系统评价的方法。

2. 数据转换的处理 由于动物和细胞实验结果展示的多样性,提取的结局指标如何转化是细胞实验 SR 的难点之一。例如,对于检测阳性细胞率的实验,如 MTT、ELISA、细胞凋亡率等实验结果,可将每一个细胞视为个体,根据实验前细胞数量和阳性细胞数目把实验结果转化成二分类变量数据;对于某一细胞因子的分泌量等指标,可视其为连续型变量,采用均数±标准差的形式合并数据;对于如蛋白质免疫印迹等趋势性实验结果,可用 Image J 等软件将结果提取出数据,进而转换成连续型变量进行合并。

3. 系统评价的数据分析不能局限于 Meta 分析 Meta 分析是系统评价最主要的数据分析类型,但不是唯一的分析手段。动物或细胞实验的系统评价能为临床试验提供更高等级的证据参考,但也不是实验的唯一目的。

■ (三) 动物与细胞实验系统评价的相关分析举例

以下 2 篇文献为动物与细胞实验的系统评价相关分析举例。

1. DHA 对脊髓损伤大鼠运动功能恢复的 meta 分析[Tian ZR,Yao M,Zhou LY,et al. Neural Regen Res. 2020,15(3):537-547.] 文章为证明 DHA 对大鼠脊髓损伤运动功能的恢复作用,收集 DHA 治疗大鼠脊髓损伤的动物实验文献,提取各个时间段 DHA 治疗脊髓损伤大鼠的脊髓损伤评分,采用 Reviewer Manager 的计算器将纳入文献各个时间段 DHA 组和脊髓损伤模型组的数据进行合并,再采用 Graphpad Prism 软件将各个时间段的数据绘制成折线图,实现 DHA 对脊髓损伤大鼠运动功能随时间变化恢复的趋势,具体见图 22-2。同时文章在 14 天时进行 Meta 分析的亚组分析,发现静脉注射和皮下注射较口服有比较好的效果,250 nmol/kg 和 1 000 nmol/kg DHA 对脊髓损伤的治疗作用类似。

2. 褪黑素治疗动物脊髓损伤的系统评价与网络 Meta 分析[Yang L,Yao M,Lan Y,et al. J Neurotrauma. 2016,33(3):290-300.] 文章收集褪黑素治疗大鼠脊髓损伤的动物实验文献,提取褪黑素治疗脊髓损伤大鼠的第 7 天的 BBB 评分,同时采用 R 软件对 2 mg/kg、

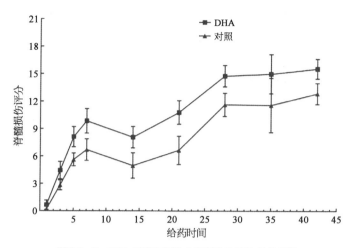

图 22 - 2 DHA 对脊髓损伤大鼠运动功能恢复折线图

12.5 mg/kg、30 mg/kg 和 100 mg/kg，与安慰剂进行网络 Meta 分析。研究发现，只有在 12.5 mg/kg 能达到较为满意的治疗效果，而增加剂量并不能达到类似的效果（图 22 - 3）。

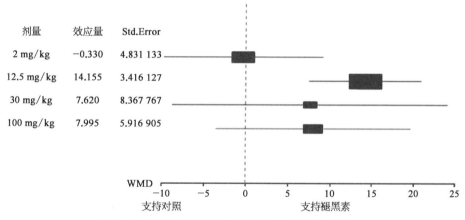

图 22 - 3 不同剂量褪黑素治疗脊髓损伤大鼠的脊髓损伤评分

与临床研究系统评价相似，高质量的动物实验系统评价依赖于科学和严谨的方法学，如合理的纳入/排除标准、亚组分析的使用等。为了减少实施过程中可能产生的偏倚，整体方案的设立不应该受到纳入研究的影响，而应预先设定。因此，在动物实验系统评价开展之前，预先制定好研究计划书可有效帮助构建和实施系统评价。此外，计划书的注册/和（或）发表还可减少对同一选题重复的风险，避免选择性报告，并为同领域研究人员科学学习和评估系统评价结果提供依据。

目前，相比较临床系统评价而言，动物和细胞实验系统评价发表数量相对较少，且在数据库检索规范、偏倚风险评估的准确性、异质性的分析等重要环节存在局限性。因此，今后有必要进一步在上述环节不断完善和发展，并采取恰当的措施，对目前已经形成的如检索策略的制定、偏倚风险的准确评估等规范加大宣传、教育和推广,以促进动物实验系统评价质量的提高。

参考文献

[1] 姚敏,田子睿,王拥军,等.中医药动物实验系统评价的 Pubmed 文献检索策略和实践[J].中国循证医学杂志,2018,18(11):1186-1190.

[2] Tian ZR,Yao M,Zhou LY, et al. Effect of docosahexaenoic acid on the recovery of motor function in rats with spinal cord injury: a meta-analysis[J]. Neural Regen Res. 2020,15(3):537-547.

[3] Yang L,Yao M,Lan Y, et al. Melatonin for spinal cord injury in animal models: a systematic review and network meta-Analysis[J]. J Neurotrauma. 2016,33(3):290-300.